全国中医药行业高等教育"十二五"规划教材
全国高等中医药院校规划教材（第九版）

实验针灸学

（新世纪第三版）

（供针灸推拿学专业用）

主　编　郭　义（天津中医药大学）
　　　　方剑乔（浙江中医药大学）

副主编　（以姓氏笔画为序）
　　　　王瑞辉（陕西中医学院）
　　　　孔立红（湖北中医药大学）
　　　　陈日新（江西中医学院）
　　　　林亚平（湖南中医药大学）
　　　　周美启（安徽中医学院）

U0346182

中国中医药出版社
·北 京·

图书在版编目（CIP）数据

实验针灸学／郭义，方剑乔主编．— 3 版．—北京：中国中医药出版社，
2012.8（2016.3 重印）

全国中医药行业高等教育"十二五"规划教材

ISBN 978-7-5132-0969-4

Ⅰ．①实… Ⅱ．①郭… ②方… Ⅲ．①针灸学－中医药院校－教材

Ⅳ．① R245

中国版本图书馆 CIP 数据核字（2012）第 115955 号

中 国 中 医 药 出 版 社 出 版

北京市朝阳区北三环东路 28 号易亨大厦 16 层

邮政编码　100013

传真　010 64405750

龙口众邦印务有限公司印刷

各地新华书店经销

*

开本 787×1092　1/16　印张 17.125　字数 384 千字

2012 年 8 月第 3 版　2016 年 3 月第 3 次印刷

书　号　ISBN 978-7-5132-0969-4

*

定价 39.00 元

网址　www.cptcm.com

全国中医药行业高等教育"十二五"规划教材
全国高等中医药院校规划教材(第九版)
专家指导委员会

全国中医药行业高等教育"十二五"规划教材
全国高等中医药院校规划教材（第九版）

《实验针灸学》编委会

前　言

　　"全国中医药行业高等教育'十二五'规划教材"（以下简称："十二五"行规教材）是为贯彻落实《国家中长期教育改革和发展规划纲要（2010—2020）》《教育部关于"十二五"普通高等教育本科教材建设的若干意见》和《中医药事业发展"十二五"规划》的精神，依据行业人才培养和需求，以及全国各高等中医药院校教育教学改革新发展，在国家中医药管理局人事教育司的主持下，由国家中医药管理局教材办公室、全国中医药高等教育学会教材建设研究会，采用"政府指导，学会主办，院校联办，出版社协办"的运作机制，在总结历版中医药行业教材的成功经验，特别是新世纪全国高等中医药院校规划教材成功经验的基础上，统一规划、统一设计、全国公开招标、专家委员会严格遴选主编、各院校专家积极参与编写的行业规划教材。鉴于由中医药行业主管部门主持编写的"全国高等中医药院校教材"（六版以前称"统编教材"），进入2000年后，已陆续出版第七版、第八版行规教材，故本套"十二五"行规教材为第九版。

　　本套教材坚持以育人为本，重视发挥教材在人才培养中的基础性作用，充分展现我国中医药教育、医疗、保健、科研、产业、文化等方面取得的新成就，力争成为符合教育规律和中医药人才成长规律，并具有科学性、先进性、适用性的优秀教材。

　　本套教材具有以下主要特色：

　　1. 坚持采用"政府指导，学会主办，院校联办，出版社协办"的运作机制

　　2001年，在规划全国中医药行业高等教育"十五"规划教材时，国家中医药管理局制定了"政府指导，学会主办，院校联办，出版社协办"的运作机制。经过两版教材的实践，证明该运作机制科学、合理、高效，符合新时期教育部关于高等教育教材建设的精神，是适应新形势下高水平中医药人才培养的教材建设机制，能够有效解决中医药事业人才培养日益紧迫的需求。因此，本套教材坚持采用这个运作机制。

　　2. 整体规划，优化结构，强化特色

　　"'十二五'行规教材"，对高等中医药院校3个层次（研究生、七年制、五年制）、多个专业（全覆盖目前各中医药院校所设置专业）的必修课程进行了全面规划。在数量上较"十五"（第七版）、"十一五"（第八版）明显增加，专业门类齐全，能满足各院校教学需求。特别是在"十五""十一五"优秀教材基础上，进一步优化教材结构，强化特色，重点建设主干基础课程、专业核心课程，增加实验实践类教材，推出部分数字化教材。

　　3. 公开招标，专家评议，健全主编遴选制度

　　本套教材坚持公开招标、公平竞争、公正遴选主编的原则。国家中医药管理局教材办公室和全国中医药高等教育学会教材建设研究会，制订了主编遴选评分标准，排除各种可能影响公正的因素。经过专家评审委员会严格评议，遴选出一批教学名师、教学一线资深教师担任主编。实行主编负责制，强化主编在教材中的责任感和使命感，为教材质量提供保证。

　　4. 进一步发挥高等中医药院校在教材建设中的主体作用

　　各高等中医药院校既是教材编写的主体，又是教材的主要使用单位。"'十二五'行规教材"，得到各院校积极支持，教学名师、优秀学科带头人、一线优秀教师积极参加，凡被选中参编的教师都以高涨的热情、高度负责、严肃认真的态度完成了本套教材的编写任务。

5. 继续发挥教材在执业医师和职称考试中的标杆作用

我国实行中医、中西医结合执业医师资格考试认证准入制度，以及全国中医药行业职称考试制度。2004年，国家中医药管理局组织全国专家，对"十五"（第七版）中医药行业规划教材，进行了严格的审议、评估和论证，认为"十五"行业规划教材，较历版教材的质量都有显著提高，与时俱进，故决定以此作为中医、中西医结合执业医师考试和职称考试的蓝本教材。"十五"（第七版）行规教材、"十一五"（第八版）行规教材，均在2004年以后的历年上述考试中发挥了权威标杆作用。"十二五"（第九版）行业规划教材，已经并继续在行业的各种考试中发挥标杆作用。

6. 分批进行，注重质量

为保证教材质量，"十二五"行规教材采取分批启动方式。第一批于2011年4月，启动了中医学、中药学、针灸推拿学、中西医临床医学、护理学、针刀医学6个本科专业112种规划教材，于2012年陆续出版，已全面进入各院校教学中。2013年11月，启动了第二批"'十二五'行规教材"，包括：研究生教材、中医学专业骨伤方向教材（七年制、五年制共用）、卫生事业管理类专业教材、中西医临床医学专业基础类教材、非计算机专业用计算机教材，共64种。

7. 锤炼精品，改革创新

"'十二五'行规教材"着力提高教材质量，锤炼精品，在继承与发扬、传统与现代、理论与实践的结合上体现了中医药教材的特色；学科定位更准确，理论阐述更系统，概念表述更为规范，结构设计更为合理；教材的科学性、继承性、先进性、启发性、教学适应性较前八版有不同程度提高。同时紧密结合学科专业发展和教育教学改革，更新内容，丰富形式，不断完善，将各学科的新知识、新技术、新成果写入教材，形成"十二五"期间反映时代特点、与时俱进的教材体系，确保优质教材进课堂。为提高中医药高等教育教学质量和人才培养质量提供有力保障。同时，"十二五"行规教材还特别注重教材内容在传授知识的同时，传授获取知识和创造知识的方法。

综上所述，"十二五"行规教材由国家中医药管理局宏观指导，全国中医药高等教育学会教材建设研究会倾力主办，全国各高等中医药院校高水平专家联合编写，中国中医药出版社积极协办，整个运作机制协调有序，环环紧扣，为整套教材质量的提高提供了保障，打造"十二五"期间全国高等中医药教育的主流教材，使其成为提高中医药高等教育教学质量和人才培养质量最权威的教材体系。

"十二五"行规教材在继承的基础上进行了改革和创新，但在探索的过程中，难免有不足之处，敬请各教学单位、教学人员及广大学生在使用中发现问题及时提出，以便在重印或再版时予以修正，使教材质量不断提升。

国家中医药管理局教材办公室

全国中医药高等教育学会教材建设研究会

中国中医药出版社

2014年12月

编写说明

　　本教材为适应我国高等中医药院校教育教学发展的需要，让学生了解针灸现代研究的现状和趋势，启发学生的科学思维，培育学生的科学素养，提升学生的创新能力而编写。

　　实验针灸学是应用现代科学技术与实验方法，研究针灸基本理论、针灸作用原理、针灸作用规律，从而指导临床实践的一门学科，是传统针灸学与现代科学相结合的产物。当今，针灸以其显著的疗效越来越受到世界各国医学界的关注，但针灸为什么能治病，针灸能治疗什么病，这些问题尚未完全解决，这也是实验针灸学要回答的基本问题。实验针灸学立足于揭开传统针灸学的奥秘，适应针灸学发展的客观要求和必然规律，使几千年来从临床实践中发展起来的针灸医学走上了一条传统临床实践与现代实验方法相结合的道路，推动了针灸学的发展。

　　本教材主要有以下特点：

　　1. 以针灸学学术体系为纲梳理材料，形成实验针灸学的学科体系。王雪苔教授曾指出，实验针灸学要"紧紧把握住中医理论体系，围绕这个理论体系梳理各类科研资料"。本教材即是以针灸学中经络腧穴、刺法灸法、针灸治疗为纲，以实验针灸学的研究内容为主线，为传统针灸学赋予现代科学内涵，继承而不泥古，发扬而不离宗，有利于实验针灸学的可持续发展。本教材即是以针灸基本理论、针灸作用原理和针灸作用规律为核心构成实验针灸学的基本学科体系。

　　2. 以切实公认的材料为素材，突出一个"新"字。首先是教材内容新。本教材的编写是以针灸实验研究的成果为基础，既保持了传统针灸学特色，又能与时俱进，系统总结针灸学发展的最新动态和前沿，力求选择大家相对公认的、切实可靠的资料为素材，提炼规律性的、结论性的内容进行撰写。其次是编写形式新。本教材以科学的方式和简明的形式将针灸基础知识与学科的发展前沿衔接，使学生了解针灸学科现代研究的最新发展趋势、研究热点以及争论的问题，激发学生的学习热情与求知欲，培养学生的创新思维。此外，本教材参照国际上有关教材的编写形式，力求图文并茂，体现人性化特点。

　　3. 融知识性、趣味性为一炉，注重启发性，培养学生的创新与开拓精神。考虑到本教材的普适性，在介绍知识的同时，注重趣味性和可读性。如将一些重要实验的主要思路与方法进行介绍，以激发学生思维，拓宽学生思路，提高科研素养。在重要内容的编排与取舍上，注重授"鱼"和"渔"的关系，对一些重要的、具有启发性的实验或发现，以适当的形式加以介绍，以培养学生多向或反向思维，让学生灵活掌握知识，培养其发现问题、分析问题、解决问题的能力，同时加强实验针灸学成果与临床实践的联系，重视实验针灸学成果对临床的指导作用。此外，每章后附有小结，对本章内容进行提纲挈领的总结。

　　本教材内容深入浅出，新颖实用，富有时代感，注重对学生科学素养和创新能力、实践能力的培养，同时力求反映针灸学科最新的科研成果和学术发展动态，在内容的选取和编排上都力求有所创新，从而为学生知识、能力、素质协调发展创造条件。本教材适用性强，既可作为高等中医药院校针灸推拿学专业本科生、研究生教材，又可供各类从事针灸推拿、中医、中西医临床医学专业的教师、研究人员和医务人员参考。

在整个教材的编排上，绪论主要讲述实验针灸学的概念、研究的主要内容和任务、基本研究方法、发展简史等；第一章为实验针灸学研究的程序、方法与技术；第二章为针灸作用理论的科学基础；第三章为针灸作用技术的科学基础；第四章为针灸作用效应的科学基础；第五章为针灸作用效应的基本规律。参考书目为编写中参考的主要文献资料，读者可根据需要查找。

全国25所高等中医药院校长期从事实验针灸学教学的教师参加了本教材的编写工作。本书采取主编负责制，各副主编主持审校相关章节。具体编写分工如下：绪论，王秀云、郭义。第一章第一节，卢岩；第二节，王培育；第三节，吴巧凤、李春日；由王瑞辉统稿。第二章第一节，毛慧娟、王亚军；第二节，孔立红、闫丽萍；第三节，嵇波；由孔立红统稿。第三章第一节，林亚平、林栋；第二节，周丹；第三节，吴高鑫；由林亚平统稿。第四章第一节，梁宜、方剑乔；第二节，王升旭、沈梅红、王洪彬、谭亚芹、周美启；第三节，王少锦；由周美启统稿。第五章第一节，陈日新、谢丁一；第二节，陈日新、谢丁一；第三节，麻晓慧、王振宇；由陈日新统稿。全书最终由郭义、方剑乔统稿。刘阳阳等人协助主编做了大量的统稿、秘书、协调工作。

本教材在编写过程中得到中国工程院院士、天津中医药大学第一附属医院名誉院长石学敏教授，中国工程院院士、天津中医药大学校长张伯礼教授的悉心关怀和指导。在教材的编写、审稿、定稿过程中，天津中医药大学、湖北中医药大学、陕西中医学院等25所院校各级领导和同仁高度重视和支持并积极参与，从而保证了本书的按时、保质完成。鉴于编写时间紧迫，编委会未能广泛地征求本教材引用文献原作者的意见，深表歉意，同时也表示感谢！

实验针灸学是一门新兴学科，仍处于不断完善的发展过程中，鉴于教材的篇幅和特点、编撰时间的限制，本教材不可能对国内外实验针灸学的最新学术动态和研究成果概括得面面俱到，加之作者的经验和学术水平有限，书中肯定存在错误和不当之处，恳请同道及学习者提出宝贵意见，以便再版时修订。

《实验针灸学》编委会
2012年8月

目　录

绪　论

Introduction

　　虽然针灸学源远流长，但是把现代科学技术和实验方法引入针灸学，研究针灸基本理论、针灸作用原理、针灸作用规律，迄今还不足百年。作为一门崭新的学科，实验针灸学的发展经历了萌芽、准备、奠基和形成等多个阶段。本篇介绍实验针灸学的定义、基本内容和任务、基本研究方法、实验针灸学与传统针灸学的关系以及实验针灸学的发展简史等内容，总体把握实验针灸学的内容，也为后面章节的学习做些铺垫。

　　关键词　实验针灸学　实验方法　实验针灸学基本内容　实验针灸学发展简史

　　实验针灸学（experimental acup-moxibustion science）是应用现代科学技术与实验方法，研究针灸基本理论、针灸作用原理、针灸作用规律，指导临床实践的一门学科；是传统针灸学与现代科学相结合而产生的新兴交叉学科，是针灸学科的重要组成部分。

　　实验针灸学的创立，是针灸学发展的客观要求和必然规律。它丰富了针灸学内涵，促使几千年来从临床实践发展起来的针灸医学走上一个传统临床实践与现代实验方法相结合的道路，推动了针灸学的发展。

一、实验针灸学的基本内容和任务

　　实验针灸学的基本内容是：针灸基本理论、针灸作用规律和针灸作用原理。

　　针灸基本理论包括经络腧穴、刺法灸法等内容，这是针灸学的主要内容，也是实验针灸学研究的基本内容。如经络腧穴的科学基础是什么？是否可用现代科学的方法客观检测？刺激体表的经穴为何能够治疗相关体内脏腑的疾病？针刺"得气"是如何形成的？艾灸为何能治病？这些都需要用现代科学进行诠释，构成了实验针灸学的基本内容。

　　针灸作用规律是指针灸作用效应特点及其影响因素等。通过对大量临床与实验研究资料的整理、分析和提炼发现，针灸刺激是一种非特异性刺激，往往通过激发或诱导机体固有的调节系统，使失调、紊乱的功能恢复正常，这就决定了针灸作用的基本特点是调节。针灸的效应会随着时间的变化而变化，有一定的时效规律；针灸的效应也受各种因素的影响，如机体状态、腧穴特异性、施术方法（包括手法）、时间和针具等。分析这些影响针灸作用的因素及其相互作用的规律，指导针灸临床实践，也构成了实验针灸学的一项基本内容。

针灸作用原理非常复杂，除与上面所介绍的经络腧穴、刺法灸法相关的针灸效应信息的始动转换、传导整合等外，还包括针灸作用效应及其原理，如针刺镇痛原理、针灸对各系统疾病的作用原理、针灸调节免疫功能的原理等，也是实验针灸学的一项基本内容。

促进针灸学的发展是实验针灸学的主要任务。实验针灸学在验证和继承传统中医针灸学理论的基础上，通过应用现代科学技术及实验方法，研究针灸作用理论及作用原理等，不断充实、发展针灸学。在继承中医基本理论和保持针灸学固有特色的基础上，实现传统针灸学与现代科学的汇通融合，促进针灸学的创新和发展，指导临床实践，提高临床疗效，拓展针灸应用范围，更好地为人类健康事业服务。

培养现代化的针灸人才是实验针灸学的重要任务。科技与人才是决定国家竞争力的重要因素。培养具有一定创新思维和较强实践能力的复合型、高素质、现代化的针灸专业人才，是实验针灸学的重要任务。启发学生的科学思维，培育学生的科学素养，使学生初步具有发现问题、分析问题、解决问题的能力。根据学生的特点、认知规律和教学实际，介绍实验针灸学一些成果及规律的总结提炼过程，激发学生的创新思维，使学生在获取知识的过程中提高科学思维能力。同时加强实验针灸学成果与临床实践的联系，重视实验针灸学成果对临床实践的指导作用。

二、实验针灸学的基本研究方法

长期以来，在对自然界中客观事物的现象及其变化过程进行探索时，人们往往借助于观察，传统针灸学也是如此。但是无论采用何种先进的观察仪器，观察者都不能改变观察对象的自然状态，也无法认识观察对象的全部属性。于是，人们通过改变、控制或模拟观察对象，以显示其更多的属性，获得关于观察对象更多的认识。这种情况下，观察就超越了自己的界限，转化成了另一种形式的实践活动——实验，观察对象也就转化为实验对象。这种转化表明实验与观察既有联系又有区别。观察和实验都是为了获得认识客观事物现象和过程的事实材料。在现代科学研究活动中两者相互依存，观察是实验的前提，实验是观察的发展。与观察相比，实验能更大地发挥研究人员的主观能动性。观察的局限性在于不能对自然现象及其变化过程有任何干预，只能注视、等待这些自然现象及其变化过程的发生；而实验可以突破自然条件的限制，人为地控制和变革自然对象、干预自然过程，以求揭开自然现象的真面目。巴甫洛夫说："观察是搜集自然现象所提供的东西，而实验则是从自然现象中提取它所愿望的东西。"实验还能够证明客观必然性。恩格斯说："单凭观察所得的经验，是决不能充分证明必然性的。"他认为："必然性的证明是在人类活动中，在实验中，在劳动中……"实验不仅能够发现纯粹的观察所不能看到的新事实，而且能够用实验中观察到的事实去检验假说，发现客观事物的规律。

实验针灸学的基本研究方法主要是实验。在实验针灸学的发展过程中，不断引进新的实验方法和技术。例如，在经穴检测实验技术方面，引入电、光、热、声等生物物理学实验检测技术，结合经络腧穴的特异性，形成了一些具有自己特色的实验方法。

实验针灸学研究中的受试对象虽然大多选用动物，但由于针灸对机体的作用一般来说是无害的，所以在不影响健康、不违背医学伦理学原则的前提下，应尽可能在人体上进行实验观察，其结果更有说服力。但有些实验可能给机体带来损伤，甚至危害生命，就只能应用动物实验。动物实验和人体实验各有长处。动物实验中，受试对象，即动物模型相对易于获得，但所得结论应用于人体时需持慎重态度，要解决好转化医学上的诸多问题。实验针灸学的研究常将动物实验和人体实验结合起来，互相补充。

@ 相关知识链接

实验与实验科学

实验是为了解决文化、政治、经济及社会、自然问题，而在其对应的科学研究中用来检验某种新的假说、假设、原理、理论而进行的明确、具体、可操作、有数据、有算法、有责任的技术操作行为。

实验胚胎学（experimental embryology）系用实验的手段对胚胎发育现象及其变化的原因进行研究的分支领域。它是在胚胎学的基础上发展起来的，是为了回答胚胎学的一些学术问题而采用实验的方法影响胚胎，从而观察其发育并进行分析。20世纪前半叶，科学家们采用了各种手术的研究方法（移植、外植、切除、组织培养等）、物理的操作（离心处理、紫外线和伦琴射线照射等）、药品的处理等进行胚胎学的分析实验，大大地发展了胚胎学。

实验物理学（experimental physics）是指借助实验的方法来研究物质运动最一般规律及物质基本结构的一门学科。实验是经典物理学的基础，也是现代物理学的基础。实验物理学最初是由伽利略（Galileo Galilei，1564～1642年）开创的，它包括实验的设计思想、实验方法等，开创了自然科学发展的新局面。在实验物理学数百年的发展进程中，涌现了众多卓越的在物理学发展史上起过里程碑式作用的实验。它们以其巧妙的物理构思、独到的处理和解决问题的方法、精心设计的仪器、完善的实验安排、高超的测量技术、对实验数据的精心处理和无懈可击的分析判断等，为我们展示了极其丰富和精彩的物理思想，开创出解决问题的途径和方法。

三、实验针灸学与传统针灸学的关系

针灸学源远流长，其学术理论体系独特，是我国医学科学的特色和优势，几千年来为中华民族的繁衍昌盛作出了巨大贡献。实验针灸学是针灸学的分支和重要组成部分。实验针灸学与传统针灸学关系十分密切，同属医学科学范畴，都是以中医学理论为指导，以探索与研究针灸防病治病的方法和原理为主要任务，以保护人类健康、延长寿命为目的的基础与应用相结合的学科。其中，传统针灸学主要解决针灸"如何"治病的问题，而实验针灸学是应用现代科学技术和实验方法揭示传统针灸学理论的科学内涵，揭示针灸作用的原理和规律，也就是主要解决针灸"为何"能治病的问题。

实验针灸学的创立，反映了人类从微观和宏观两方面对物质世界多样性和统一性认识的不断深化。新学科的建立并不意味着要否定原有学科，而是对原有学科的丰富和

发展。传统针灸学是历经几千年临床实践，经过归纳、演绎、推理、总结而形成的医学理论和经验，它不可避免地受历史哲学思想的影响，再加上社会历史条件限制，存在许多理论和概念比较抽象等问题，诊断治疗、技术操作、疗效的判定都比较笼统，缺乏规范，这些均影响了针灸学的进步和发展。因此，在多学科相互影响、相互渗透已成为科学发展总趋势的前提下，作为针灸领域的一门新学科，实验针灸学的产生是针灸学发展的必然结果。

实验针灸学与传统针灸学通过局部与整体、微观与宏观、结构与功能、静态与动态、分析与综合相结合，探索针灸基本理论、作用原理和规律，提高针灸疗效，扩大应用范围，推动针灸学的发展。

四、实验针灸学的发展简史

早在 2000 多年前，我国就有人采用尸体或活体解剖的方法研究过经络的解剖结构，但是由于历史和社会等多种因素的影响，特别是受到科学技术发展水平的限制，针灸学的发展主要还是依靠文献理论研究和临床实践探索，基本上一直保持在《黄帝内经》《难经》成书时代的认识水平。加上 19 世纪末至 20 世纪初，西方现代医学在中国得到广泛重视和迅速发展，中医受到严重歧视和排挤，针灸研究止步不前。直到 1934 年罗兆琚提出针灸生理作用学说试图解释针灸作用原理、唐世承发表"电针学之研究"而开针灸与电刺激技术结合之先河，使针灸学发展初有转机，但是由于各种阻力未能深入开展。此后又有黄龙云、蔡翘、梁伯强等学者分别从生理、病理角度做过一些初步探讨。他们是最早用现代医学理论、方法和技术研究探索针灸学理论的先驱者。1908 ～ 1949 年近半个世纪中，针灸研究方面虽然只有少数论文散在发表，未产生较大影响，但是他们的探索工作功不可没，使人们对针灸学的认识又进入了一个跨时代的新阶段，这是实验针灸学的萌芽阶段。

新中国成立后，在中国共产党和政府的中医政策指引下，中医学得到了继承和发扬，中医针灸事业开始了长足的发展。针灸疗法被充分肯定，并开始进入公立医院，获得广泛应用。1951 年 8 月，国家卫生部建立了针灸疗法实验所。1955 年底，中国中医研究院（现为中国中医科学院）在北京成立，原针灸疗法实验所改名为中国中医科学院针灸研究所。为了培养新一代高级中医针灸人才，全国相继成立了许多中医药高等学校，并设有针灸课程。另外，上海、安徽、陕西等地也先后成立了一些专业针灸研究机构，并创建了一些有关针灸方面的学术刊物，出版了一系列针灸书籍。1958 年，经络实质研究被列为全国自然科学发展规划重点项目，针灸研究逐渐形成了规模。1958 年，在针刺镇痛基础上发展起来的针刺麻醉方法，用于外科手术获得成功，这是我国针灸医学与现代医学相结合的产物。针灸治疗病证扩大到 200 多种，针灸临床的推广应用促进了以确定针灸临床疗效为目的的治病机理研究。这一时期，针灸疗法在全国范围内得到推广，针灸实验研究虽有开展，但仅限于少数学者和单位，并且是以结合临床、运用现代医学技术辅助诊断、确定针灸疗效为目的而开展的。这些工作启发和推动了对针灸机理的探索，为此后的实验针灸的广泛开展准备了一定条件，因此，这段时间就被称为实验针灸学的准备阶段。

1959～1965年为实验针灸学的奠基阶段。这一时期，国内广大医疗科研工作者应用现代实验技术和方法及多学科合作研究针灸治病原理、针刺镇痛、针刺麻醉，探索经络实质的研究已初步展开。研究者在科研思路、实验设计和指标选择等方面既重视以中医理论为指导，又重视现代科学技术和实验方法的应用，增强了研究结果的客观性、真实性和科学性，极大地提高了当时针灸研究的质量和水平。1959年，在上海召开了全国中医针灸经络学术研讨会，与会者对经络实质提出了各种设想，形成了我国针灸研究初期的一个高潮。此后，针刺镇痛研究已由针刺术后止痛发展为术前防痛，针刺麻醉研究更加深入。在经络、腧穴的电特性和形态研究，经穴-脏腑相关规律性和联系途径的研究等方面，研究者也做了大量探索。经络敏感人和经络现象的研究起步并取得初步成效。在应用技术方面，打破了毫针刺法一枝独秀的传统格局，出现了电针、耳针、穴位贴敷、穴位注射、埋线、磁疗、紫外线、激光、超声波、离子透入、电热灸和各种药物灸等针灸方法，所有这些研究成果，基本上构成了实验针灸学的研究范围，奠定了实验针灸学的发展基础。

1966～1979年是实验针灸学渐趋形成阶段，其间最大的进展是国内对经络现象的研究。1970～1977年间，全国各地医疗研究机构互相协作，对循经感传等经络现象进行了大规模的调查，证实了确有循经感传现象的存在。另外还有一些可见经络现象和经络客观检测、针刺麻醉（简称针麻）原理等方面的研究。这些均初步肯定了经络的客观存在和普遍性，由此而形成了多学科、多层次、多方位应用最新技术和测试手段探索经络现象的局面，形成了许多有待完善和证实的假说。1979年6月在北京召开的第一届中国针灸针麻学术讨论会展示了新中国成立30年来针灸经络研究的最新成就和重大进展，是对这些成果的一次全面总结与检阅。研究内容涉及经络腧穴、针灸针麻的临床和原理研究以及实验方法和技术等各个方面。这些论文集中体现了当时国内外针灸研究方面的最新成就，具有较高的学术水平。会后，出版了《针灸针麻研究》《针灸研究进展》、《现代经络研究文献综述》《中国医学百科全书·针灸学分卷》等著作，科学系统地总结了当时针灸临床与实验研究方面的大量成果，表明实验针灸学作为一门运用现代科学技术和实验方法研究、阐释和发展针灸学术理论、推动针灸理论技术现代化的新学科逐渐趋向形成。

从1980年至今，是实验针灸学的形成和发展阶段。这一时期认真总结过去针灸实验研究中存在的薄弱环节，腧穴特异性、手法、子午流注等方面的选题增多。1982年以后，天津、上海、辽宁、陕西等中医药院校相继开始进行了《实验针灸学》课程的教学工作。1983年，天津中医学院（现天津中医药大学）率先编写了《实验针灸学》教材，此后全国其他中医药院校也自编或协编了多本《实验针灸学》和《实验针灸学实验指导》教材，实验针灸学成为中国高等中医药院校普遍开设的一门独立课程。1984年8月在北京召开的第二届全国针灸针麻学术讨论会，已把实验针灸学列为针灸学的分支学科和针灸学的重要成就之一，从而使实验针灸学作为一门独立学科，得到针灸学术界的正式确认。1986年10月，中国针灸学会实验针灸学研究会成立，进一步推动了实验针灸学的学科建设和科学研究的发展。1989 年，天津中医学院"实验针灸学新学科建设"荣获国家教学成果特等奖。国家"七五"攻关计划、"八五"攀登计划、"九五"攀登计划预选项目都列入了针灸经络的研究，并取得了一些非常有价值的资料，进一步充实了实验针灸学内容。在实验针灸学教学方面，在本科阶段开设实验针灸学的基础上，针灸推拿学专业的研究生也开设了实验针灸学，在教学中加大了设计性和综合性实验的比例。在实验针灸学带动下，实验中医诊断学、实验方剂学等新课程也相继诞生。2004 年，天津中医学院"汇通融合，创新实践，实验针灸学可持续发展的探索和实践"的教学研究成果获国家教学成果二等奖。该成果指出了实验针灸学的发展目标，为实验针灸学的可持续发展作出了有益的探索。近年来，国家科学技术部在国家重点基础研究计划（973）中设立中医针灸专项，国家自然科学基金会在重大科学研究计划中也设立了针灸专项，鼓励用多学科的技术和方法研究针灸基本理论、针灸作用原理、针灸作用规律等，促进了实验针灸学的发展。

科学无国界，由于针灸对外传播及中西方文化在医学学术思想上的差异，很早就有人思考将针灸及其作用机制与现代科学技术相结合以求创新和发展。1755 年维也纳学者斯维腾曾发表论文指出，针灸作用似与神经刺激之间有某些奇妙联系；1810 年法国医师伯里奥兹首先提出了将针刺与电流结合的建议；1825 年萨郎芽爱医师试用"电针"成功，迈出了可喜的一步；1912 年日本三浦谨之助用家兔进行针刺实验，证明针刺有抑制肠蠕动、降低运动神经兴奋性、收缩血管及减慢血流等作用；1946 年前苏联学者弗里郝伯尔物等开始了穴位–皮肤活动点的研究。但是这些连续地散在出现的研究成果均未能进一步深入下去，也未得到广泛交流和汇总整理而形成体系，因而未能产生广泛影响。

20 世纪中叶至今，针灸疗法已逐渐在 160 多个国家得到开展和应用。这些国家的医学工作者在我国传统针灸疗法的基础上，结合现代科学技术的发展，创造了有一定临床疗效的针灸新疗法（如西德的福尔电针、法国的神经疗法及前苏联的穴位反射疗法等）。在实验研究方面，日本、法国、美国、前苏联等国开展了一些研究。如日本在针灸的现代研究中，1949 年长滨善夫在针灸治疗中观察到典型的循经感传现象，并将其定名为"针响"，还结合当时研究结果编写和出版了《经络之研究》，引起医学生物学界的关注；1952 年，藤田六郎提出了关于经络的假说，并于 1980 年出版经络研究专著；1955 年，中谷义雄等在《自律神经杂志》上发表了"良导络之研究成果"，并开创了著名的"良导络调整疗法"。此后经络现象的研究再次引起了日本学者的高度重视，石川太刀雄提出"内脏–体壁反射"学说解释经穴–脏腑相关原理；赤羽幸兵卫用十二井穴知热感度测定来诊断经络阴阳平衡失调的方法在临床发挥了作用；1975 年日本成立了"针刺研究会"，在发汗现象与皮肤生理、经络现象、疼痛的基础研究以及针灸基础理论的临床研究方面都很活跃。法国则在穴位解剖、皮肤电参量的研究和耳穴的临床与机理研究方面重点深入，并且进展显著。1956 年 Nogierop 对中国耳针穴位图谱及作用的研究在国际针灸界产生一定影响；1970 年法国 J.Borsarello 使用红外线热像方法进行经络研究；1985 年，法国 De Vemejoul P 使用 γ 照相机–同位素示踪显像方法研究经络。1997

年，美国国立卫生研究院（NIH）召开关于针灸的听证会。2005～2012年间，全球医药领域最权威且使用频率最高的专业数据库 PubMed 收录的 SCI（Science Citation Index，科学引文索引）检索到的与针灸相关的文献已达 2000 多篇。如 2010 年，美国 Nanna Goldmanden 教授等在著名期刊《Nature Neuroscience》（自然 - 神经科学）发表的论文认为，针刺穴位局部产生的 Adenosine（腺苷），作用于神经末梢上的 Adenosine A1 受体是针刺镇痛的一个中心环节，通过调控局部腺苷含量，可以显著影响针刺镇痛效应。该论文引发了对针刺起效始动的普遍关注。

　　总的来说，近 50 年来，经络、腧穴、经穴 - 脏腑相关及针灸作用原理的研究成果不断涌现，针灸治疗疾病的范围进一步扩大，针灸医学与现代科学的结合越来越紧密。但我们应该认识到，与整个中医针灸漫长的发展时期相比，实验针灸学依然是一门相当年轻的学科，有些观点还有待进一步证实。迄今为止，针灸治疗疾病的规律尚未被完全揭示，针灸确切的适应病证还没有严格界定，科学性强、具有量化标准、形成规范并且可以重复的治疗方案更是屈指可数。另外，针灸对某一特定疾病的治疗效果也不确定，临床上没有形成客观的疗效评价体系。进一步加强国内外实验针灸研究者之间的交流与合作，彻底揭示针灸作用机理和作用规律，逐步界定针灸适宜病种，优选针灸治疗方案，提高针灸临床疗效，这是实验针灸学亟待解决的问题。

@相关知识链接

NIH 针灸听证会

　　1997年，美国国立卫生研究院（http：//www.nih.gov）总部召开关于针灸的听证会，大会报告共邀请23位学者、医生，报告内容为：①针刺疗法的历史和现状；②影响针刺疗法进入美国医学界的因素；③针刺疗法的效果；④针刺疗法新的研究方向。经过广泛讨论，专家委员会最后达成共识，通过了一份总结报告。报告明确指出了针刺疗法对手术后发生的或化疗引起的恶心呕吐、手术后疼痛、月经痛、网球肘和肌筋膜痛、下腰背痛等多种疼痛性疾病疗效确切；对药物成瘾、中风后遗症、腕管综合征、关节炎、头痛、妊娠恶心呕吐和哮喘也有效，也可以应用。报告指出针刺疗法的最大优点是不良作用极少。关于针刺疗法的生物效应（包括原理研究），研究结果已表明针刺可以促进阿片肽的释放，阿片受体拮抗剂纳洛酮可以翻转针刺效应；针刺可以激活下丘脑、垂体活动，引起广泛的效应；针刺也可调节血流和免疫功能。但对于有关气、经络系统的实质尚有待研究。报告又提到，针刺疗法目前不被人们普遍接受的原因是尚缺乏高质量的临床疗效的对比资料，还需要进行进一步的理论研究，这就指出了今后研究的方向。

小　结

　　1. 实验针灸学是应用现代科学技术与实验方法，研究针灸基本理论、针灸作用原理、针灸作用规律，从而指导临床实践的一门学科，是传统针灸学与现代科学相结合的产物。

2. 实验针灸学的创立是时代发展的必然需求，也是针灸学自身发展的必然规律。实验针灸学以针灸基本理论、针灸作用原理和针灸作用规律为基本内容。促进针灸学的发展、培育现代化的针灸人才是实验针灸学的主要任务。

3. 实验针灸学的基本研究方法主要是实验的方法，观察和实验都是为了获得认识客观事物现象和过程的事实材料，两者相互依存，观察是实验的前提，实验是观察的发展。

4. 实验针灸学是针灸学新的分支和重要组成部分，实验针灸学和传统针灸学关系密切。其中，传统针灸学主要解决针灸"如何"治病的问题；而实验针灸学是应用现代科学技术和实验方法揭示传统针灸学理论的科学内涵，揭示针灸作用的原理和规律，也就是主要解决针灸"为何"能治病的问题。

5. 实验针灸学的发展大致可分为 5 个阶段：新中国成立前的近半个世纪是萌芽阶段；从新中国成立到 50 年代末是准备阶段；1959 ～ 1965 年，是实验针灸学的奠基阶段；1966 ～ 1979 年，是实验针灸学逐渐形成阶段；1980 年至今，实验针灸学进入了形成和发展阶段。

复习思考题

1. 什么是实验针灸学？
2. 实验针灸学的任务是什么？
3. 简述实验针灸学的研究内容。
4. 实验针灸学的基本研究方法是什么？实验和观察有何区别？
5. 试述传统针灸学与实验针灸学的关系。
6. 实验针灸学的发展经历了哪几个阶段？

第一章　实验针灸学研究程序、方法与技术

Research Procedure, Methods and Technology of the Experimental Acupuncture and Moxibustion Science

　　科学研究基本素养的培育是实验针灸学的教学目标之一，也是设立本章的目的所在。本章主要介绍实验针灸学研究的程序，要求掌握；简单介绍实验针灸学研究方法和常用研究技术，要求了解；近年来，循证医学（evidence-based medicine，EBM）在针灸研究中的应用越来越广，有关内容可供参考。

　　实验针灸学的学科性质决定了实验针灸学所用的技术是多学科、多层次的，因此本章专辟一节介绍实验针灸学研究的常用技术，但限于篇幅，不可能对所有技术进行介绍，也不可能对一种技术的细节进行介绍。我们的思路是，介绍一些在实验针灸学中常用的技术及其原理、用途等，便于学生在学习后面各章节时，对使用不同技术所得结果的可靠性和意义能自行作出判断。深入了解可参考相关专业书籍。

　　关键词　科研基本程序　科研设计　研究方法　研究技术

第一节　实验针灸学研究程序

实验针灸学的科学研究与其他学科一样，是发现问题、分析问题和解决问题的过程，要确保研究过程的科学性，必须按照科学研究的基本程序进行。其基本程序是：科研选题、文献检索、建立假说、科研设计与实施、撰写论文。

一、科研选题

科研选题（topic selection）是指根据选题的原则、遵循选题的程序、确定研究具体科学问题的过程。科研选题是科学思维的过程，它集中反映了研究者专业知识理论水平、科学思维能力、知识结构等，它是科学研究过程中具有战略意义的首要问题和关键环节，是科研成败与成果大小的决定因素。

（一）基本原则

1.科学性　是指科研选题必须以一定的科学理论和客观事实为依据，并以此为基础，借助文献资料和个人的经验总结，经过归纳、演绎、类比、分析、推理等科学思维而形成科学假说。切忌凭主观臆测选题。

2.创新性　是指选题必须具有先进性、独创性和新颖性。要选择前人没有解决或没有完全解决的问题，研究的结果应该是前人所不曾有过的成就，即独创、修改和拓延前人研究成果的课题。可以是新观点、新技术、新产品、新设计、新工艺、新方法等，也可以是理论上的新发现、新见解，选择具有创新性的课题需要在科研过程中目光敏锐，抓住线索，跟踪追击，以求突破。

3. **实用性** 是指选题必须符合社会需要和科学理论发展的需要。实验针灸学选题可以从人们防病治病的需要、针灸学术发展的需要以及社会经济发展的需要出发，选择有实用价值和良好应用前景的课题，也可以选择如何提高针灸临床疗效的研究、针灸学术体系创新或发展的研究、针灸诊疗技术规范化的研究、针灸基础理论的研究等，这些研究均可推动针灸学的进步和发展。

4. **可行性** 是指具有实施并完成课题的必要条件，即对课题能否按计划进行并取得预期成果的评估。选题必须与自己具有的理论水平、技术能力、经费状况、研究条件等相适应，在自己管理和调控的范围内能够满足科学研究课题的需要，按期完成研究工作。

（二）选题种类

科研选题有不同的类型，各类型选题的研究目的、设计要求及研究方法有很大差别，资助经费的方式及强度也有所不同，研究者应当了解它们的特点，并结合研究方向及自身条件来决定选题类型。针灸科研选题根据研究目的可分为以下几类。

1. **基础研究** 以增加科学技术知识、解决未知领域的理论问题为目的，探索在中医针灸领域中，带有全局性的一般规律的研究。如针灸学中的经络腧穴的研究，经穴 - 脏腑相关性，针灸作用的规律和原理、时效和量效等研究。这类研究的特点是一般不以具体应用为目的，其探索性强、研究方法要求高。这方面的研究成果可能对整个中医针灸领域甚至可能对生命科学产生深刻的影响。

2. **应用研究** 以应用为目的，针对中医针灸实践中的某一具体问题进行研究并提出解决问题的方案、方法，如针灸防治临床各科疾病的临床方案、疗效评估体系的研究。这类研究特点是采用基础研究提供的理论和成果，解决具体的问题，因此实用性强，理论和方法比较成熟，风险较小，在课题设计上要求技术路线清晰、方法具体可行、成果具有推广价值。

3. **开发研究** 以物化研究为目的，运用基础和应用研究的成果，研制出产品或对产品进行技术工艺改进的创造性研究，如中医针灸诊疗仪器研制或改造等。这类研究是采用较成熟的理论和技术进行产品研究，未知因素较少，风险低，成功率高，具有投资大、经济效益高的特点，这类研究多与企业合作进行，也是今后鼓励的方向。

以上三类研究选题虽然不同，但却密切相关，基础研究为应用和开发研究提供理论支撑，应用研究为基础研究提供素材和思路，开发研究又是应用研究的拓展和延伸，同时又为基础和应用研究提供了资金。前二类研究以社会效益为主，而开发研究则以经济效益为主。

（三）选题思路

针灸科研选题总是直接、间接地来源于医学实践。在医学实践中，常常会发现一些问题或对某种现象的机制产生一定的想法，这种原始的问题或想法有人称之为初始意念，它是选题的重要线索。例如从针刺可以治疗一般痛证中受到启发，想到以针刺代替止痛药用于手术后止痛，由此进一步想到针刺能否用于术前镇痛以及针刺为什么有镇痛作用等。针刺麻醉的形成和发展过程生动地说明了临床实践是初始意念产生的动力和源泉，在临床上只要善于质疑，勤于思考，往往可从一般人习以为常的事物中看出新的理论意义和实践价值，形成重大发现的初始意念。在实验观察过程中，也常常可以发现某些原来不曾见到或想到的现象，如果证明不是实验误差带来的假象，那么抓住这个新的线索，通过分析研究，往往可以形成新的研究课题。此外，通过查阅文献，在全面了解某个领域科学研究的历史和现状的基础上，也可发现空白点，找到选题的线索。总之，在医学实践中，预见到某种现象或事物的实践价值和理论意义，或观察到用现有理论无法解释的某种现象，或者自己的观察结果与别人的不同，或者在查阅文献中遇到了空白点等，都会在思想上提出问题或形成一定的想法，这些都是选题的来源，不可轻易放过。

随着科学技术的发展，诸多边缘学科的兴起，自然科学各学科之间的相互渗透和自然科学与社会科学之间的结合，使现代科学一方面进一步分化，另一方面又趋向整合，这一新趋势要求我们采用多层次、综合的选题思路和方法。

二、文献检索

文献检索（literature retrieval）是根据课题需要，运用科学的查找方法，利用各种检索工具和数据库等文献信息资源，以获取文献信息为目的，从众多的文献中迅速而准确地查出特定的文献、事实、数据的工作过程。无论是提出科学问题还是形成科学假说或解决科学问题，均应在充分研究文献的基础上进行，文献检索可以起到掌握前沿、发现问题、完善假说、避免重复和扩大视野的作用，查阅文献、收集信息贯穿于课题研究的全过程。

（一）文献检索的过程

1. 明确检索方向和要求　要明确研究的方向和要求，确定所需文献的主题范围、时间跨度、地域界限、载体类型等。研究方向越明确，要求越具体，检索的针对性越强，效率也越高。

2. 确定检索工具和信息源　检索工具是否恰当直接影响检索的效率，通常要求研究者根据现有条件，在自己所熟悉的检索工具（书目、期刊指南、索引、文摘等）和自己能把握的信息源（图书杂志、大众媒体、磁盘、光盘、计算机网络等）中查找文献。

3. 确定检索途径和方法　选择好检索工具后，需进一步确定检索途径和方法，研究者可根据既定的文献标识，如作者名、文献名、文献代码、图书分类体系、主题词等进行检索。

4. 对检索到文献的加工处理　一般来说根据检索线索，获得了所需文献，文献信息检索便告一段落，但一个完整的检索过程还应包括对检索到的文献的加工处理，即对文献进行分类整理，筛选鉴定，剔除重复和价值不大的文献，核对重要文献的出处来源，对研究可能要用到的文献作好摘要、笔记或卡片，以备后用，有些重大的研究课题还要求写出文献综述或评论，最后还需列出参考文献。

（二）文献检索的途径

检索途径指检索工具提供的由各种检索标识编排而成的检索入口，如各种索引和目次，各种检索工具各有不同的检索途径。归结起来，有两类检索途径，一是反映文献外表特征的（著者、题名、序号等）途径，二是反映文献内容特征的（主题、关键词等）途径，上述两类途径构成了文献检索的整个检索途径体系。

1. 依据文献外表特征的检索途径

（1）题名途径 题名指文献的名称，如书名、刊名、篇名、特种文献名等。将有关的题名编排成索引或目录，如书名目录、刊名目录，并以其名称作为检索用词来检索文献，适用于独立出版物（文献）的查找，故它是检索图书与期刊的主要途径。

（2）著者途径 是按文献上署名的著者、编译者的姓名或机构团体名称编制的索引进行查找的一种方法。运用著者途径进行检索，能够直接追踪学科或专业的知名专家、学者或学术机构的研究方向和研究成果，及时了解和掌握学科发展的趋势和最新状况。

（3）序号途径 利用文献的各种代码、数字编制而成的索引查找文献为序号途径。如专利文献、标准文献等特种类型文献，检索途径是根据它们批准或颁布时的编号编制的序号索引。

2. 依据文献内容特征的检索途径

（1）主题途径 通过反映文献资料内容的主题词来检索文献，即利用从文献中抽象出来的，或经过人工规范化的，能够代表文献内容的主题词来检索。它打破了按学科分类的方法，使分散在各个学科领域里的有关课题的文献集中于同一主题，使用时就如同查字典一样按字母顺序找到所需的主题词，在该词下，列出反映该主题内容的有关文献。其最大优点是接近人们的工作和生活实际，直接、准确，采用的概念易于理解或为人所熟悉，把同性质的事物集中于一处，使查检时便于选取。

（2）关键词途径 是直接从文献中抽出来的具有实质性意义的词，其主要特征是未经规范化处理、也不受主题词表控制的词，又称自由词，用于计算机作为自然语言检索。作为自然语言检索，关键词按字母顺序排列，实际属主题法系统，不需查主题词表，因此，编制关键词索引速度快，但因未作规范化处理不能进行选择和控制，故索引质量粗糙。关键词又分为"题内关键词"和"题外关键词"两种，前者仅在题目内找实质性的词作关键词，后者从文摘或正文中找出关键词。运用关键词途径检索文献，需要考虑选作检索用词的关键词是否有同义词、近义词，并在检索时将它们均作为检索用词以避免漏检。

（3）分类途径 根据文献主题内容所属的学科属性分类编排，将类目按照学科知识体系的内在逻辑关系来排序，以学科属性为分类标准，属族性检索，能反映学科概念上的隶属、等级、派生和平行关系。分类法的主要优点是根据学科分类的逻辑规律并结合图书类别特点进行分类，由上级到下级，分类法简明易记，层次分明，同类书刊集中，检索容易，但涉及相互交叉的学科或分化较快的学科时，此法专指性不强。

除了以上所述的途径之外，还有引文途径、代码途径等，只有根据课题的需要，选用相应的检索途径，才能获得相关的文献。

（三）文献检索的方法

确定检索途径后，为了迅速、准确地找到所需的文献资料，必须掌握一定的检索方法。

1. 直接法　是利用文摘或题录等各种文献检索工具查找文献的方法，按时间顺序查找，可顺查、倒查和抽查。

（1）顺查法　自课题研究的起始年代，从远到近查找。这种逐年顺查的方法比较全面，不遗漏，缺点是比较费时间、检索效率低。

（2）倒查法　与顺查法相反，是由近而远、逆时间顺序的检索方法。这种方法适用于一些新课题或有新内容的老课题，查找效率高，省时省力，但容易遗漏有用的文献。

（3）抽查法　针对学科或课题的研究特点，根据文献资料发表集中的年代或时期，抽出其中一段时间进行文献检索的方法。一般适合在熟悉该学科、课题发展的情况下使用。

2. 引文法　也称追溯法或扩展法。利用现有文献资料后面所附的引用参考文献进行追溯查找。这是检索者最常用的一种方法，它可以扩大文献的检索范围，节省查找书目、索引等检索工具的时间，由远及近将一批有关文献查出来，一般多利用述评、综述或专著进行追踪查找。

3. 分段法　也称循环法或交替法，就是将上述两种方法结合使用，即先通过选定的检索工具查找出一批文献，然后再利用文献所附的参考文献来追溯查找，如此交替地往前推移。这种方法多在科研人员选定了课题、制定了科研计划后才使用。

（四）文献综述的撰写

检索文献后，可对文献进行综述。文献综述是对文献资料的综合评述，是对某一方面的专题搜集大量情报资料后经综合分析、归纳总结后而写成的一种文章，反映了当前某一领域中某分支学科或重要专题的最新进展、学术见解和建议等。

1. 文献综述的特征　文献综述通过对过去和现在研究成果的深入分析，指出目前的水平、动态、应当解决的问题和未来的发展方向，提出自己的观点、意见和建议，具有内容浓缩化、集中化和系统化的特点。一个成功的文献综述，能够以其严密的分析评价和有根据的趋势预测，为新课题的确立提供强有力的支持和论证，它起着总结过去、指导提出新课题和推动理论与实践新发展的作用。

2. 文献综述的要求　资料全面，新颖；评价客观，公正；重点突出，提纲挈领；叙述简明，篇幅适中；文献准确，不能混淆文献中的观点和作者的个人观点。

3. 文献综述的结构　除题名、作者、摘要外，一般分为 4 个部分：

（1）前言　要求说明写作目的，确定综述的内容与文献引用的范围，介绍本题目的历史、现状，概括该篇综述的学术意义。

（2）正文　是文章的核心。采用分段论述的方式，层次分明，可分列小标题，开头应以论点引路，以论点带论据的方法组织材料，以文献资料中的实验结果或调查统计材料来论证这一观点，客观地、实事求是地反映出主题的发展过程。论据主要包括所阐述问题的进展、发现的新现象、提出的新观点、不同的争议、存在的问题等，需要引用一次文献。

（3）总结　总结是综述文章的全篇缩影，总结主要的论点和论据后，得出结论，适当地表明自己的学术观点或倾向，简单评论有争论的问题，就这一领域提出建设性的意见等。一篇有价值的综述可发人深省，具有导向性价值，是科学研究正确选题之前的重要参考。

（4）参考文献　是文献综述不可缺少的部分，一是为综述提供依据，二是为读者进一步研究提供原始材料的线索，三是尊重被引证学者的劳动。参考文献编辑时应条理清晰，便于查找，内容包含作者名、书名或期刊名、出版时间或期刊的年、卷、期及页码等。

三、建立假说

建立假说（establishment of hypothesis）是科学研究的核心问题。科研假说是根据已知的科学事实和科学原理，对所研究的问题进行假定性的解释和说明。科学研究中离不开科学假说，凡是以客观事实和现有的科学理论为基础，能够揭示科学问题的内在特征和规律的学说，就是科学假说。建立假说是选题的核心与灵魂，假说的正确与否从根本上决定科研工作的成败，假说水平的高低决定科研成果水平的高低。

（一）假说的特性

1. 来源的科学性　假说具有科学理论和事实的基础，与已知的科学理论和基本事实相符合。中医学科学假说大多是在大量临床实践的基础上摸索总结出来的，带有规律性的认识或提炼概括出的理论思维。如循经感传的二重反射假说，就是基于神经生物学和循经感传的特点而提出的。

2. 说明的推测性　尽管假说是以事实为依据、通过科学思维作出的推想，但这种推想只是一个推测性的说明，并非研究结论、结果，具有很多不确定的性质，有待于进一步通过科学实验来检验或证实。

3. 解释的系统性　假说要求不仅能够解释说明以往的理论、事实和现象，也能解释以往理论不能说明的事实和现象。假说能够揭示事物或理论的范围越大，表明假说反映客观规律的程度越好，其解释系统性越好。

4. 结论的可验证性　假说的科学价值在于可被重复和验证，重复和验证越多，科学价值越大，越接近理论范畴。对于医学科研，科学假说必须在实践中可以重复和验证，实践是检验真理的唯一标准，不能重复和验证的猜想是不能作为科学假说的。

（二）形成假说的方法

建立假说的方法是多样的，提出好的科研假说，并无统一的模式作依据，各种方法可以单独使用，也可以结合使用。

1. **类推法**　是根据已知事实或规律推论未知事物的方法。在生命科学中有很多现象和过程，具有较好的相似性和对称性。中医学的许多假说，是根据类比和对称的原则建立的，如五行学说中各行的性质即是类比，阴阳、经络就具有典型的对称性，它们之中既有各自特点，又有彼此间的共同点，由于共同点的存在，就可以用已知的事物去类推未知的事物。

2. **归纳法**　从大量的临床现象中经过综合和系统加工，找出它们主要现象的共同特征，归纳概括形成假说，这也是从特殊到一般的归纳过程。把在特殊情况下已经证明无误的规律提高为一般情况下的假说，是建立假说的一种极其重要的方法。例如，在针刺镇痛的临床观察中，发现电针可以用于各种急慢性疼痛的治疗，电针频率的选用影响止痛效果和后效应。什么是针刺镇痛的核心机理问题？从大量的针灸临床和动物实验中反复讨论分析，最后归纳出电针刺激引起不同内源性镇痛物质的释放和控制致痛炎症介质可能是其关键问题，因此提出了针刺镇痛以中枢神经机理为主的科学假说。

3. **演绎法**　是从一般到特殊的认识过程，也可以说是采用已知的一般规律和理论解释另一个特殊事物或现象，这就是演绎推理所建立的假说。这种由演绎推理建立假说的方法也是研究者所普遍采用的。例如通过大量的事实，人们已经得到某种化学物质可以致癌的一般认识。日本科学家由此演绎推理：大气质量下降，大量有机物繁殖形成赤潮破坏了海洋生态，残留的农药污染了河流、湖泊等，这些因素最终也是化学物质在起作用，但又超出化学物质本身而影响了生态环境。为此提出了"环境因素致癌"的假说。

建立假说的方法还有回溯法、移植法、经验公式法等多种方法。科学研究的过程就是不断发现新事物和新现象、不断形成和更新各种假说的过程，这就需要在现有的知识和理论的基础上，对尚未解决和说明的问题提出假说，如果这种假说得到有力的证明，就会形成新的理论和学说。科学家们在不断探索和研究中，完善和发展正确的假说，从而促进科学发展。

@相关知识链接

建立科学假说

苏格兰科学家伊恩·威尔穆特首次用成年绵羊细胞克隆出子代绵羊，其假说是，既然每一个细胞都包含个体的全部基因，那么在适当条件下每一个细胞都可能复制出一个完整的个体。基于这个假说，科学家（伊恩·威尔穆特）们在一只成年6.5岁绵羊身上（乳腺）提取体细胞，然后取出这个体细胞的细胞核注入另一只绵羊的已经抽去了细胞核的卵细胞中，最后再将新合成的卵细胞植入第三只绵羊的子宫，结果培育出了"多利"（1996年7月5日至2003年2月14日）。他们进行绵羊体细胞克隆（"克隆"简单讲就是一种人工诱导的无性繁殖方式）子代的尝试获得了成功。

（三）假说建立的步骤

1. 产生初始意念　在建立初步假设之前，研究者要掌握事实，进行细致严谨的临床观察和总结，找出主要矛盾和解决矛盾的切入点及方法，进而提出问题，形成初始意念。

2. 形成初步假说　进一步对所掌握的事实和资料以及已知的科学理论进行广泛的论证，形成初步假说。

3. 不断完善假说　初步假说形成后，还需要从多方面、多角度为假说寻找依据，多方进行论证和修订，不断补充，不断完善，从而形成相对合理的科学假说。

4. 假说的检验　假说毕竟是假说，包含许多尚未确定的成分，因此必须经过实践去检验和修订，最后才能够得到真实的认识。假说检验分为两部分：

（1）逻辑分析　主要是检验假说在理论上是否成立，其方法主要是通过严密的逻辑证明和反驳，即从少数简单前提出发，通过严密的逻辑推理得出的解释，如果与已有事实或理论不相矛盾，并能推出新颖独特的预测，则可进行下一步实践检验。

（2）实践检验　实践是检验假说最重要的标准。实践检验包括调查、观察和实验等不同方法，可通过科研设计、科研课题完成。若结果符合假说的预期结果，说明选题在实验的特定条件下是正确的；实验结果部分符合假说预期结果，应进一步分析，修改和补充假说后，再进行实验；实验结果与假说不符，不能轻易否定假说，应从不同角度和侧面再进行检验；实验结果与假说预期结果截然相反，即使修改和补充假说也不能自圆其说时，一般应考虑放弃。

四、科研设计与实施

科研设计（research design）是针对某项科研课题而制订的总体计划、研究方法、技术路线与实施方案等。为了验证科学假说，就要进行科研设计。科研设计结束后，即可按照有关设计实施。

科研设计可分为专业设计和统计设计两个方面。专业设计是运用专业理论知识和技术来进行设计，从专业理论角度来选定具体的科研课题，提出假说，围绕假说制订技术路线和实验方案。专业设计的正确与否是科研成败的决定因素。统计设计是运用数理统计学理论和方法来进行设计，减少抽样误差和排除系统误差，保证样本的代表性和样本间的可比性，确保实验观察内容的合理安排，以便将实验结果进行高效率的统计分析，以适合的实验观察次数（例数）得出相对最优的结果和可靠的结论。因此，统计设计是科研结果可靠性和经济性的保证。总之，专业设计和统计设计都是科研设计的重要组成部分，二者相辅相成，缺一不可。医学科学研究，其内容广泛，方法繁多，这里重点介绍医学科研设计的要素与原则。

（一）科研设计的基本要素

受试对象、处理因素、实验效应等，是科研设计的基本要素。

1. 受试对象　是处理因素作用的客体。在针灸科研中，受试对象主要是人和动物，可以是正常的，也可以是病理的。受试对象的选择取决于科研种类和研究目的，需要考虑以下基本条件。

（1）敏感性　受试对象对处理因素反应有较高的敏感性，容易显示处理因素所引起的处理效应。

（2）特异性　受试对象对处理因素有较强的反应能力，不易受非处理因素干扰。

（3）稳定性　受试对象对施加的处理因素的恒定反应。受试对象对处理因素有较大的稳定性可减少误差，反应不稳定、指标的波动幅度大，结果的误差也大。

（4）可行性　在一定的时间内能够得到足够的、符合条件的受试对象。

2. 处理因素　是指在实验中施加于受试对象并在实验中需要阐明其效应的因素，可以是主动施加的某种外部干预措施，也可以是客观存在的某些因素，包括物理因素、化学因素、生物因素等。与处理因素相对应并同时存在，也能使受试对象产生效应的因素称为非处理因素。处理因素分为施加因素和固有因素（受试对象本身所具有的某些特征，如性别、年龄等）。一般来说应根据科研设计的需要而选择最重要因素作为施加因素。实验针灸学研究常用的处理因素有针刺、艾灸、推拿、药物或其他生物、物理和化学等因素。

处理因素可有不同的类别。每次研究只观察一个类别的作用，称为单因素研究；如同时观察多个类别的作用，则称为多因素研究。同一类别的因素，可有不同的水平，如不同剂量、作用时间与方式等。不同的因素、不同的水平可能产生不同的效应，如针灸疗效研究中，给予研究对象（人或动物）不同的穴位刺激、不同的刺激方法、不同的刺激量、不同的疗程等均可能对研究对象产生不同的效应。

在科研设计的实施过程中，应保持处理因素的标准化与稳定性。处理因素标准化是指构成处理因素的诸组分均应有明确的规定。如穴位的选用、刺灸方法、针具规格、补泻情况、刺激时间、疗程等均应作明确、具体的规定。处理因素的稳定性则是指构成处理因素的诸组分及有关条件在研究全过程中的恒定性，同一组别的不同个体，其处理因素应该一致，可能影响实验效应的非处理性措施，必须处于均衡状态。

3. 实验效应　实验效应是处理因素作用于受试对象的反应和结局，它通过效应指标来体现。效应指标应具有以下特性：

（1）关联性　即所选指标与研究目的有本质的联系，且能确切反映研究因素的效应。研究目的不同，体现关联性的指标也不同。除了注意所选指标与实验的关联度，还应注意指标间的关联性，如指标是并列关系还是上下关系，是效应与机制的关系还是佐证或反证的关系等。

（2）客观性　指标数据的来源决定它的主、客观性质。其主观性指标来自观察者或受试对象，易受人为因素影响，即受心理状态与暗示作用的影响；客观性指标是指观察指标本身具有客观特性，可度量和检测。根据指标本身具有的客观特性可将观测指标分为定量指标、定性指标。定量指标是指观察指标能通过适当的手段和方法被客观地度量和检测，并以一定的量表述其观测值；定性指标是指观察指标本身虽具有客观表现，但检测的结果只能定性地描述。在中医针灸学研究中，应努力选择本身具有较强客观性的指标。

（3）精确性　包括准确性与可靠性。前者反映观测值与真实值接近的程度，后者表示观测同一现象时，多次观测结果取得一致或接近一致的程度。为保证实验结果的精确可靠，尽量采用先进的实验方法和应重复的实验手段。

（4）灵敏性　又称反应性。灵敏性高可以提高观测结果的阳性率，但要注意，过高的灵敏性容易造成假阳性。

（5）特异性　即能够反映病证及效应的专属性，且常不易受其他因素干扰。根据指标的不同应用目的，可将其分为判别性指标、评价性指标、预测性指标三种类别。判别性指标常用于区分个体或人群的健康或疾病状况，在临床研究中，常用于对疾病的诊断；评价性指标常用于评价研究对象接受研究因素前后的状况比较或组间比较，如临床实验的疗效评价；预测性指标则主要用于个体临床事件发生可能性的估计和疾病的发生或预后状况的事前估测。

（二）科研设计的基本原则

科研设计的基本原则是对照、随机、重复、盲法。

1. 对照　对照（control）是指在调查研究或实验研究过程中，确立可供相互比较的组别。目的在于控制各种混杂因素、鉴别处理因素与非处理因素的差异，消除和减少实验误差，提高研究结果的真实性和可靠性。常用的对照方法如下：

（1）空白对照　是在不给任何处理措施的"空白"情况下进行观察的一种对照方式，对于排除自发倾向的影响和不良反应是必要的。通常在实验研究中由于处理因素较强和非处理因素较弱时使用空白对照；在临床疗效对比研究中，一般不宜采用空白对照。

（2）实验对照　是采用与实验组相同操作条件的对照，即对照组除无处理因素外，施加与处理因素组相同的其他实验因素。

（3）标准对照　是采用目前标准的或公认的、通用的方法作对照，即以参考值、理论值、经验值或标准值等标准条件进行对照。研究中医针灸治疗方法或疗效时，可设目前国内或国外已被公认的药物或疗法作为标准对照。

（4）自身对照　是实验与对照在同一受试对象的不同时间或对称部位采取不同处理措施的对照。

（5）配对对照　根据研究目的，把对实验结果（或效应指标）有影响的有关条件（如年龄、性别、病情、病程等）相近似的研究对象配成对子，再把每一对子中的研究对象随机地分配到各比较组中去。在临床实验中，如果实施随机双盲对照，配对对照的使用常受到限制。病例对照研究中，常要求病例组与对照组的个体按一定条件进行配比，也称配对对照。

（6）相互对照　几种处理因素分别施加于不同的实验组，不另设对照，而是各实验组之间互为对照，又称组间对照。如同证异病对照、同病异证对照、同一药物不同剂量对照、同一针灸方法不同强度或不同时间的对照、中药和西药及针灸和药物对照等，这种对照在中医、针灸临床研究中应用较多。

（7）历史对照　是指把过去资料与本次实验结果进行对照。对照组资料来源于医学文献和计算机档案或过去的病案，属于非随机、非同期对照。其可比性差，一般少用或不用，只在回顾性研究中使用。

（8）安慰对照 是空白对照的特殊类型，目的在于克服对照组病人由于心理因素所造成的偏倚。如在药物疗效研究中常有安慰剂对照，安慰剂要求在外观、颜色、形状上与实验药物完全一致，但无明显的药理作用，假手术操作也被视为安慰对照。临床实验中，使用安慰剂对照要特别谨慎，注意其在医疗道德上的可行性。中药的安慰对照在不少方面仍有困难，针灸的安慰对照更存在问题，有待探索解决。

2. 随机 亦称随机化（randomization），是指在抽取或分配样本时，每一个研究对象或观察单位都有完全均等的机会被抽取或分配到某一组，而不受研究者或研究对象主观意愿所左右。通过随机化，一是尽量使抽取的样本能够代表总体，减少抽样误差；二是使各组样本的条件尽量一致，消除或减少组间的误差，从而使处理因素产生的效应更加客观，便于得出正确的实验结果。常用的随机化方法有：

（1）简单随机法 有抽签法、掷硬币法、摸球法、随机数字表法和计算机随机编码等。

（2）区组随机法 根据受试者进入研究的时间先后顺序，将其分成内含相等例数的若干区组，区组内的受试者被随机分配至不同组别的随机方法。区组随机化具有下述优点：有利于保持组间例数的均等，即使某一区组的分配未全部完成，两组相差的例数最多不超过区组所包含的例数的一半，有利于保持组间的可比性。

（3）分层随机法 将全部研究对象，根据重要临床特点或预后因素（如年龄、病情、有无并发症或危险因素等）分为若干不同的层，再将层内不同数量的研究对象随机分配至不同组别的方法。分层随机法可以使各处理组中受试对象的条件均衡，具有良好的可比性，由于控制了非处理因素的影响，使处理因素的效应能得到比较符合实际的客观反应。

3. 重复 重复（replication）要求研究样本对于相应的总体具有代表性，它要求研究样本应具有与相应总体的同质性和足够的样本含量两个条件，这是为了保证从研究样本所获取的信息、研究结论能外推及研究总体中具有同一性质的个体。

4. 盲法 盲法（blind method）是指受试对象、实验研究者和结果测量者三者中任一者或一者以上不知道受试对象分组情况和实验（或对照）措施的实验方法。其目的是克服研究者或受试者的偏倚和主观偏见。盲法包括：

（1）单盲法 在实施一个实验方案时，对于研究对象的分组或者所施加的研究因素（如选用药物），只有研究者知道，而研究对象不知道。单盲法可以避免来自受试者主观因素所导致的偏倚，但仍然无法克服来自研究者方面的偏倚。在实施过程中，研究者还可能由于心理因素或其他原因对实验组和对照组给予不同的关注，如以安慰治疗作对照的研究中，出于某些原因，有些研究者很可能给予对照组添加"补偿治疗"，而影响了研究结果的真实性。

（2）双盲法 在实施一个实验方案时，分组情况或者所施加的研究因素（如选用药物），研究者和研究对象双方都不知道。双盲实验大大减少了来自研究者和研究对象两方面主观因素所造成的偏倚。但双盲法并非适用于所有的临床研究，有些临床实验只能是非盲法的，例如探讨针灸疗法的疗效，针灸医师的手法操作暂无公认、有效的盲法。

（3）三盲法 在实施一个实验方案时，分组情况或者所施加的研究因素（如选用药物），研究者、研究对象和资料分析或报告者均不知道。三盲法可将偏倚减到最低程度，使评价结果更符合客观情况，但因其比较复杂，执行过程中有一定困难。事实上，在临床实验中，医师既是实验设计者、观察者，也是资料分析和结果评价者，所以，临床实验中常应用"双盲"随机对照实验。

五、撰写论文

医学论文（medical thesis）是医学科学研究工作的文字记录和书面总结，是交流、传播医学科技信息的基本形式。

（一）医学科研论文的类型

1. 按医学学科分类 基础医学论文，包括基础理论研究、实验研究、现场调查研究等形成的论文；临床医学论文，多为医疗护理、卫生和防疫等方面研究形成的论文，以回顾性总结分析类论文居多。

2. 按论文的资料内容分类 包括调查研究、实验观察、实验研究类论文。

3. 按写作目的分类 主要有学术论文（是论述有创新的研究成果、理论性突破、科学实验或技术开发中取得新成就的文字总结，作为信息交流的论文）和学位论文（是为了申请授予相当学位而写的论文）。

（二）医学科研论文撰写的基本要求

1. 科学性 医学科研论文的写作应该是为了揭示疾病发展的客观规律，探索治疗疾病的方法，使之成为人们认识疾病、战胜疾病的指南。因而，从论文的选题、设计、观察研究、归纳分析，直到结论，每一步都必须坚持严肃的态度、严谨的学风和严密的方法。

2. 创新性 科研论文是科学研究和技术创新成果的科学记录，它不同于一般的专著、教科书或工作总结。论文应有新的发现或发明，而不是一味重复过去的资料和结论。如基础研究应选题新颖、方法先进，有新发现或新观点；临床研究应有新方法、新方案，且疗效更好。

3. 实用性 医学是一门应用科学，除少数纯理论研究的论文之外，绝大多数医学论文应结合医疗、预防的工作实际，力求解决临床实际问题。比如进行动物实验，不单纯是为了进行研究而研究，或为了写几篇文章而研究，而应在动物研究的基础上，在条件成熟的时候，过渡到临床，造福于人类。论文的实用价值越大，其指导作用也就越大，越具重要性，读者也就越欢迎。

4. 可读性 医学科研论文的文字要应用规范化的语体，包括科技语体；要求表达准确、简练、通顺，层次鲜明，论据严谨，图表清晰；要使读者感觉通顺流畅、毫不费解，能以最少的时间和精力，获得最多的知识和信息；但应切忌华丽辞藻的修饰，脱离实际的夸张。

（三）医学科研论文的基本结构

随着社会和科技的发展，科研论文逐步发展成为一种特殊文体。科研论文的编写形式是为科学反映研究的内容服务，参照国家标准撰写科研论文，有利于论文的存储、检索、利用。医学科研论文主要包括标题、作者、摘要、关键词、正文、结论、小结、参考文献等基本格式。详细内容请参阅中华人民共和国国家标准《科学技术报告、学位论文和学术论文的编写格式》(UDC 001.81 GB 7713-87)。

第二节　实验针灸学研究方法

实验针灸学研究方法包括文献研究、临床研究和实验研究。三者互为条件，是发展针灸学的三条基本途径。通过实验研究，阐明针灸作用原理和规律，更好地提高针灸的临床疗效，扩大针灸治病的范围，才能有力地证明针灸遗产的宝贵价值，提高人们继承、发掘和整理针灸遗产的自觉性。发掘和整理出来的针灸遗产，也只有被临床实践和实验研究证实其价值后，才能获得新的生命力。而临床研究既是实验针灸学的源泉和动力，也是实验针灸学的出发点和归宿。如果单凭临床观察印象判断，往往不能确定针灸对某种疾病的确切疗效，只有通过在控制条件下的临床实验研究，把患者主观感受的变化、生活质量方面的提高等指标与患者体征及各相关检验、检查等客观指标的变化相结合，才能作出更为科学的判断和令人信服的结论。

一、文献研究

文献是记录已有知识的一切载体，是把人类知识用文字、图形、符号、声频和视频等手段记录下来的所有资料。文献研究（literature research）就是对文献进行查阅、分析、整理并力图找寻事物本质属性的一种研究方法。实验针灸学的文献研究，主要是对针灸现代实验研究的文献资料的积累、收集、整理、分析、总结、提炼，通过去粗存精、去伪存真，从中发现问题，找出规律，提出建议，为临床研究、实验研究提供参考和依据。

（一）文献研究的内容

文献研究的内容多种多样。按其性质、内容加工方式、用途大致可分为零次文献、一次文献、二次文献和三次文献，或称为零级、一级、二级、三级文献。

1. **零次文献**　即曾经历过特别事件或行为的人撰写的目击描述或使用其他方式的实况纪录，是未经发表和有意识处理的最原始的资料，也可视为第一手文献。这类文献包括未发表手稿、原始记录等。

2. **一次文献**　也称原始文献，一般指直接记录研究成果、新知识、新技术的专著、论文、调查报告等文献。

3. 二次文献 又称检索性文献，是指对一次文献进行加工整理，包括著录其文献特征、摘录其内容要点，并按照一定方法编排成系统的便于查找的文献。

4. 三次文献 也称参考性文献，是在利用二次文献检索的基础上，对一次文献进行系统的整理并概括论述的文献。此类文献不同于一次文献的原始性，也不同于二次文献的客观报导性，但具有主观综合的性质。

（二）文献研究的方法

文献研究方法可分为4个主要步骤：确定研究问题并拟定研究计划，收集和评价文献资料，综合分析文献内容，形成结论。

1. 确定研究问题并拟定研究计划 包括明确研究目的和意义、研究的主要内容、研究阶段、收集文献的途径和方法、研究工作进度安排和时间分配、研究人员分工、研究经费预算、研究成果的形式等。

2. 收集和评价文献资料 主要是针对文献资料进行研究的方法，因此文献的收集和评价是非常重要的环节。全面、准确、迅速地收集真实可靠的文献，是决定文献研究质量的关键。文献研究只要有可能，尽量使用第一手资料即一次文献。

在文献的收集过程中，需要对文献资料进行外在评价和内在评价。

（1）**外在评价** 是指对文献的有效性进行评价，主要确定文献是否真实、可靠。

（2）**内在评价** 是指对文献内容的意义、精确度和可信程度进行评价，主要确定文献内容的科学性。

文献研究中两种评价常结合进行。评价结果若材料来源不真实，就不能被运用；若内容真实，但与研究问题无关，也不能运用。

3. 综合分析文献内容 具体方法包括定性分析和定量分析。

（1）**定性分析** 是指将所收集文献进行归类处理后，选择其中的典型文献加以分析。由于文献研究定性分析方法对所收集的文献资料有所取舍，文献选择的主观性可导致信息的片面性和不完整性，因此，一般不主张采用该分析方法。

（2）**定量分析** 是指将所收集的文献转换成为数学表达，有利于借用现代统计方法对文献作出分析研究。定量分析主要包括趋势分析、比较分析等。趋势分析，主要通过对不同时期某一内容资料量化结果的比较，分析该现象的发展过程、演变规律及今后趋势。例如，通过收集某一时期针刺镇痛研究文献，作出内容分析，可以发现针刺镇痛研究的变化过程及研究趋势。比较分析，主要通过对同一问题不同研究方法结果的对比，明确其差异特征。例如，比较针刺和艾灸镇痛作用的效应差异、不同经穴调整胃肠功能的差异等。

4. 形成结论 通过文献分析，得出最后结论。在结论中，应以客观的态度进行解释。

二、临床研究

实验针灸学临床研究（clinical research）目的是以患者为研究对象，通过科学、严密地设计，严格控制各种干扰因素，研究、比较各种针灸治疗方案的有效性、安全性和耐受性，以及针药结合等针灸和其他方法结合构成的综合治疗方案在临床运用的优势、特色，为临床医生、医疗决策机构对针灸医疗方案的选择提供可靠的决策依据。

实验针灸学所采用的临床研究方法主要是以 1995 年世界卫生组织西太平洋地区办事处颁布的《针灸临床研究方法指南》为基础，借鉴现代临床流行病学、循证医学中的临床研究方法进行研究。包括随机对照临床实验、回顾研究、病例对照研究、序列实验设计、单个病例研究、流行病学研究、人类学研究、市场后监测等。其中，随机对照实验已经成为临床研究各种方法中的常用方法，因此被广泛运用。临床研究是目前针灸研究中广泛应用的一种研究方法，其得出的结论可以直接用于指导临床治疗或解决临床应用中的技术或理论问题，具有很高的学术价值和实用价值。

（一）针灸随机对照临床实验设计

1. 选择病例　采用严格的诊断标准、辨证标准、纳入标准、排除标准和剔除标准，以确定入围的病人能代表所研究的患者群。

2. 确定样本量　应根据统计学分析的需要而确定。为了使数据充分，便于统计学分析，需要具有足够的样本量，应先进行样本量的估算。如果两组疗效差异不能精确估计，则小样本研究每组至少 30 例，大样本研究每组至少 100 例。

3. 研究场所　研究场所的选择必须满足以下条件：充足的医疗设施、必要的实验室、足够的科研人员以及可以处理医疗过程中出现的紧急情况。

4. 盲法设计　盲法设计适用于随机对照实验中的患者、研究人员和实验结果评估人员，要尽可能保证患者不知道被分配到哪一类治疗组。由于针灸操作的特殊性，研究人员做到双盲设计很难实施，只有穴位贴敷、穴位注射中可以使用。因此，目前主要依据设计者、操作者和观察者三分离的原则进行，即将实验结果的评估情况对治疗方面保密，结果评估人应对施行者负责。

5. 随机性　一方面要从总群体中进行研究样本的随机抽样；另一方面要进行随机分配，即将患者以偶然性机制分到任何一个治疗组中。

6. 对照组　对照组可以是一组或多组，如假针灸组、无治疗组、常规标准治疗组、药物组等。

（二）针灸随机对照临床实验方案的形成

其方案应包括：临床研究题目；研究目的、目标；立题依据；研究场所与设施；每个研究人员的姓名、地址和资历；研究的种类、受试者的纳入标准和排除标准；受试者的数目；主观的临床观察及客观实验室检查在研究过程中的记录；所选穴位、选择依据和取穴方法、针具、型号；针刺技术包括进针方向、角度、深度，留针时间，病人体位，行针情况；不良反应的记录；使用的对照组；治疗日程、治疗时间；研究中受试者其他可行或不可行的治疗的标准；记录病情反应的方法、测验方法、测验时间及随访步骤；成果评价的方法；需要告知研究工作人员的信息；研究完成的时间表；与研究有关的道德方面的考虑与措施；与有关管理机构的交流情况；研究方案涉及的文献目录。

研究方案应经由道德考察委员会来考察和批准。委员会的工作应在世界医学协会赫尔辛基宣言及所在国或机构制定的有关文件的指导下进行。

（三）病例报告方式

病例报告表是根据研究方案的规定设计，来记录实验过程中每一个实验对象的数据资料。每个病人的病例报告必须完整，需要研究人员和评估人员的签字。实验中所有经过必须有文件记录，记录内容应该包括不良反应。

（四）资料管理

在临床实验中要保持记录和资料的目的是为了集中研究信息，为日后的分析提供依据。研究人员和指导者必须保证信息采集时的资料质量最高，病例报告表应根据研究方案的规定设计来记录实验过程中每个实验对象的数据资料，应有步骤的采集资料以保证其信息的保护、保留和再利用，并保证其易于核实和审查。病人的档案要保存好以备将来查询。

（五）统计分析

研究设计开始时，需要生物统计专业人员的参与，如确定所需病人的数目；在研究方案中要有使用的统计学分析方法，并且加以详细说明；在最后分析研究结果时，应以便于临床解释的方式阐述。

（六）研究监督

在研究过程中要贯穿督查。前瞻性临床研究中，随访时间与针灸疗效的持续时间有密切的关系，随访时间过长或过短都会曲解其结果。

（七）研究报告

研究负责人应当负责作出实验的最终报告，该报告应该提供给项目的资助人、道德考察委员会和所在地法规认定的任何其他当局机构。最终报告是在研究项目完成后对其进行的全面描述，包括研究结果的发表和评价、统计学分析和道德方面、统计学方面与临床方面的评价。针灸临床研究的结果应及时地公开发表，但要包括所有的不良事件，甚至未能显示疗效的研究结果也应当发表。

三、实验研究

实验研究（experimental research）是根据课题研究目的，利用仪器和设备对研究对象进行积极的干预，人为地变革、控制或模拟研究对象，以便在最有利的条件下对其进行观察，从而获得经验事实的一种方法。实验活动是人类认识客观世界或探索客观事物内在规律的特殊形式的实践活动，是人类认识的高级阶段。它比其他任何认识方式（如偶然发现、经验积累、失败教训的总结等）都能更加及时地、准确地、集中地、高效地完成某一认识过程。实验中人们处理的是在人工控制下自然的或特定条件下的医疗研究过程。这样就能够使所研究问题中的一些偶然因素，有目的、有计划、有预见地减少，控制或改变其中某些需要研究的因素。

实验针灸学实验研究设计中的基本要素还是处理因素、受试对象和实验效应，处理因素和效应指标，在本章第一节中已经叙述，这里重点介绍受试对象。

临床研究和实验研究均可在人体进行，但重心不同。临床研究主要针对患者，需要解决的是有效性、安全性和耐受性问题；实验研究的对象可以是患者，也可以是正常人，研究目的主要是从作用机制方面进行。如研究不同针灸方法、不同腧穴、不同针灸处方对人体生理参数的调节和影响，不同补泻手法对机体造血功能的影响，针灸对常人或病人免疫功能的调节作用，针刺镇痛的临床观察，不同手法对人体循经感传现象的影响等。通过对人体的实验研究，揭示针灸对人体的调节作用及其机理，为进一步应用针灸治疗疾病提供理论基础。

动物实验研究是医学研究中最常用的研究方法之一，它能弥补人体实验研究的不足，能进行许多在人体上不能进行的研究（特别是创伤性研究），获得许多人体研究中无法取得的信息和认识，有助于研究向纵深发展。如开颅埋植电极，切除或定位损毁某神经核团以观察损毁前后的生理、病理变化以及与针灸的关系；切断神经干或神经索以观察分析针灸作用的传导途径，检查中枢神经组织某些生化指标以了解针灸的作用机理等。以上这些研究不能在人体上进行，可用动物实验代替。在实验动物上可复制出人类疾病的模型进行研究分析，以探讨针灸治疗该病的效应与机理。如结扎大鼠的大脑中动脉造成脑梗死模型，然后进行针灸治疗，观察脑内某些生化指标或形态学指标的变化，来研究针灸对缺血性脑血管病的治疗机理；还可采用不同的针灸方法治疗以观察其对某种疾病动物模型的疗效差异，从而为针灸治疗各种疾病选择最佳治疗方案提供科学理论依据。

应该注意的是动物实验并不能取代临床实验，因为动物毕竟不是人，人和动物之间存在着一定的差异，故不能将动物实验的结论直接推论到人身上，要解决转化医学中的诸多问题。要想指导临床实践，还需一个慎重的临床过渡性过程，经探索、修正、验证、确认后，才能成为一种新的理论或方法用于临床实践。临床研究和实验研究常常是相互结合、相互补充的。动物实验应以临床事实为依据进行设计和评价，临床实验也常以动物实验的资料和证据作为参考和启示。

附： 循证医学在针灸研究中的应用

（一）循证医学的基本概念

循证医学（evidence-based medicine，EBM）是有意识地、明确地、审慎地利用现有最好的证据制定关于病人的诊疗方案。循证医学是遵循现有最好证据进行医学实践的学科，其核心思想是依据证据进行医学决策。临床证据是循证医学的基础，循证医学与流行病学、医学信息学密切相关。要掌握循证医学，就必须具有寻找证据的能力，医学信息学为证据的总结、整理、传播和检索提供了基础；要依据证据，就必须理解证据。流行病学是科学研究实践医学的方法学，同时也是循证医学实践人员理解和使用证据的理论基础。循证医学思想可用于医学实践的各个领域，可以通过多种不同的措施来实现。寻找和评估证据是所有循证实践的必要环节。针灸研究应用循证医学有利于推广低廉、有效的治疗措施，阻止新的无效措施进入医学实践，淘汰现行无效治疗措施，从而更好地提高医疗质量和效率。

　　临床医生利用循证医学就是遵循证据，即临床医生在获得了患者准确临床证据的前提下，根据自己成熟的临床经验和知识技能，分析并找出患者的主要临床问题（诊断、治疗、预后、康复等），应用最佳、最新的科学证据作出对患者的诊治决策，以获取最佳的临床效果。

（二）循证医学针灸临床实践的基础

　　1. 最佳的针灸临床研究证据　循证医学强调使用"现有最佳证据"指导临床决策，因此，正确认识各种证据是搜集证据、评价证据和使用证据的前提条件。临床研究证据来自不同类型的临床研究设计，不同的研究设计是为了实现不同的目的及回答不同的问题。不同的研究设计证明因果关系的效力和预期的潜在偏倚不同，因此，要评估一个临床研究，首先要了解研究设计的种类及各自的优、缺点。这也是临床研究证据评估等级划分的重要依据。如临床研究按照是否用随机方法可分为随机研究、非随机研究和专家意见；按照研究的性质分为实验性研究和观察性研究。临床研究的种类很多，提供证据的可靠性也各不相同，因此评估时就要划分等级。最早的证据等级是 1979 年加拿大定期健康检查工作组（Canadian Task Force on the Periodic Health Examination）在加拿大医学协会杂志上发表的，以后的证据等级大多由此演变而来。目前常使用的等级划分方法有：澳大利亚国家卫生与医学研究委员会的证据等级，采用 I～Ⅳ级来划分，I 级最高，Ⅳ级最低（表 1-1）；美国国家临床指南交换所（National Guideline Clearinghouse，

@相关知识链接

临床研究证据等级的常用划分方法

表 1-1　澳大利亚国家卫生与医疗研究委员会的证据等级

等级	证据
I	证据来自所有相关的随机对照临床实验的系统综述
Ⅱ	证据来自至少一个正确设计的随机对照临床实验
Ⅲ-1	证据来自设计良好的半随机对照临床实验（交替分组或其他分组方法）
Ⅲ-2	证据来自有对照组的比较性研究（包括这些研究的系统综述），包括非随机的同期对照研究、队列研究、病例对照研究或有对照组的时间干扰性研究
Ⅲ-3	证据来自历史性的比较性研究、两个或多个无对照组研究或没有对照组的时间干扰性研究
Ⅳ	证据来自病例系列，包括仅有治疗后结果的病例系列和治疗前后对照的病例系列

@相关知识链接

临床研究证据等级的常用划分方法

表1-2 美国国家临床指南交换所的证据等级

等　级	证　据
Ⅰa	证据来自随机对照临床实验的 Meta 分析
Ⅰb	证据来自至少一个随机对照临床实验
Ⅱa	证据来自至少一个设计严谨的非随机的对照研究
Ⅱb	证据来自至少一个其他类型的设计严谨的半随机对照临床实验
Ⅲ	证据来自设计严谨的非实验性描述性研究，例如比较性研究、相关性研究和病例研究
Ⅳ	证据来自专家委员会报告或意见和（或）有关专家的临床经验

建议分级：

A：需要至少一个随机对照临床实验作为高质量和连贯性地提出具体建议的文献整体的一部分（证据来自Ⅰa和Ⅰb）；

B：需要与主题相关的完成良好的临床研究，但没有随机对照临床实验（证据来自Ⅱa、Ⅱb和Ⅲ）；

C：需要来自专家委员会的报告或意见和（或）临床经验，但缺乏直接的高质量的临床研究（证据来自Ⅳ）。

表1-3 牛津大学循证医学中心的证据等级

等　级		证　据
1	1a	随机对照临床实验的系统综述
	1b	单个随机对照临床实验
	1c	全或无病例系列（all or none case series）
2	2a	队列研究的系统综述
	2b	单个队列研究、低质量随机对照临床实验
	2c	结局／疗效研究
3	3a	病例对照研究的系统综述
	3b	单个病例对照研究
4		病例系列、质量不高的队列研究和病例对照研究
5		未经批判性评估的专家意见

建议分级：

A：来自第一级的一致性研究；

B：来自第二或三级的一致性研究，或从第一级研究推断而来；

C：来自第四级研究或从第二或三级研究推断而来；

D：来自第五级证据或任何类别中不一致或结果不确定的研究。

NGC）的证据等级，使用 A ～ C 级划分（表 1-2）；牛津大学循证医学中心（Oxford-Centre for Evidence-Based Medicine）的证据等级，划分方法从治疗或预防、病因或损害、预后、诊断、决策和经济分析等方面采用 A ～ D 分级（表 1-3）。

以上三种证据等级划分方法略有不同，但它们具有一个共同点：三种划分证据方法均考虑了研究设计类型和研究完成质量两个因素。高质量的研究设计并不表示研究完成的质量同样好。质量不高的研究证据可靠性需要质疑，在划分证据等级时需要降级处理。除专家意见外，三种方法中均认为来自多个随机对照临床实验的系统综述的证据等级最高，其次是单个随机对照临床实验，再者是队列研究和病例对照研究，最后是病例系列和单个病例研究。在临床决策时，需要根据研究证据的真实性和研究结果的临床适用性正确选择相应的证据。

最佳的针灸研究证据是指对针灸临床研究的文献，应用临床流行病学的原则和方法以及有关质量评价的标准，经过认真分析与评价获得的新近最真实可靠且有临床重要应用价值的研究成果。

2. 高素质的针灸临床医生　针灸医生是实践针灸循证医学的主体，对患者的诊疗和处理都是由针灸医生来实施和完成的。因此，针灸医生不仅需要具备良好的理论知识、临床技能、临床经验和不断更新、丰富自己新理论、新知识的能力，同时，还必须具备崇高的科学精神和实事求是的工作作风以及良好的医德医风和全心全意为患者服务的精神，这些都是针灸医生实践循证医学的必要条件。

3. 临床流行病学的基本方法和知识　临床流行病学的基本理论和临床研究的方法学是实践针灸循证医学的学术基础。因为要筛选最佳的证据，必须要鉴别针灸临床的设计是否科学合理；要严格评价针灸临床文献的质量，必须要掌握严格评价的标准；要分析针灸文献所报道的研究结果的真实性，就要分析在研究中和文献里是否存在有关偏倚和混杂因素的影响及其可被接受的程度。

4. 患者的参与　针灸的循证医学实践必须通过患者的接受与合作，才会取得相应的效果，因此，针灸医生要充分地关心、爱护患者，尊重患者的人权和正当权益。只有患者积极地参与和友好合作，才能保证有效的诊治措施取得患者的高度依从性，从而产生最佳治疗效应。

（三）针灸循证医学的实践者

针灸循证医学实践者包括证据的提供者和最佳证据的应用者。

1. 针灸循证医学最佳证据的提供者　依靠医学实践者个人检索、收集和评估现有的证据并将它们用于实践和决策，不是实现循证医学证据提供的唯一途径，因为这些工作不是临床医务工作者的首要任务，他们的首要任务是照护病人，他们的精力和时间主要放在基于证据进行的实践和决策上，而不是花在收集、整理和评估研究文献上。所以，证据一般是由一批颇具学术造诣的临床流行病学专家、针灸临床学家、临床统计学家、卫生统计学家和社会医学家以及医学科学信息工作者共同协作，根据针灸临床实践中存在的某些问题，通过对文献的收集、分析、评价以及综合最佳的研究成果（证据），为针灸医生实践循证医学提供证据。

2. 针灸循证医学最佳证据的应用者 针灸循证医学最佳证据的应用者为从事针灸临床的医务人员以及针灸医疗卫生决策的管理者，为了保证对患者针灸治疗的有效性、安全性以及对针灸医疗管理与政策决策的科学性，都应联系各自的实际问题，去寻找、认识、理解和应用最佳、最新的科学证据。

（四）针灸循证医学的实践

循证医学在针灸领域的应用称为针灸循证医学的实践。针灸循证医学的实践包括以下几个步骤：提出需要解决的针灸临床问题；系统检索现有相关文献，全面搜集证据；评估研究方法方面的质量，找出最佳证据；应用最佳证据指导针灸临床实践；后效评价针灸循证实践和结果。

1. 提出需要解决的针灸临床问题 这是实践针灸循证医学的第一步。它包括针灸临床中的理、法、方、穴、术等诸多方面问题。如针灸门诊来了一位患者，2天前因受凉后出现左侧口角下垂且向健侧偏斜，流泪，左侧鼻唇沟变浅，左侧眼裂增大，左侧额纹消失，左侧不能皱眉、闭目、露齿、鼓腮、吹口哨等。中医诊断为面瘫；西医诊断为周围性面神经麻痹。按照以往临床经验，接诊医生准备给病人进行针灸治疗，而此时患者提出一个问题：发病后，患者曾到西医医院的神经内科就诊，医生建议他在早期不采用针灸治疗，因此患者感到十分疑惑，不知道该进行什么样的治疗才是对病情最有利的。面对患者的疑惑，接诊医生可以提出以下很多问题：例如：

（1）针灸疗法治疗周围性面神经麻痹的效果如何？

（2）针灸疗法与常规西药（激素、维生素及血管扩张剂）比较治疗周围性面神经麻痹是否有疗效优势？

（3）周围性面神经麻痹急性期（发病10天内）针灸治疗与西药比较是否有疗效优势？

（4）在急性期针刺介入对治疗周围性面神经麻痹的疗效是否有影响？

（5）急性期不同针灸治疗方法之间比较是否有疗效差异？

（6）不同刺灸法对治疗周围性面神经麻痹的疗效是否有影响？

（7）不同针灸治疗方案治疗周围性面神经麻痹是否有疗效差异？

2. 系统检索现有相关文献，全面搜集证据 这是针灸循证医学实践的第二步。寻找可以回答上述问题的最好研究证据，首先要有足够的信息资源，包括：①教科书、专著、专业杂志；②电子出版物或数据库。检索方法和策略对信息的收集至关重要，应采用多渠道查询，尽可能全面地检索出相关文献资料，作分析评价用。对上述问题，接诊医生或其研究小组人员通过网络检索了有关文献，如从"中国期刊网数据库"等检索到有关针灸治疗面瘫的文献若干篇。还可使用相关的检索词"Facial paralysis"、"Facial nerve paralysis"、"Bell palsy"、"Acupunture"，在"Cochrane 图书馆"进行检索。在初步浏览检索得到的文献后，接诊医生和其研究小组把重点放在临床随机对照实验和系统评价上，结果发现已经有作者完成了"针灸治疗面瘫"的系统评价，下一步的工作则是采用临床流行病学及循证医学的原则对获得的文献进行评价。

3. **严格评价，找出最佳证据**　这是针灸循证医学实践的第三步。从证据的真实性、可靠性、临床价值及适用性方面严格评价收集到的证据。治疗性临床研究证据的质量及可靠程度可分为 5 个等级：A 级，所有随机对照实验的系统评价；B 级，单个样本量足够的随机对照实验；C 级，设有对照组但未用随机对照方法分组的研究；D 级，无对照的系列病例观察；E 级，专家意见。在接诊医生和其研究小组检索所得到的文献中，若临床实验、叙述性研究和专家评论的文献较多，则这些研究依据可靠性低，论证强度也弱，临床意义较差。评价干预措施的有效性必须采用临床实验，其结果常常直接影响临床医疗的各种决策。

随机对照实验（RCT）是采用随机分配的方法，将合格的研究对象分别分配到实验组和对照组，然后接受相应的干预措施，在一致的条件或环境中，同步地进行研究和观察实验的效应，并用客观的效应指标对实验结果进行科学的衡量和评价。RCT 应遵循随机、对照和盲法的原则。大样本随机对照实验（mega trial）或联合多个 RCT 的 Meta 分析是指导临床治疗实践的最可靠的研究依据，已被国际公认为评价防治性措施的金标准。由于开展大样本的随机对照实验耗时太长、花费太大，一般的机构往往不具备进行这种大规模实验的条件，常常只能进行小样本临床实验，为了避免因样本量偏小而出现偏倚的情况，将所有质量可靠的单个 RCT 联合起来进行 Meta 分析，就增大了样本含量，减少了各种偏倚和随机误差，增强了检验效能，得出的结论就更为可靠。因此，接诊医生及其研究小组借鉴了在"Cochrane 图书馆"中检索到的"针灸治疗面瘫"的系统评价的结果。

4. **应用最佳证据指导针灸临床实践**　这是针灸循证医学实践的第四步。从经过严格评价的文献中获得的真实、可靠并有临床应用价值的最佳证据用于指导临床决策，服务临床。例如针对以上问题，经过检索相关文献和进行评估，假如得出如下证据：

（1）针灸疗法治疗周围性面神经麻痹的效果　假若从所得的文献看，在叙述性研究中，有 93% 的文献报道总有效率为 90% ~ 100%，57% 的文献报道痊愈率为 80% ~ 100%，但叙述性研究结果可靠性最低，临床意义不大，而 RCT 是可靠的依据。

@相关知识链接

国内研究资料文献质量常见的问题

其问题主要表现在以下几方面：①随机分配方法绝大多数未作具体描述，难以确定其结果的可靠程度；②绝大多数没有采用盲法，使结果的测量偏倚难以避免；③大多数干预措施是以未经可靠临床实验证实疗效的另一种干预措施作对照，造成在疗效均不确定的两种干预措施之间的比较，难以得到实验措施是否确实有效的结论；④绝大多数没有报告纳入和排除标准，使得实验结论不能准确地在临床中推广应用；⑤部分研究对象的选择不具体，多数没有明确的诊断标准和公认的疗效判定指标，影响了实验结果的客观性和可重复性；⑥大多数样本含量较小，难以排除机遇的作用；⑦大多数没有组间基线资料的比较分析，使得实验的差异不能排除是由于基线资料的不均衡引起的；⑧绝大多数没有足够的随访时间，难以获得真实的终末结果；⑨多数未对随访情况进行说明，影响了结果的真实性和代表性。

2011 年有人在针灸临床证据研究中发现 2005 年国内发表的 1 项 Meta 分析结果显示，有限证据支持针灸疗法治疗周围性面神经麻痹的有效性。2008 年国外发表的 1 项系统评价，由于纳入的 6 篇文献存在较大的异质性，采用描述性分析，纳入研究没有报告系统评价所需要的结局指标，所以研究者认为尚无法对针灸治疗贝尔麻痹的有效性作出结论，还需要以后高质量的研究来验证针灸的疗效。结论：针灸疗法很可能是治疗周围性面神经麻痹有效的方案。

（2）针灸疗法与常规西药（激素、维生素及血管扩张剂）治疗周围性面神经麻痹的比较　针灸与西药比较治疗周围性面神经麻痹的疗效比较文献有 3 篇 RCT，1 项多中心大样本 RCT 研究显示，针灸与常规西药（肌内注射维生素 B_1+ 维生素 B_{12}，口服维生素 B_1+ 泼尼松 + 地巴唑）治疗方案比较，在改善面瘫症状和治疗急性期周围性面神经麻痹方面有疗效优势，针灸治疗贝尔麻痹对照药物和针灸配合药物在痊愈率方面有优势；针灸组在改善面神经功能方面优于药物组，但与基础药物加针灸组无显著性差异。另 2 项低质量 RCT 结果分别显示，针刺结合隔姜灸法对照口服西药（泼尼松 + 维生素 B_1+ 维生素 B_{12}+ 肌注 ATP）在治愈率方面有优势，针刺法结合穴位注射（腺苷钴胺）对照肌内注射腺苷钴胺治疗急性期周围性面神经麻痹在缩短治愈时间方面有优势。结论：针刺结合艾灸法与常规西药比较是有疗效优势的治疗周围性面神经麻痹的方法。

（3）周围性面神经麻痹急性期（发病 10 天内）针灸治疗与西药治疗比较　有 2 项低质量 RCT 针对急性期（发病 10 天内）针刺治疗与西药治疗（11 天后均采用相同的针刺治疗方案）对最终疗效的影响进行了研究，1 项 RCT 结果显示急性期电针法与西药比较在治愈率上两组没有显著性差异，但在完全性面瘫患者中针刺治疗可明显缩短治愈的时间即缩短疗程。另 1 项低质量 RCT 亦显示急性期毫针刺法与西药比较两组在治愈率上没有显著性差异，但针刺可明显缩短 Ⅴ～Ⅵ级面瘫治愈时间，并且针刺治疗在耳后疼痛、流泪症状消除方面有优势。结论：周围性面神经麻痹急性期（10 天内）针刺与西药比较很可能在治愈率上没有差异，但针刺可明显缩短治愈的时间。

（4）在急性期针刺介入对治疗周围性面神经麻痹疗效的影响　在周围性面神经麻痹急性期采用针刺法联合西药与单用西药的疗效比较有 4 篇文献，1 篇低质量的 RCT，纳入发病 3 天内的患者，比较了急性期针刺结合西药与单纯西药或针刺的疗效，结果显示对于面神经管内损伤的患者，针刺结合西药组疗效明显优于单纯西药组、针刺组；6 个月随访发现，后遗症发生率明显低于单纯西药或针刺组；而面神经管外损伤的患者，3 组疗效无显著性差异。另有 1 项 CCT（半随机对照实验）也支持急性期针刺联合西药疗效优于单纯西药。而另 1 项低质量的 RCT 结果则显示，急性期单纯用西药疗效优于针刺联合西药，认为急性期即时局部针刺治疗不利于面神经炎及早恢复。有 1 项 CCT 比较了急性期采用针刺联合短波理疗与单纯短波理疗法的疗效，结果显示针刺联合理疗并没有疗效优势。结论：在周围性面神经麻痹的急性期（发病 7 天内），西药联合针刺法是否有疗效优势甚或无益尚不能确定；针刺结合短波理疗或许没有疗效优势。

（5）急性期不同针灸治疗方法之间的疗效比较　如有人研究发现有 1 项低质量 RCT 比较了急性期（发病 7 天内）采用平衡针刺法（腰痛穴、鼻炎穴、胃痛穴）与常规面部选穴缪刺法的疗效，7 天后两组采用相同的针灸治疗方案，结果显示 7 天内采用平衡针法在治愈率方面有优势；另有 1 项 CCT 也比较了急性期（发病 10 天内）针刺法与 TDP 照射法的疗效，10 天后两组采用相同的针刺治疗方案，结果显示在急性期（发病 10 天内）常规针刺在缩短平均治愈天数方面优于面部 TDP 穴位照射法。结论：发病 10 天内，可能有优势的针灸治疗方案为平衡针刺法（健侧腰痛穴、鼻炎穴、胃痛穴）；或许有疗效优势的方案为针刺（风池、风府、完骨、合谷）。

（6）不同刺灸法对治疗周围性面神经麻痹的疗效比较　在相同选穴的基础上，比较不同刺灸法之间疗效的文献有 10 篇，1 项低质量 RCT 显示透刺法结合电针法与单纯毫针透刺法比较，在治愈率上没有差异，但与毫针常规直刺浅刺法比较，在治愈率上有优势；即透刺法加电针组疗效优于毫针直刺浅刺组，但与单纯透刺组比较无差异。2 项 CCT 显示，与常规毫针刺法比较面部穴位隔姜灸有疗效优势。其余 7 项 CCT 分别显示，与常规毫针刺法比较，面部穴位电针法、穴位氦氖激光照射法均在治愈率上有优势；与电针法比较，电针法结合隔姜灸法在治愈率上尚没有差异，但可明显缩短疗程；面部穴位短毫针浅刺轻刺法与常规深度针刺结合电针法比较尚没有疗效差异；面部穴位常规透刺法对照毫针浅刺在治愈率上没有差异，但透刺法能大大减少针刺次数，缩短疗程；短毫针浅刺法与深刺透刺法比较，在治愈率上有优势；雀啄针刺法对照平补平泻法在治愈率方面有优势。结论：可能有优势的刺灸法有面部穴位透刺法结合电针法、面部穴位隔姜灸法（与常规毫针刺法比较）；或许有疗效优势的刺灸法有电针法结合隔姜灸法（与单纯电针比较）、电针法、穴位氦氖激光照射法、雀啄针刺法；面部穴位浅刺法与透刺法比较疗效尚不能确定。

（7）不同针灸治疗方案治疗周围性面神经麻痹的疗效比较　不同针灸治疗方案之间疗效比较的文献有 12 篇，有 3 项低质量的 RCT 结果显示，在常规选穴毫针刺的基础上耳部管灸法方案(缩短治愈时间)、常规选穴针刺法(睛明、承泣、地仓、巨髎、风池、合谷、足三里)结合跷脉交会穴（照海、申脉）方案（改善面神经功能）、常规选穴针刺法（攒竹、丝竹空、四白、阳白、地仓、颊车、颧髎、迎香、合谷）结合三棱针点刺出血法（耳尖、关冲）方案（急性期风热型患者的症状体征积分改善），可能是有疗效优势的针灸治疗方案。另外 1 项 CCT 结果显示，电针法（阳白透瞳子髎、四白、下关、大迎、承浆、迎香、合谷与攒竹、丝竹空、水沟、颊车、地仓、夹承浆、巨髎、太冲、阳白、瞳子髎）两组腧穴交替使用方案、耳针法（肝、肺、大肠、口、眼、面颊区）方案、翳风穴雀啄灸法方案、药棉灸法（颊车、地仓、下关）方案、温针灸法（阳白、四白、颧髎、承浆、下关、牵正、地仓、颊车、合谷）方案，或许是有疗效优势的针灸治疗方案。

5. 后效评价针灸循证实践和结果　这是针灸循证医学实践的第五步。后效评价应用当前最佳证据指导解决具体问题，若成功可进一步用于指导实践；反之，应具体分析原因，找出问题，再针对问题进行新的循证研究和实践，以不断去伪存真，止于至善。

通过上述方法的指导分析，接诊医生和他的研究小组提出的问题迎刃而解。针刺与西药（以泼尼松为主）治疗面瘫均有效，但针刺疗效比西药好，二者联合应用又比单用一种疗效好；早期用针灸比早期不用针灸、用西药的疗效研究报道不一致；目前最常用的治疗方法是毫针、灸法、电针及综合疗法；最常用的针刺方法是透刺法、浅刺法、补泻针法及平补平泻法，并且透刺法优于浅刺法；最常用的穴位是地仓、颊车、合谷、阳白、下关。然后，综合分析以上信息，决策者制定患者的治疗方案，开展针灸治疗实践。

第三节　实验针灸学常用研究技术

一、形态学技术

（一）解剖学技术

解剖学（anatomy）是研究机体从宏观到微观的形态结构及其发生发展规律的一门学科，属于生物科学形态结构学的范畴。广义的解剖学包括解剖学、组织学、细胞学和胚胎学，狭义的解剖学称为巨视解剖学，是用解剖器械剖割，肉眼观察、比较和度量各器官及组织在人体内的位置以及相互关系的一门学科。解剖学中借助显微镜研究机体的微细结构及其相关功能的学科称为组织学（histology）；研究机体发生发育规律的学科为胚胎学（embryology），两者均属于广义解剖学的范畴。随着科学技术的不断发展，又逐渐形成了 X 线解剖学、功能解剖学、断层解剖学等多个学科，一方面加速了解剖学的进步与发展，另一方面促进了解剖学与各边缘学科的结合。解剖学的主要技术和方法包括：

1. 标本固定技术

（1）组织块固定技术　对组织标本进行固定可以有效抑制组织细胞内溶酶体酶的释放和活性，防止自溶，同时抑制组织中细菌的繁殖，防止组织腐败，使细胞的蛋白质、脂肪、糖等各种成分凝固成不溶性物质，防止物质扩散并维持原有的组织形态结构。此外，固定后的组织对染料有不同的亲和力，染色后可产生不同的折射率，颜色更为清晰鲜明，便于观察，也更易于切片。常用的标本固定剂包括 10% 的中性福尔马林（即甲醛溶液）、4% 的多聚甲醛等，其中前者最为常用、经济简易，后者在脑组织等研究中更具优势。固定时组织块大小宜在 1cm×1cm×0.15cm 左右，固定剂溶液量一般应为组织块体积的 15～20 倍以上。

（2）心脏灌注技术　简单的体外浸泡固定有时达不到最佳的固定效果，这时可先进行心脏灌注，再采用体外浸泡固定。心脏灌注可以进一步将抗原固定在原位，保持其抗原性，使抗原能准确可靠地显示出来，减少血管内血液有形成分存留，利于切片形态学观察，固定液经毛细血管快速渗入组织中，减少组织细胞自溶现象。心脏灌注的简单流程包括：动物麻醉、固定后打开腹腔和胸腔，充分暴露心脏（插针）和肝脏（判断灌注程度），从心尖插入灌注针并缓慢进入主动脉，钳住心尖，固定灌注针，剪开右心耳，快速推入生理盐水将血管内血液冲洗干净，直至肝脏变白；灌注固定液时要先快后慢，先快速注入固定液，然后改为缓慢匀速滴入，直至动物身体变硬；采集大小适中的标本后进一步用体外浸泡法固定。

2. 血管灌注技术 血管灌注是将一些带有包料的填充剂灌注到血管内，通过解剖法显示血管位置、行径和分支的技术。多用新鲜尸体，根据制作标本要求进行整体灌注或局部灌注。其中整体灌注适合全身或半身，应选择在操作时易暴露的大动脉干，损伤组织结构较少的部位，如肱动脉、股动脉和颈总动脉；局部灌注可在整尸上，从分布于该器官或肢体的动脉干进行灌注，也可取下脏器或截下肢体。当取下脏器灌注时，所留的动脉干要长一些，以便插入导管。灌注器官内血管制作铸型或透明标本，以离体局部灌注效果较好。其方法为：将新鲜标本以 1% 肝素生理盐水（37℃）灌注动脉后，分别灌入 5%、10%、20%ABS 丁酮溶液，丁酮中加入适量的大红油画颜料，第二天再补充灌注 20%ABS 丁酮溶液 100ml，浸入温水中 6 小时，−30℃冰箱中低温冰冻 48 小时，横断面切割，解冻后辨别形态结构。

3. 淋巴管灌注技术 淋巴管因较细小，且淋巴液无色透明，用一般解剖方法不易观察到，只有先注入有色的注射剂，再进行解剖观察。进行内脏淋巴管灌注时，材料越新鲜越好；四肢和躯干淋巴管，则需过尸僵期，即 24 小时后再注射。注射方法一般采用间接注射法，即将有色的注射剂注入器官的组织间隙内，利用淋巴管壁通透性大于毛细血管的特性，借助注射的压力和注射剂内氯仿或乙醚的扩散作用，注射的色素即可进入毛细淋巴管，从而使毛细淋巴管、淋巴管及淋巴结充盈显色。注射后的标本应用甲酚皂溶液洗净外渗和污染的部分，并用流水冲洗后用 10% 甲醛溶液固定 1 周，如要显示肢体深、浅淋巴管和淋巴结及内脏的器官外淋巴管和淋巴结，可用肉眼或借助解剖显微镜进行解剖观察，操作时要细致耐心，尽量使淋巴管保持完整的形态和正常的位置。

（二）组织化学技术

组织化学（histochemistry）是应用物理、化学、免疫等原理与技术，对组织切片或细胞内的化学成分、化学反应及其变化规律进行定性、定位和定量研究的学科，是介于细胞生物学、组织形态学、化学和生物化学及分子生物学之间的一门新兴边缘学科。近年来，组织化学无论从理论、内容、研究手段还是研究范围上都得到了迅速发展，产生了如无机物组织化学、酶组织化学、电镜组织化学、荧光组织化学、免疫组织化学、同工酶组织化学、原位杂交组织化学和放射自显影组织化学等多个分支，因此，现代组织化学的概念已经大大超过了以往的范畴。总体来说，组织化学研究可分为两大类，一类是分离分析法，即将微小的组织细胞从器官和组织原位分离出来后，测定其化学成分，分析化学组成以及与原组织细胞的关系，包括匀浆超速离心及显微解剖分析等，又称为组织切片的微量化学分析法；另一类是原位分析法，占绝大多数，即组织细胞在器官原位上不经分离，将化学试剂与组织细胞内的某些物质进行相互作用，在局部呈现有色反应，最终通过光学显微镜、荧光显微镜等对组织细胞内的化学反应进行定位、定性和定量检测与分析。

一般来说，原位组织化学技术的流程可概括为三个阶段：首先按不同实验目的制备切片标本，然后进行组织化学实验，如细胞化学染色、免疫组织、细胞化学实验和原位杂交组织化学实验等，最后利用显微镜进行观察，并结合图像分析仪和图像分析软件对所得结果进行定位和定量分析。

1. 标本制备　采用组织化学技术观察机体各部位的微细结构时，首先应把所有要观察的材料制成薄片，固定并染色。血液等液体材料，可直接在玻片上涂片，干燥后再进行固定和染色；疏松结缔组织和肠系膜等薄层组织，可在玻片上撕开展平，制成铺片，待干燥后进行固定和染色；骨和牙等坚硬组织除用酸（稀硝酸等）脱钙后再按常规制成切片外，还可直接研磨成薄的磨片进行染色观察。组织化学研究中最常用的是将标本做成石蜡切片，并进行 HE 等染色，以便观察。以石蜡切片的制备、染色为例，其流程大致如下：

（1）取材与固定　将所要观察的人体或动物的新鲜材料切成适当大小的组织块，立即浸入固定液中进行固定，防止离体后结构发生变化，使其尽可能保持活体时的结构状态。

（2）脱水与包埋　为了使石蜡能浸入组织内，在制备时将固定好的材料用乙醇脱水，经二甲苯透明后，再浸入加温溶化的石蜡中浸透包埋使组织块变硬。

（3）切片与染色　将包埋的组织蜡块，用切片机切成 $5 \sim 10\mu m$ 的薄片，贴在载玻片上，脱蜡后进行苏木精和伊红染色，简称 HE 染色。这种方法适用范围广泛，对组织细胞的各种成分都可着色，便于全面观察组织构造，而且适用于各种固定液固定的材料，染色后不易褪色可长期保存。

（4）封固　在切片上滴加中性树胶，用盖玻片进行封固，保存备用。

2. 组织化学实验

（1）细胞化学染色　细胞化学染色是指在保持完整的细胞形态和结构的前提下，运用化学反应将被检细胞内的各类化学成分和细胞结构及生理活性物质原位呈现。其染色范围可包括：蛋白质类（氨基酸）、核酸类、多糖类、脂类、盐类和金属类，采用的方法通常为使化学结合物质溶解，显示酶 – 底物反应。常用的细胞化学染色有：

①孚尔根反应法显示 DNA 呈现紫红色。

②甲绿 – 派郎宁法显示核酸（甲绿染 DNA 呈现绿色，派郎宁染 RNA 呈现红色）。

③苏丹Ⅲ冰冻切片染色　显示中性脂肪呈现橘红色。

④普鲁士蓝反应　显示组织中含铁血黄素。

⑤过碘酸雪夫反应（periodic acid Schiff reaction，PAS）　显示糖原和其他多糖物质为紫红色。

⑥甲醛诱发荧光法此方法可显示单胺类物质，其基本原理是使神经元内的微量单胺类物质与甲醛聚合成新的环形化合物，在荧光显微镜下，发射出不同波长的荧光，在 $490\mu m$ 以下的波长阻断滤色片，儿茶酚胺类神经元呈绿色，而 5- 羟色胺则呈黄色。

⑦辣根过氧化物酶法（horseradish peroxidase method，HRP 法）　HRP 法是一种含血红素基的植物糖蛋白，将其注入动物体内可沿轴浆运输线路示踪神经束路，因此 HRP 法既可用于中枢内核团间联系的追踪，也可用于对周围神经的传出、传入的追

踪。HRP 在 H_2O_2 存在的条件下，可催化外加联苯胺氧化反应，反应产物具有特异性颜色，如与二氨基联苯胺（diaminobenzidine，DAB）反应呈棕黄色，与四甲基联苯胺（tetramethylbenaidine，TMB）反应呈蓝黑色，从而将标记神经元及其突起显现出来。常用的标记方法有顺行标记、道行标记和跨节标记，见图 1-1。

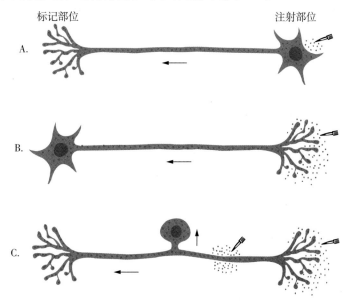

图 1-1　利用轴浆运输原理进行神经纤维束路追踪的基本方式
A. 顺行标记；B. 逆行标记；C. 跨节标记

（2）免疫组织化学法　免疫组织化学法（immunohistochemical method）又称为免疫细胞化学法，是将免疫学基本理论与细胞化学技术结合运用的一种技术，它将带有显色剂标记（荧光素、酶、金属离子、同位素等）的特异性抗体在组织细胞原位通过抗原 - 抗体反应进行呈色反应，并借助显微镜（包括普通光学显微镜、荧光显微镜和电子显微镜等）放大显像，从而在细胞、亚细胞水平对各种抗原抗体物质，如蛋白、多肽、酶、病原体和受体等进行定性、定位和定量检测。

免疫组织化学法常用的标记物有：

①酶　这是最常用的标记物，可稳定、特异地显示底物的活性，常用的标记酶有辣根过氧化物酶（horseradish peroxidase，HRP）、碱性磷酸酶（alkaline phosphatase，AKP）、葡萄糖氧化酶（glucose oxidase，GOD）等。

②荧光素　它能在高能量光波的激发下产生荧光物质并被荧光显微镜所观察到，常用的有异硫氰酸荧光素（fluorescein isothiocyanate，FITC）、四甲基异硫氰酸罗达明（tetramethylrhodamine isothiocyanate，TMRITC）、得克萨斯红、藻红素等。

③生物素 - 卵白素（又称亲和素）系统　该系统具有亲和力高、特异性强、稳定性好的特点，将其与 HRP、AKP、GOD 等进行桥接，制成各种试剂作为标记具有灵敏度高、使用方便等特点。

④金属标记物　如铁蛋白、胶体铁和胶体金等，多用于免疫电镜。

2）免疫组织化学反应分为直接法和间接法两类：

①直接法　是将荧光素或辣根过氧化酶直接标记在抗体上，经一次抗原抗体反应后，即可在显微镜下观察。

②间接法　主要是用 IgG 作为第二抗体，孵育切片后，与第一抗体上的抗原决定簇结合，再以荧光素与第二抗体结合，即可在显微镜下观察。也可用灵敏度很高的过氧化物酶抗过氧化物酶（peroxidase–antiperoxidase，PAP）或卵白素生物素过氧化物酶复合体（aridin–biotin–peroxidase complex，ABC）或链菌素生物素蛋白 – 过氧化酶复合体（streptavidin–peroxidase，S–P）结合于第二抗体，通过级联放大作用更清晰地显示抗原抗体结合物在组织或细胞内的定位。间接法灵敏度高，是最常用的方法。

各种免疫组织化学方法的基本原理如图 1-2 所示。

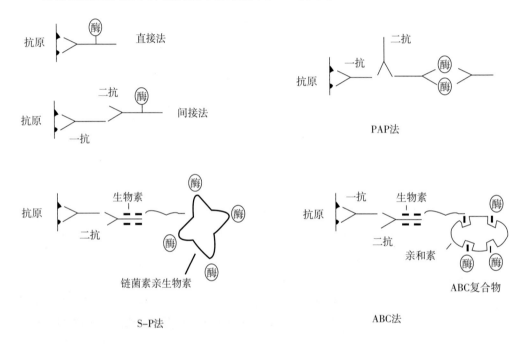

图 1-2　各种类型免疫组织化学方法原理示意图

（3）原位杂交组织化学法　原位杂交组织化学法（in situ hybridization histochemistry，ISHH）是在细胞或组织结构保持不变的条件下，应用带有标记的（有放射性同位素，如 ^3H，^{35}S，^{32}P，也有荧光素、生物素、地高辛等非放射性物质）DNA 或 RNA 片段作为核酸探针，通过氢键与组织切片或细胞内待测核酸（RNA 或 DNA）片段进行杂交，形成 DNA–DNA、DNA–RNA 或 RNA–RNA 双键分子，然后再应用与标记物相应的检测系统通过组织化学或免疫组织化学在核酸原有的位置进行细胞内的定位。此方法有很高的敏感性和特异性，可进一步从分子水平来探讨细胞的功能表达及其调节机制，已成为当今细胞生物学、分子生物学研究的重要手段。

3. 组织化学实验结果分析　组织化学技术的最后步骤是对图像的判读与分析。完整的图像分析过程包括：明确需要测量分析的对象→运用 CCD 数码相机等采集突出显示测量对象的照片→分析照片上的图像元素，确定能反映测量对象的图像图形（例如细胞、细胞器、细胞内颗粒等）→测量照片上图形分析参数，得到观察对象的测量参数或数据（例如化学反应产物的数量、长度、面积、体积等）→对测量参数进行统计分析，或将二维结构转换成三维立体结构及各种物质染色后的灰度等，并获得项目的相对数值以便进行统计分析，从而以"量"的概念分析结构与功能的关系及病理状态下的变化。

（三）显微技术

1. 普通光学显微镜 光学显微镜（light microscope，简称光镜）是一种既古老又常用的观测工具，主要用来观察组织、细胞的大体形态结构。它利用组织内不同的结构经染色后，在光镜下呈现出不同折光率和不同程度的吸收光线的原理对细胞组织的结构进行观察，光镜的放大率等于物镜和目镜放大倍数的乘积。

2. 电子显微镜技术 电子显微镜（electron microscope，简称电镜）与光镜的基本原理相似，以电子枪（电子发射器）代替光源，电子束代替光线，电磁透镜代替光学透镜，用磁场对运动电子的作用聚焦和放大，最后将放大的物像透射到荧光屏上进行观察。电子显微镜具有分辨能力强、放大倍率高、直观性好的优点，利用电镜技术可对细胞的超微结构，如细胞间质，细胞外板，细胞轮廓，细胞之间的连接，胞质颗粒，胞质纤维、空泡、小泡，细胞器的结构、数量及分布，细胞核及核仁等进行深入观察。目前常用的电镜有透射电镜（transmission electron microscope，TEM）和扫描电镜（scanning electron micrscope，SEM）两种。透射电镜的观察结果是二维结构的平面图像，主要观察组织和细胞局部切面的微细结构以及一些大分子结构、病毒细菌等。扫描电镜可对镀金生物样品直接进行观察，图像三维立体感强，主要应用于生物样品表面及其断面的立体形貌的观察。电镜技术由于样品取材小、观察视野小，很难反映组织和细胞本身完整的信息，因此在实际研究中应注意光镜与电镜的结合，减少盲目性。

各种显微镜的分辨率见图 1-3。

（四）形态学技术在实验针灸学中的应用

1. 腧穴、经络的组织结构研究 解剖学技术方法在针灸经络腧穴的研究中应用最为广泛，如在尸体或动物身上进行层次解剖和断面解剖，以寻找经络穴位的物质基础，观察穴位的解剖结构。大量研究认为，经络与神经系统、血管、淋巴管及筋膜组织关系密切，通过进一步细胞化学、免疫组织化学等方法研究显示，穴区局部肥大细胞分布密度很高，皮肤缝隙连接蛋白 Cx43 表达也较高。值得注意的是，近几年来发现，生理和病理状况下，穴区结缔组织、血管间隙以及肥大细胞等的分布和排列存在一定差异，且和疾病的进程有一定相关性，这一现象的发现加速了有关"腧穴动态性"的研究。有关内容详见第二章。

2. 针刺作用效应及机制研究 通过观察针刺腧穴前后病变部位的细胞、组织学、组织化学及超微结构的变化，来阐明针刺治疗疾病的物质基础。如哮喘时，肺组织冰冻

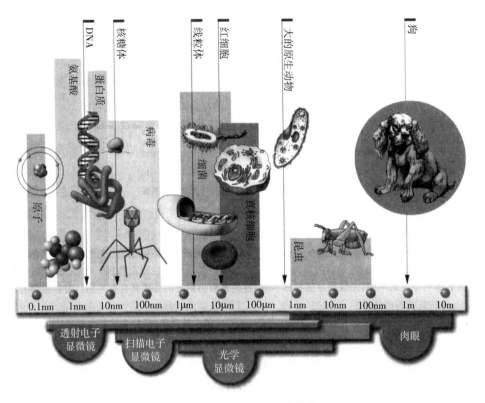

图 1-3　各种显微镜的分辨率

（引自沈萍、陈向东主编《微生物学》）

@相关知识链接

腧穴的动态性

近年来越来越多的学者在研究中观察到，穴区的大小及敏感性随着机体的功能状态有所改变。疾病状态下，人及动物局部穴区的物理范围更大、敏感性更高，即穴区可能被"敏化"；随着疾病的转归，"敏化"现象也随之增强或减弱。穴位的"敏化"与局部有致敏生物活性物质的聚集、释放有关，已经发现肥大细胞、组织胺、缓激肽、5-HT、K^+、P物质等与此现象有关，腧穴在敏化情况下对神经系统的激活作用也有所增强。腧穴的动态性研究目前已成为针灸研究的一大热点。

切片的 β 受体与 ^{3}H-DHA 最大结合量及腺苷环磷酸含量明显低于对照组，针刺后可使其恢复正常，故针刺可能是通过这一途径来治疗哮喘的。运用各种解剖学和组织化学方法研究发现，针刺信号的启动、传导等过程相当复杂。例如，利用组织化学法研究发现，针刺后穴区肥大细胞脱颗粒现象显著增强，镇痛效应开始发挥，而在色甘酸钠屏蔽穴位肥大细胞的脱颗粒功能后，肥大细胞脱颗粒现象显著减弱，针刺镇痛作用显著降低；进一步研究显示，肥大细胞的激活与穴区胶原纤维功能结构改变密切相关，穴区胶原纤维相互缠绕，交错排列，形成立体的网状组织，当在穴位处进行提插、捻转手法时，穴区胶原纤维发生形变，诱发穴区肥大细胞脱颗粒。再如，利用解剖学等方法研究发现，针刺引起的传入冲动进入脊髓后，主要交叉到对侧脊髓腹外侧束上行，与痛、温觉的传导途径相似。如果患者的脊髓前联合或腹外侧索受损，则节段性丧失痛、温觉，在相应的穴位给予针刺也不能引起明显的针感；而在脊髓背束受损时，并不影响针感的产生。这些研究为针刺信号与痛信号在传入过程相互作用提供了形态结构学依据。

3.针刺安全性的评价　为了提高疗效，避免针刺意外事故发生，除要掌握体表穴位定位外，还要了解不同穴位尤其是危险穴位下的解剖结构，提高针刺的安全性。穴位解剖结构的研究为针刺安全规范的制定提供了依据。

二、生理学技术

生理学（physiology）是研究生物机体正常生命活动规律的一门学科，可从细胞水平、器官水平和整体水平认识生命。

（一）生理实验常用仪器及技术

生理仪器一般由刺激系统，引导换能系统，信号调节系统，显示、记录系统和测量、统计系统5部分组成，见图1-4。

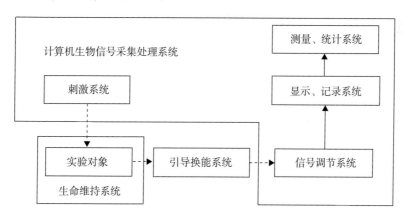

图1-4　生理仪器组成示意图

1.刺激系统

（1）刺激装置（stimulate installation）　用于给生物机体提供定性或定量刺激的电子仪器或装置。不同的刺激装置能够提供光、电、声、热、机械力等不同形式的刺激。在各种刺激中，电刺激不易损伤组织，能定时、定量并可重复使用，因此，电刺激是生理学实验中常使用的刺激方法。进行电刺激时首先遇到的是所用的电刺激的各种参数问题，有以下重要参数需要考虑：刺激电流的波形、刺激强度、刺激频率。

（2）电极（electrode）　刺激器输出的电脉冲必须通过电极才能作用组织或细胞。根据电极的用途不同可分为刺激电极和引导电极两种。前者接受刺激器输出的脉冲电流给活组织施加刺激，后者则引导生物电流，进而输入电测量仪器进行处理。同一电极既可作为刺激电极，也可作为引导电极。刺激电极与引导电极使用前需用万能电表检查其是否导通，两电极之间不应有除刺激、引导对象以外的组织或盐溶液，以防短路，电极应悬离周围组织。刺激电极可分为普通电极、保护电极、乏极化电极、微电极等多种，见图1-5。

2. 引导换能系统

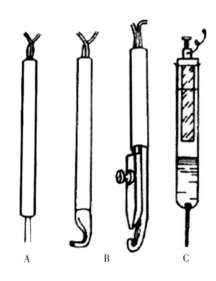

图1-5　刺激电极的种类
A.普通电极；B.保护电极；C.乏极化电极

（1）机械引导（传动）装置　主要包括肌动描记杠杆、肌动器等记录收缩活动最常用的传动装置以及检测压力变化的检压计等。

（2）换能器（transducer）　是将待检测的量模拟变换成其他形态的量（常为电变量）的仪器。换能器根据被转换的量的性质，分成机械量、热学量、光学量以及化学量换能器等多种。一般实验中常用的有机械 – 电换能器和压力换能器两种，这两种换能器的核心部件是应变电阻。这种电阻在受力情况下，电阻值会发生改变，从而使输出电流也发生变化，这就使力（如拉力、血压等压力）的变化转换成电的变化。常见的有压力换能器（主要用于测量血压、心内压、颅内压、胸腔内压、胃肠道内压、眼内压等）、张力换能器等。

3. 信号调节系统　从生物体各器官引导出的生物电信号特性差异很大，一般在几十微伏到几十毫伏，且记录环境中常常掺杂有同级或更大量级的干扰信号，要得到满意结果必须借助于生物电放大器从中提取微弱的生物信号，再输入示波器或记录仪才能显示、记录。生物电放大器的种类很多，用途各异，使用原则简单说有两条：足够的放大倍数，放大后波形不失真。要达到上述目的，必须选择合适的参数。有关放大器的性能指标包括：带宽、增益、输入阻抗、共模抑制比、信噪比等。目前，普及应用的计算机生物信号系统融入了放大器的上述指标。

4. 显示、记录系统　观察、记录和初步分析生物体各种状态下表现出来的生理现象的仪器设备称为显示、记录系统，主要包括磁带记录仪、X-Y记录仪、示波器照相机、生理记录仪等。

（1）生理记录仪（electrophysiolograph） 是由放大系统、描笔记录系统、时标及实验标记装置和电源系统 4 个部分配以合适的换能器或电极，将多种生理功能的变化（如血压、心电、肌张力和呼吸运动等）通过描笔记录在记录纸上的仪器。生理记录仪由于记录的结果直观方便，因此在生理实验教学和研究中被广泛使用。根据输入通道的多少，生理记录仪可分为二道、四道、八道生理记录仪。目前常用的生理记录仪主要包括心电图机、脑电图机、肠胃电仪等，这类仪器都有放大与记录系统，可直接将一些生物电放大并记录下来。但这类仪器由于都是用描记笔记录，频率响应有限，一般小于 100Hz，故在记录快速变化的生物电信号（如神经干动作电位）方面受到限制。当要求准确记录时，应使用阴极射线示波器或计算机生物信号采集处理系统。

（2）示波器（oscilloscope） 是电生理实验中最常用的仪器之一，它具有输入阻抗高、频率响应好、便于观察、能较客观地显示信号和波形曲线等优点。其缺点是结果不易保存，后来较先进的示波器也有了部分贮存功能，并可将数字输入计算机进行处理。现代生理学普遍使用的计算机生物信号采集处理系统的部分记录工作原理仍与示波器相似。

5. 计算机生物信号采集处理系统 计算机生物信号采集处理系统是以计算机为核心，应用大规模集成电路、结合可扩展的软件技术开发的一种集生物信号放大、采集、显示、数据处理、数据存储和分析等多种功能的电机一体化仪器。该系统可替代传统的刺激器、放大器、示波器、记录仪，一机多用，功能强大，广泛应用于生理科学实验。

生物信号采集处理系统由硬件与软件两大部分组成。硬件主要完成对各种生物电信号（如心电、肌电、脑电）与非电生物信号（如血压、张力、呼吸）的采集，并对采集到的信号进行调整和放大，进而对信号进行模/数（A/D）转换，使之进入计算机；软件主要用来对信号调整、放大、A/D 转换的控制及对已经数字化的生物信号进行显示、记录、存储、分析处理及打印输出，同时对各系统各部分进行控制，与操作者进行对话，见图 1-6、图 1-7。

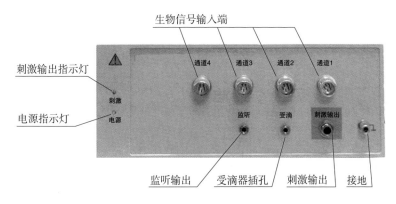

图 1-6 计算机生物信号采集处理系统硬件

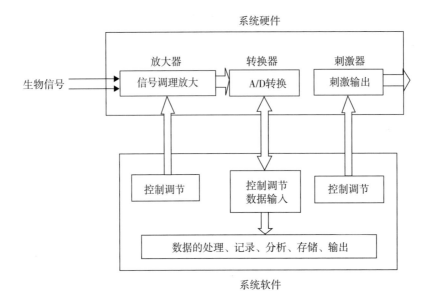

图1-8 计算机生物信号采集处理系统基本结构及工作原理示意图

（二）其他常用生理学检测技术

1. 肌电图 肌电图（electromyography，EMG）是对周围神经与肌肉的电检查方法。它记录肌肉在静止状态、主动收缩及周围神经受刺激时的电活动。其方法是用同心圆针电极插入肌肉或将片状电极放置于肌肉表面的皮肤上，通过肌电图仪的放大器，将肌肉的电活动显示在阴极射线示波器上，同时用计算机系统将图像进行保存、分析、记录。可用于神经肌肉疾病和周围神经损伤等的诊断，故可做神经传导速度、重复电刺激及脑诱发电位的检查。

2. 脑电图 大脑半球的生物电活动，通过电子放大仪器放大并记录下来称脑电图（electroencephalography，EEG）。记录的节律性脑电活动是大脑皮质锥体细胞及其顶树突突触后电位同步综合而成，并由丘脑中线部位非特异性核（中央内侧核、中线核等）起调节起步作用。临床脑电图应用于脑部本身疾病的诊断如癫痫、肿瘤、炎症及脑血管疾病等，对脑外部疾病，如代谢和内分泌紊乱及中毒等所引起中枢神经系统变化的诊断亦有一定作用，还可用于研究正常和异常睡眠过程。其方法是：常规放置电极于头皮各规定部位，应用单极和双极的连接方法描记。如做开颅手术，可将电极直接放置于暴露的大脑皮质上，称脑皮质电图，也可将电极插入颞叶内侧面海马、杏仁核等部位记录。α节律见于枕部及顶部；β节律见于额及颞部；异常波型为θ波、δ波、棘波、尖波、棘－慢波或尖－慢复合波及多棘波与多棘慢波等。

3. 心电图 心电图（electrocardiogram，ECG）是根据心肌细胞每一时刻产生的电活动通过心脏周围的组织和体液传到体表，通过在体表放置引导电极并采用一定的方法，把这些周期性心电变化记录下来的电活动图形。其常用导联由三部分组成，即标准导联、单极导联、胸导联。

4. 多普勒超声　多普勒超声（Doppler ultrasound）是利用血液相对于声源的运动所产生的多普勒效应而开发的一项技术。根据超声脉冲发射和接收的方式的不同，多普勒超声技术可分为脉冲式多普勒、连续式多普勒、高脉冲重复频率式多普勒、多点选通式多普勒以及彩色多普勒血流成像 5 种。彩色多普勒血流成像技术能直观地显示血流的方向、速度、性质、时相和途径，对血流空间定位能力强，能同时观察血管解剖结构、管腔情况和管腔内血流状态。但这一技术的主要缺点是不能测量高速血流，许多情况下不能用于血流动力学的定量分析。

5. 激光多普勒测速仪　激光多普勒测速仪（laser Doppler anemometry，LDA）是测量通过激光探头的示踪粒子的多普勒信号，再根据速度与多普勒频率的关系得到相关速度。由于是激光测量，且多普勒频率与速度是线性关系，和该点的温度、压力没有关系，因此对流场没有干扰，测速范围宽，具有精度高、非接触、不扰乱流场、响应快、空间分辨率高、使用方便的特点，是目前世界上速度测量精度很高的仪器。该仪器已广泛用于医学中血液循环监测、医学诊断以及医学基础研究。

@相关知识链接

多普勒效应

当波源（如声源、光源等）和观察者有相对运动时，观察者接收到的频率和波源发出的频率有了差别，这种现象叫做多普勒效应，接收频率与发射频率之间的差别称为多普勒频移（Doppler shift）。多普勒效应最初由奥地利数学和天文学家克约斯琴·约翰·多普勒（Christian Johann Doppler）在1842年发现。

（三）生理学技术在实验针灸学中的应用

生理学的发展与医学的发展有着密切联系，同时也推动了传统中医理论特别是针灸机理的研究。可以说，生理学技术运用于实验针灸学的各个方面，经络腧穴的物质基础、经穴 - 脏腑相关机理、针刺镇痛机理等方面应用广泛，加之生理学技术本身也从宏观向微观深入发展，使实验针灸学研究已经从整体、器官水平深入到细胞水平。早在1934 年已有学者提出针灸之生理作用学说，试图解释针灸作用原理，使针灸医学逐渐向实验医学迈进。此后又有很多学者结合临床，分别观察了针灸对病人红细胞、血色素、血沉、血糖、血压、心电图、胃肠运动、胆汁分泌和泌尿等生理指标的影响，进一步推动了实验针灸学的发展。20 世纪 60 年代，我国医学界从痛觉生理学角度大规模地开展了针刺镇痛原理的研究，使我国痛觉生理的研究达到了当时世界先进水平。

生理学技术在研究针刺治病机理、循经感传机理、针刺手法作用机理、经穴 - 脏腑相关的途径等也取得了引人注目的成就。如以脑电图为指标观察针刺治疗失眠、针刺治疗癫痫的机理；从颅内血流动力学的角度研究针刺治疗中风的作用机理；以心电图为指标，观察针刺治疗心血管疾病的疗效及其机理等。再如近来采用激光多普勒血流仪等对针刺后局部组织微循环的变化情况的观察，用微电极记录动物延髓背侧网状亚核全身会聚神经元的活动，从而研究内脏局部损伤时相应皮肤穴区反应（兴奋性）强弱和感受野大小变化的研究等，都彰显了生理学技术在研究针刺作用机理方面的广泛应用和重要作用。

三、生物化学与生物物理学技术

生物化学（biochemistry）是在分子水平上研究生物体内基本物质的化学组成、结构、性质及生命活动过程中（如生殖、代谢和运动）化学变化规律，从而阐明生命现象化学本质的学科。物理学（physics）是研究物质运动的普遍性质和基本规律的学科，生物物理学（biophysics）是应用物理学的概念和方法研究生物各层次结构与功能的关系，生命活动的物理、物理化学过程和物质在生命活动过程中表现的物理特性的生物学分支学科。

（一）生物化学技术

1. 化学传感器技术 化学传感器指的是对各种化学物质敏感并将其浓度转换为电信号的传感器。如 CO_2 传感器、O_2 传感器、Na^+ 传感器、pH 值传感器、酒精浓度传感器等。近年来，研制成功了针形化学传感器，亦称传感针，可刺入机体组织，在体内连续动态检测组织中化学物质的浓度变化，在针灸研究中应用广泛。

2. 推挽灌流技术 为在机体提取组织化学物质的一种方法，也可将药物定量灌流相关组织。推挽灌流装置由直径不同的同心圆不锈钢内、外套管印灌流泵组成（图 1-8、图 1-9）。外套管上部连接一段不锈钢侧管，内套管插入外套管内，其末端应突出在外套管外 0.5～3.0mm，另一端与外套管紧密相套，防止空气或灌流液泄漏。灌流时，灌流液经内套管进入局部组织，再由外套管经侧管吸出流入收集器。图 1-9B 是一种 Gaddum 同心圆推挽灌流套管。灌流时应由推注和抽吸同步的灌流泵完成，保证推注量与抽吸量完全相等。推挽灌流时，灌流液直接与脑组织接触，抽吸灌流液时，管末端的脑组织承受一定负压，易造成脑组织等软组织损伤。为了防止套管末端处的负压对脑组织局部有抽吸作用，减少脑组织损伤，在外套管与侧管交接处开一小孔，在抽吸灌流液时让空气从小孔进入侧管，以避免套管末端形成负压（图 1-9C）。

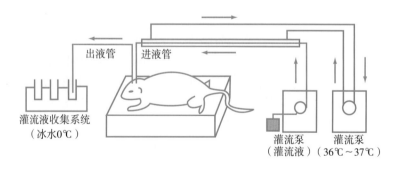

图 1-8 大鼠脑内推挽灌流装置实验示意图

3.脑透析术（brain dialysis）　又称微透析术（microdialysis），为透析收集细胞外液的一种方法。它是在特定的脑区或组织内，植入透析探头，用生理溶液灌流时，细胞外液中的化学物质可顺浓度梯度从透析管扩散至灌流液中，收集和测定灌流液中化学物质的含量，就能监测该化学物质含量的变化过程。

脑透析术的装置包括探头、导管、微量灌流泵、样品收集器和定量分析仪。探头由流入管、流出管和中空纤维管构成。中空纤维管是能通过最大相对分子质量5～50kDa

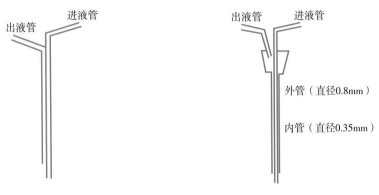

A.并列式推挽灌流装置探头　　　　B.同心圆式推挽灌流装置探头

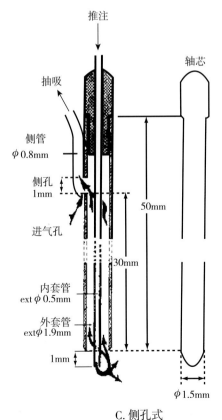

C.侧孔式

图1-9　推挽灌流装置

物质的透析管。探头按植入方式可分为跨脑探头、U 型探头和 I 型探头。所有探头的植入均根据脑立体定位图谱，借助脑立体定位仪进行。可根据实验要求，选择不同的探头，植入于不同的组织。见图 1–10。

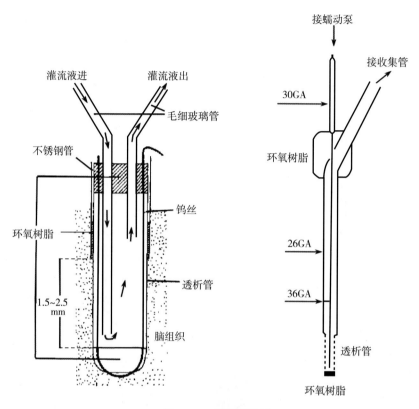

图 1–10　脑透析探头

4. 光谱技术　是利用各种化学物质所具有的发射吸收或散射辐射能的特性，对物质进行定性或定量的一类分析技术。光谱技术具有灵敏度高、简便、快速、试样不被破坏等优点，是目前最常用的生化测定技术。

（1）比色分析法　是利用有色物质对一定波长的光的吸收特性来进行定量的一种分析法。比色分析法是指在一定浓度范围内，溶液中有色物质的浓度与溶液颜色的深度成正比，并用可见光（400 ~ 760nm）作光源，比较溶液颜色的深浅度以测定所含有色物质浓度的方法。常用的有标准对照法和标准曲线法。

（2）分光光度法　它利用被测物质对各种波长光的吸收能力，绘制吸收光谱曲线。由于物质不同，分子结构不同，吸收曲线各有特殊形式，根据曲线的特征，进行物质的定性定量分析。因为分光光度法波长范围较大（200 ~ 1000nm），所以它既可用于可见光，也可用于紫外光和红外光的分光测定，应用范围大，适用于有色物和无色物的测定。

（3）荧光光度法　当物质被辐射能照射后，分子内部获得外源能量，基态分子能级的电子跃迁到较高级转变成激发态分子能级，使分子处在高能域不稳定状态，因此，它必须要释放多余的能量变成稳定状态分子。在由激发态能级回到基态能级的过程中以光的形式释放多余的能量，并发射出比原波长更长的光谱，这一过程称为分子发光。以此检测分子发射光谱的分析疗法称为荧光光度分析法。

5. 蛋白质技术

（1）蛋白电泳及免疫印记技术 蛋白电泳的基本原理是蛋白质在十二烷基硫酸钠（SDS）和巯基乙醇的作用下，分子中的二硫键还原，氢键等打开，形成带负电的SDS–蛋白质多肽复合物，该复合物可在聚丙烯酰胺凝胶电泳中向正极迁移，迁移速率与蛋白质的相对分子质量大小有关，可起到浓缩和分离蛋白质多肽的作用，经染色可以观察到不同相对分子质量的蛋白条带。免疫印记技术又称 Western 印迹法，是将蛋白电泳凝胶上蛋白条带转移至固相载体如硝酸纤维素膜或 PVDF 膜上，进行抗原 – 抗体反应，再借助酶免疫、放射免疫等技术进行测定的方法。

（2）蛋白组学技术 人类基因组计划完成后，获得了人类的全部遗传密码即基因组序列，在基因活性和疾病的相关性方面为人类提供了有力根据，但基因的表达方式错综复杂，基因的调控还要通过蛋白质来完成。随着计划的逐步完成，蛋白质组（proteome）研究成为了一个很重要的内容。蛋白质组学（proteomics）是指一种细胞乃至一种生物所表达的全部蛋白质。蛋白质组学是阐明细胞中表达的全部蛋白质的表达模式及功能模式，包括鉴定蛋白质的表达、表达后修饰形式、结构、功能和相互作用等。蛋白组学的研究内容包括蛋白质鉴定、翻译后修饰、蛋白质功能确定等，研究技术包括蛋白纯化技术、双向电泳技术、质谱技术、抗体芯片技术等。

（二）生物物理学技术

1. 生物电阻抗测定（electrical bioimpedance measurement） 或简称阻抗技术，是一种利用生物组织与器官的电特性及其变化规律提取与人体生理、病理状况相关的生物医学信息的检测技术。它通常是借助置于体表的电极系统向检测对象送入一微小的交流测量电流或电压，检测相应的电阻抗及其变化，然后根据不同的应用目的，获取相关的生理和病理信息。它具有无创、无害、廉价、操作简单和功能信息丰富等特点。

2. 红外热成像技术 红外热成像技术首先应用于军事领域的红外成像装置，是利用光学机械系统对被测目标的红外辐射进行扫描，经过光子探测器接收信号，经处理形成图像视频信号的技术。红外热成像技术被应用于医学领域有 50 多年的历史，近年来随着光电技术、计算机多媒体技术和半导体技术的发展，热成像仪的分辨力、解像度、灵敏度和清晰度得到了显著提高。医用红外热成像技术是对病人身体表面及热区温度进行检测、记录、成像，图像可以提供解剖区域的温度对比信息，通过对解剖部位温度信息的分析可以了解对应部位或深部器官生理机能是否正常。

3. 放射性核素示踪 以放射性核素为示踪剂的示踪技术称为放射性核素示踪技术，由于放射性核素发出的射线能被核仪器测定和定量，或被核乳胶显示，可将其引入体内，追踪它们的行径和归宿，用以研究各种化学物质和用放射性核素标记的物质、原子、分子、活的生物体等在体内的吸收、分布、代谢、转运、排泄等变化，还可显示脏器的图形及动态变化。近年来又将放射性核素标记化合物示踪方法与免疫化学反应相结合，发展了放射免疫分析（RIA），用于测定血液、体液、尿液和人体组织中微量物质，不需将放射性核素引入体内。

4. 功能磁共振成像技术（fMRI） 采用核磁共振仪来测量生理活动的变化或异常引起的血氧含量变化的技术。通常血氧含量升高说明流入某一组织或大脑功能区域的血流增加，表现出该组织或者功能区活动处于激活状态。基于神经元功能活动对局部氧耗量和脑血流影响程度不匹配所导致的局部磁场性质变化的原理，采用 fMRI 便可对大脑进行记忆、注意力、决定等研究。目前 fMRI 应用于视觉皮层定位、视觉感知、中文识别的中枢定位及各种脑疾病、针灸、学习和记忆等领域的研究。

5. 正电子发射计算机断层扫描（positron emission tomography，PET） PET 是一种独特的发射型成像设备，它能够产生精确的三维图像，反映人或动物活体内正电子同位素标记物的分布及其随时间变化情况。正电子放射性核素通常为负质子的核素，它们衰变时会发射正电子。原子核中的质子释放正电子和中微子并衰变为中子。PET 是现代医学影像学的重要成像手段之一，它从活体生物分子水平上，用三维图像的方式反映生物体特定部位机体功能的变化，而不是像其他成像手段一样仅反映机体组织密度的变化。PET 的强针对性和高灵敏度，使 PET 成为研究活体内分子运动途径和生化反应过程的最主要工具。

（三）生物化学与生物物理学技术在实验针灸学中的应用

1. 经络腧穴研究 如采用离子选择性针形电极技术，观察到在 Ca^{2+}、Na^+、K^+、CO_2 等离子、气体与针刺经穴活动密切相关，经穴的结缔组织中有 Ca^{2+} 富集，针刺后 Ca^{2+} 有沿经脉线重新分布的趋势；沿经脉分布穴位点较非穴位点皮肤 NO 释放增多；观察到用放射性核素可沿经脉线迁移。应用家兔脑室交叉灌流法证明针刺镇痛过程中，中枢可能产生了某些具有镇痛作用的物质。最近国外学者采用微透析技术又发现针刺的局部镇痛作用是由于针刺的创伤作用刺激局部组织释放腺苷，该物质作用于附近传入神经上的 A1 腺苷受体，阻断了传入冲动的传输所致。在经脉线的客观检测方面，生物物理技术更是应用广泛，研究者们采用皮肤电阻技术、声测经络技术、超声技术、红外热像技术等方法广泛开展了经络现象的观察研究。如沿着经络循行可探测到低电阻，穴位为低电阻点；家兔经脉导声具有循经性，输入家兔经穴的声波主要在深筋膜组织上传导，切断筋膜组织后，家兔经穴 – 脏腑效应减弱；利用红外热成像技术观察到人体体表存在循经红外辐射现象，对人体腧穴与非腧穴区域的温度分布特征进行分析，发现腧穴热传递沿经脉线方向较强；近年来采用 fMRI、PET 等技术观察针刺后的脑功能变化，促进了实验针灸学的发展。

2. 针刺效应研究 目前的生物化学技术可以快速、高效地检测各种生物化学物质，为针刺效应机理的研究提供了方便、快捷的研究手段。如针刺后相关部位的化学物质浓度变化研究。在经穴 – 脏腑相关作用机理的研究当中，通过开展对相应器官的神经递质、蛋白表达、细胞信号转导等方面的研究，得到了许多资料。如有研究采用蛋白组学研究针刺机理发现，针刺可引起对应器官蛋白质组的变化，针刺"太溪"穴可引起肾脏蛋白质组的变化，经肽质量指纹图谱鉴定出两个蛋白质，分别是 NAD 依赖型异柠檬酸脱氢酶和醌氧化还原酶，同时发现以上两种蛋白质是"太溪"穴 – 肾脏相关蛋白质。

四、分子生物学与细胞生物学技术

分子生物学（molecular biology）是从分子水平上研究生物体生命活动及其规律的一门学科。如 DNA 的结构、复制、转录、翻译、表达调控和表达产物的生理功能以及细胞信号转导等。细胞生物学（cellular biology）是从细胞、亚细胞和分子 3 个水平研究细胞生命活动的科学，是现代生命科学的前沿领域之一。

（一）分子生物学技术

1. 基因敲除技术　基因敲除是以转基因技术、基因同源重组技术和胚胎干细胞技术为基础，经同源重组将灭活的外源基因转入细胞目标基因组中同源序列，把具有功能的同源序列置换出来，造成特定的基因失活或缺失的技术。基因同源重组技术是采用基因打靶技术，使外源 DNA 片段与宿主基因片段同源性互补结合，结合区的 DNA 片段与宿主的相应片段发生交换，产生基因同源重组的方法。胚胎干细胞是从着床前囊胚期内细胞团或原始生殖细胞分离出来的细胞，具有向各种组织细胞分化的多分化能力的潜能细胞，能在体外培养并保留向所有体细胞发育的全能性。采用基因同源重组技术将灭活的外源基因定点整合入小鼠胚胎干细胞以取代目的基因，达到目标基因的改造，再把筛选出的靶向灭活细胞微注射进小鼠囊胚，就可得到嵌合型小鼠，嵌合型小鼠经传代培育可得到纯合基因敲除小鼠。基因敲除动物克服了基因随机整合的盲目性和偶然性，达到了基因的精确修饰、改造，是生命科学、基因组学、疾病治疗和新药研究领域的最理想、最有效的工具。各种基因敲除小鼠动物模型的建立使许多基因的功能得到阐明，已经广泛应用于生命科学的各个领域当中。

2. 多聚酶链式反应　多聚酶链式反应（polymerase chain reaction，PCR）是一种在体外模拟自然状态 DNA 复制过程，进行体外酶促扩增特定 DNA 片段的技术。该项技术由凯利·穆利斯（Kary Mullis）发明，并因此于 1993 年 10 月获得了诺贝尔化学奖。多聚酶链式反应因能在体外复制足够的目标 DNA 片段，已广泛应用于生物和医学的研究当中，如基因图谱的建立、亲子鉴定、诊断遗传疾病、克隆基因、目标 DNA 的定量分析等。多聚酶链式反应包括 DNA 变性、退火、延伸等过程。①变性阶段：模板 DNA 在 95℃左右高温下变性，双链 DNA 打开，以便它与引物结合。②退火阶段：模板 DNA 经加热变性成单链后，温度降至 55℃左右，引物与模板 DNA 单链的互补序列配对结合。引物是按照所要扩增的 DNA 片段的起始和终止区域完全互补的人工合成短 DNA 片段，一般为 18 ～ 25 个，退火阶段引物结合于 DNA 模板的起始和终止点，DNA 聚合酶结合到这两个位置，开始合成新的 DNA 链。③延伸阶段：溶液反应温度升至中温 72℃，在聚合酶的作用下，以脱氧核糖核苷三磷酸（deoxy-ribonucleoside triphosphate，dNTP）为原料，引物为复制起点，按碱基互补配对与半保留复制原则，合成一条新的与模板 DNA 链互补的半保留复制链。dNTP 是包括 dATP、dGTP、dTTP、dCTP、dUTP 等在内的统称，N 是指含氮碱基，A、T、G、C、U 四种脱氧核糖核苷三磷酸，在生物 DNA、RNA 合成中起原料作用。第一次反应完成，产生的两段双股 DNA 又可当做模板进入下一循环，每次循环都使扩增的 DNA 片段成倍增加。一次循环需 2~4 分钟，2~3 小时后就可得到扩增几百万倍的目的基因（图 1-11）。

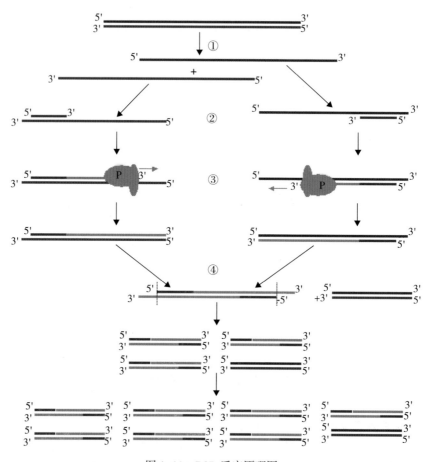

图 1-11 PCR 反应原理图
①变性阶段；②退火阶段；③延伸阶段，P 为聚合酶；
④多聚酶链式反应循环进行，产生大量的 DNA 片段复制产物

单纯的 PCR 技术无法对起始模板 DNA 的扩增反应终点产物进行定量和定性分析。以多聚酶链式反应为基础开发的 DNA 定量分析技术就是实时定量 PCR 技术（real time quantitative polymerase chain reaction，Real Time PCR）。针对目标 DNA 的特定区域设计引物作为探针，并对该区域进行 PCR 扩增，通过探针检测反应产物的多少，根据 PCR 扩增产物和所需时间可画出定量标准曲线，进行 DNA 定量分析。实时定量 PCR 是利用 PCR 技术，对在 PCR 反应体系中加入 DNA 内嵌荧光染料或采用荧光探针标记，采用荧光信号累积实时监测整个 PCR 反应进程，采集荧光信号的变化，实时检测每一次循环扩增产物量的变化，通过 Ct 值（cycle threshold）和标准曲线，进行定量分析的方法。Ct 值是指 PCR 反应每一扩增产物的荧光信号达到设定的扩增域值所经过的扩增循

环次数。实时定量 PCR 技术的开发使 DNA 定量分析技术得到了巨大发展，该技术可以对 DNA、RNA 样品进行精确的定量分析，目前实时定量 PCR 技术已在基础科学、临床诊断、临床治疗指导、遗传及优生优育诊断和药物研发等领域得到了广泛的应用。

3. 免疫监测技术

（1）酶联免疫吸附实验　酶联免疫吸附实验（enzyme-linked immunoabsorbent assay, ELISA）。1971 年 Engvall 和 Perlman 首次报道了酶联免疫吸附实验，后经实验方法和应用材料的不断改进，目前 ELISA 以具有快速、敏感、简便、易于标准化等优点，得到了广泛应用。无论基础研究还是临床检验，ELISA 方法都是不可缺少的检测方法。ELISA 方法是根据抗原抗体反应，利用酶标记的抗体检测包被于固相孔板中抗原的技术。其原理是通过化学方法在保持抗体免疫学特性和生物学活性的情况下，可把酶分子与抗体进行共价结合，酶标记的抗体可特异性识别吸附在固相载体上的待测抗原，产生结合反应，当向抗原抗体复合物所在固定相孔板中加入酶底，抗体上标记的酶可使底物将其所含的供氢体由无色的还原型变成有色的氧化型，产生颜色反应，待反应完全加入反应终止液，终止反应。固定相孔板内反应颜色的变化与抗原抗体的量呈正比，可通过酶标仪检测其光吸收度，进行抗原的定量分析（图 1-12）。其步骤为，首先将待测样品注入固相孔板包被，包被完成后冲洗孔板，将未吸附的杂质去除，加入酶标记的抗体孵育，最后加入底物，产生显色反应。常用 ELISA 方法有直接 ELISA、间接 ELISA 和双夹心 ELISA、竞争 ELISA、阻断 ELISA、抗体捕捉 ELISA、斑点 ELISA 等。

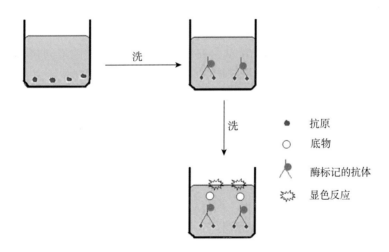

图 1-12　ELISA 法反应原理图

（2）放射免疫分析　放射免疫分析（radioimmunoassay, RIA），简称放免法。RIA 是以放射性同位素为标记物的标记免疫分析法。放免法首先应用于胰岛素的测定，由于 RIA 具有灵敏度高、特异性强、重复性好、测量简便、成本低等优点，使对机体超微量活性物质的分析取得重要突破，后来在生物学和医学中得到广泛的应用，发明人耶洛于 1977 年因此获得诺贝尔医学奖。放免法是利用放射性分析的高灵敏性和免疫反应的高特异性设计出的分析方法，使数量恒定的标记抗原和非标记的待测抗原同时与数量有限的特异性抗体之间发生反应，造成竞争性结合。待测抗原和标记抗原的总量大于抗体时，标记抗原－抗体免疫复合物的形成与待测抗原量呈反比，非结合状态的标记抗原随着待测抗原数量的增加而增加，因此检测标记抗原－抗体复合物或标记抗原的信号就可推算出待测抗原的数量（图 1–13）。

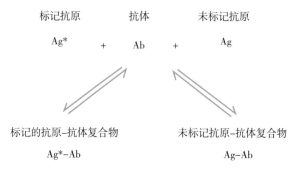

图 1–13　放射免疫反应原理图

4. 微阵列技术　微阵列技术（microarray technology）是指将数量巨大的寡核苷酸探针、cDNA、组织等样品密集排布在硅片、玻璃片、尼龙膜等固相载体上，再用荧光或其他标记的 mRNA、cDNA 或基因组 DNA 进行杂交，采用荧光或电子扫描，借助计算机系统对相应信号作出比较和分析。微阵列技术经过一次检测就可提供大量的基因序列或蛋白质相关信息，具有快速、精确的特点，已在细胞信号转导、细胞周期调控、细胞结构、细胞凋亡、新基因的发现、基因组功能的研究、疾病的预测和诊断、药物靶标的确定和药物毒性预测等多方面发挥着重要的作用。目前常用的微阵列技术主要有 DNA 微阵列技术、蛋白质微阵列技术和组织微列阵技术。DNA 微阵列技术又称之为 DNA 芯片或基因芯片，是指在一块数平方厘米面积的特殊玻璃片上涂有 DNA 微阵列，即安装有数千或数万个核酸探针，经过与待测样品的杂交，检测列阵对应点杂交信号的强度，可以一次检测数千个基因表达的变化。蛋白微陈列技术是将各种蛋白质有序地固定于滴定板、尼龙膜和载玻片等各种固相载体上制作成检测用的芯片，用标记了特定荧光素的蛋白质或其他成分与芯片作用，经漂洗去除未与芯片上的蛋白质互补结合的成分，再利用荧光扫描仪或激光共聚焦扫描技术，测定芯片上各点的荧光强度，通过信号强度，分析蛋白质分子之间相互作用的关系，检测多种蛋白质及其功能的方法。如抗体芯片可安装数百种单克隆抗体，一次可监测几百种蛋白的表达变化。组织微列阵技术是指载玻片上排列数十个至上千个微小的组织切片，形成微缩的组织切片列阵，荧光原位分子杂交、mRNA 原位杂交、免疫组化三种方法可同时在一个芯片蜡块的连续组织切片中进行，是一种节时、省力、少材、高效的组织切片分析方法。

5. 基因沉默技术　基因沉默（gene silencing）是指在不损伤原有 DNA 的情况下，因各种原因基因不表达或低表达的现象。基因沉默发生在两种水平上，一种是转录水平上的基因沉默，即由于 DNA 甲基化、异染色质化以及位置效应等引起；另一种是转录后基因沉默，即在基因转录后的水平上通过对靶标 RNA 进行特异性降解而使基因失活。

RNA 干扰（RNA interference，RNAi）是在进化过程中高度保守的、由于靶基因同源的双链 RNA 诱导的同源 mRNA 高效特异性降解的现象。RNAi 技术是在研究秀丽新小杆线虫（*Caenorhabditis elegans*）反义 RNA 的过程中发现，后经研究发现通过病毒基因、人工转基因、转座子等被整合到宿主细胞基因组内时，将利用宿主细胞的转录，产生双链 RNA，而合成的双链 RNA 被宿主细胞的核酸内切酶 Dicer 切成具有特定长度和机构的小 RNA（siRNA），在 RNA 解旋酶的作用下形成的反义 siRNA 再与细胞体内的内切酶、外切酶、解旋酶等酶结合形成 RNA 诱导的沉默复合物（RNA-induced silencing complex，RISC）。RISC 与靶基因表达的 mRNA 的同源区进行特异性结合发挥核酸酶的功能，在与 siRNA 中反义链互补结合的两端定点切割 mRNA，形成被切割后的断裂 mRNA 的降解。siRNA 不仅能引导 RISC 切割同源单链 mRNA，而且可作为引物与靶 RNA 结合并在 RNA 聚合酶作用下合成更多新的双链 RNA，新合成的双链 RNA 再经 Dicer 切割产生更多的 siRNA，从而发挥更大的 mRNA 的降解作用，将靶 mRNA 完全降解，最终达到靶基因的沉默（图 1-14）。

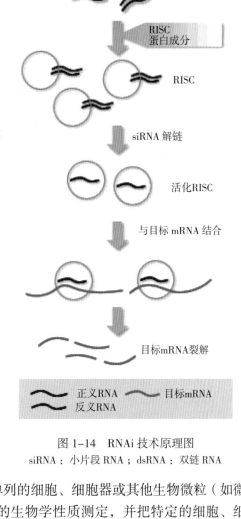

图 1-14 RNAi 技术原理图
siRNA：小片段 RNA；dsRNA：双链 RNA

（二）细胞生物学技术

1. 流式细胞术 流式细胞术（flow cytometry，FCM）是一种在液流系统中，对排成单列的细胞、细胞器或其他生物微粒（如微球、细菌、小型模式生物等）逐个进行快速的生物学性质测定，并把特定的细胞、细胞器或其他生物微粒从群体中加以分类收集的技术。近 40 年来流式细胞技术经过不断完善和改进，目前的流式细胞仪已经非常成熟，已在基础和临床研究方面得到了广泛的应用，在细胞生物学研究当中发挥着重要的作用，可应用于定量测定细胞 DNA 含量、细胞体积、蛋白质含量、酶活性、细胞膜受体和表面抗原等许多重要细胞生物学相关指标。

2. 细胞凋亡研究技术 细胞凋亡（apoptosis）是指为维持内环境稳定，由基因控制的细胞自主的程序性细胞死亡的过程。细胞凋亡不同于细胞坏死，细胞坏死是被动的细胞死亡，而细胞凋亡是细胞主动实施的事件。细胞凋亡时可见细胞核浓缩、染色体 DNA 被以核小体为单位切成梯状片段、细胞缩小，最终形成细胞凋亡小体等为特征的形态变化，看不到周围细胞的溶解（图 1-15）。细胞凋亡不仅在生理状态下发生，而且在病理状态下也可发生，如个体发育时和卵细胞退缩时可观察到，也可在自身免疫性疾病、神经变质性疾病、缺血性疾病等病理状态下观察到。细胞凋亡研究技术是在分子生物学、免疫学、生物化学、细胞形态学研究技术的基础上产生的，主要包括：形态学观察方法、坏死细胞的 DNA 片段凝胶电泳法、酶联免疫吸附法核小体测定法、利用流式细胞仪测量细胞悬液中细胞荧光强度的方法等。

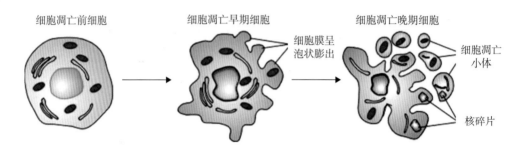

图 1-15　细胞凋亡过程模式图

3. 细胞培养技术　细胞培养技术主要指人或动物细胞的体外培养，分为原代培养和传代培养。原代培养是指直接分离细胞进行体外培养，中途不分割培养物的培养过程。原代培养的细胞一般传至 10 代左右就开始出现细胞生长停滞，大部分细胞衰老死亡。传代培养是指当原代培养的细胞增殖达到一定密度后，将培养的细胞分散，从一个容器向其他容器按比率转移继续进行培养。细胞培养是从生物体中取出某种组织，经酶消化分离细胞，在体外模拟体内生理条件，在人工培养条件下使其生存、生长、繁殖或传代。细胞培养技术可同时提供大量生物性状相同的细胞作为研究对象，并在有控制的环境条件下进行实验，排除了体内实验时的多种复杂因素，也可作为体内实验的补充，因此成为细胞生物学研究的重要手段。

（三）分子生物学与细胞生物学技术在实验针灸学中的应用

分子生物学的理论和方法在实验针灸学研究中的应用主要表现在对针刺介导下一些基因表达调控的观察。其内容主要包括：针刺对即刻早期基因家族的影响，对神经肽、神经递质、激素及其相关受体的影响和基因技术在针灸基础理论研究中的应用（针刺起效时间、电针频率）等。近年来有关针刺对基因表达的影响研究多集中在动物实验方面，主要涉及疼痛、老年性痴呆、神经再生与修复、免疫系统及内分泌系统等一些疑难及重大疾病，并且研究方向已触及细胞增殖与凋亡、信号转导、神经再生及发育等热门领域，所用方法有免疫组化、PCR、原位杂交、斑点杂交等分子生物学技术。如针刺镇痛机理研究现已深入到受体、基因水平，研究人员观察到应用一些药物抑制中枢多巴胺系统或促进 5- 羟色胺系统时，可使中枢阿片受体功能和阿片基因表达增强，阿片肽释放增多，针刺可引起脑内阿片肽基因及其他一些基因表达变化。研究表明针灸效应与脑内的前驱基因 c-fos、c-jun 和 CC-K 基因相关，并已初步用于指导临床实践。

应用各种生物芯片技术，可以研究针灸治疗前后基因组水平表达的改变，寻找差异表达的基因，阐明针灸作用机制；还可选择适当的基因，利用其跨系统调节的特点，研究经络与脏腑相关、十二经循行与疾病相关和腧穴特异性等问题。应用基因芯片技术也有利于针灸治疗方案的筛选。基因芯片技术既可应用于基因表达谱的检测，同样也可用于疾病疗效的评测，将有更多的基因表达指标被用于针灸疗效的评测。

细胞体外培养技术和针灸血清的应用使实验针灸学的研究范围扩展到细胞生物学相关的领域，研究者们采用针灸血清对针灸的免疫功能调节、针灸对相关部位细胞凋亡的影响等进行了广泛的研究。

@相关知识链接

针灸血清

20世纪80年代中期日本学者认识到药物本身的作用同药物经消化、吸收、代谢后的作用并不完全一致，提出了"血清药理学"的概念，并用药物吸收后的血清滤液进行各种药理学实验。我国中医药学者引入这一概念和方法，开展了"中药血清学"研究。"中药血清"的离体实验明显有助于观察中药粗制剂产生的真正效应。受其启发，针灸学者为克服在体实验的局限性而进行长期摸索，提出了"针灸血清"概念。所谓"针灸血清"，是指从刺灸处理后的人或动物体上采集到的血清，将其作为效应物质加入到另一个反应系统中，同在体或离体培养的器官、组织、细胞或分子等靶标接触，通过它们的功能或形态学的改变，直接地观察针灸处理后产生的效应。这比仅以症状体征的变化来评估针灸治疗的作用，无论在观念或方法上都是一种重要的进步。

小 结

1. 实验针灸学研究的基本程序是科研选题、文献检索、建立假说、科研设计与实施以及撰写论文。其选题应遵循科学性、创新性、实用性、可行性的基本原则。选题按照研究目的可分为基础研究课题、应用研究课题、开发研究课题；选题思路应直接或间接地来源于医学实践，并结合学科交叉进行选题。文献检索是根据课题需要，利用各种检索工具和数据库等文献信息资源，从众多的文献中迅速而准确地查出特定的文献、事实、数据，以起到掌握前沿、发现问题、完善假说、避免重复和扩大视野的作用。建立假说是根据已知的科学事实和科学原理，对所研究的问题作出假定性的解释和说明；假说具有来源的科学性、说明的推测性、解释的系统性、结论的可验证性等特点。建立假说的常用方法包括类推法、归纳法、演绎法等。科研设计是对某项科研课题而制订的总体计划、研究方法、技术路线与实施方案；科研设计包括专业设计和统计设计两个方面；其基本要素是受试对象、处理因素、实验效应；基本原则是对照、随机、重复、盲法。医学论文是医学科学研究工作的文字记录和书面总结，是交流、传播医学科技信息的基本形式，医学科研论文撰写要求具有科学性、创新性、实用性和可读性。

2. 实验针灸学的研究方法包括文献研究、临床研究、实验研究，三者互为条件。实验针灸学文献研究主要是对现代科研文献资料的整理分析、总结提炼，通过去粗存精、去伪存真，从中发现问题，找出规律，提出建议，为科研、教学、医疗工作提供参考信息。文献研究的常见表述形式是文献综述。文献综述是指在全面搜集有关文献资料的基础上，经过归纳整理、分析鉴别，对一定时期内某个学科或专题的研究成果和进展进行系统、全面的叙述和评论。临床研究以患者为研究对象，通过科学构思和严密设计，严格控制各种干扰因素，研究、比较各种针灸治疗方案的有效性、安全性和耐受性，以及针灸与其他疗法相结合构成的综合治疗方案在临床的疗效评估、分析或比较；实验研究是根据课题研究目的，利用仪器和设备对研究对象进行积极的干预，人为地变革、控制或模拟研究对象，以便在最有利的条件下对其进行观察，从而获得经验事实的一种方法。针灸学实验研究的对象包括人体实验研究和动物实验研究。

循证医学有意识地、明确地、审慎地利用现有最好的证据制定关于病人的诊疗方案。循证医学是遵循现有最好证据进行医学实践的科学，其核心思想是依据证据进行医学决策。临床证据是循证医学的基础，循证医学与流行病学、医学信息学密切相关。要掌握循证医学，就必须学习寻找证据的能力，医学信息学为证据的总结、整理、传播和检索提供了基础；要依据证据，就必须理解证据，流行病学是科学研究实践医学的方法学，同时也是循证医学实践人员理解和使用证据的理论基础。寻找和评估证据是所有循证实践的必要环节。针灸研究应用循证医学有利于推广低廉、有效的治疗措施，阻止新的无效措施进入医学实践，淘汰现行无效治疗措施，从而更好地提高医疗质量和效率。

3. 实验针灸学中常用的研究技术，包括形态学技术、生理学技术、生物化学和生物物理学技术、分子生物学和细胞生物学技术等。这些技术手段在研究经络腧穴的组织结构、针刺作用效应机理以及针刺信号传导机制等实际工作中往往融合使用，互为补充，从不同层次揭示了针灸理论的科学性以及针灸作用机理，了解掌握和应用这些技术将有力地推动实验针灸学的发展。

复习思考题

1. 实验针灸学的研究程序是什么？
2. 科研选题的基本原则是什么？
3. 假说的概念和形成假说的方法是什么？
4. 简述科研设计的基本要素。
5. 简述文献研究、临床研究和实验研究的区别及其相互关系。
6. 循证医学针灸临床实践的基础包括哪些内容？
7. 针灸循证医学的实践一般包括几个步骤？
8. 实验针灸学常用实验技术有哪些？
9. 试述常用实验技术在实验针灸学研究中的应用。
10. 你是如何理解现代自然科学技术的发展给实验针灸学不断发展和创新带来了新的机遇？

第二章　针灸作用理论的科学基础

Scientific Foundation of Acup-Moxibustion Theory

　　广义的针灸作用原理应包括针灸作用理论的科学基础、针灸作用技术的科学基础和针灸作用效应的科学基础。针灸作用理论范围广博、内涵深邃，其中最基本的理论是经络腧穴理论。本着"肯定现象，掌握规律，提高疗效，阐明本质"的研究思路，经穴的研究取得了一系列成果。目前，经络现象（经脉现象）的客观存在已被大量的事实肯定，通过一些生物物理学方法可将经脉线客观检测出来；穴位处尚未发现特殊的组织结构，但已知结构在穴位处分布有一定的特异性；体表经穴与体内的脏腑密切相关。这些研究成果构成了针灸作用理论的科学基础，对针灸临床实践也具有重要指导意义，需要认真学习与掌握。

关键词　经脉现象　循经感传　乏感传期　循经皮肤病　良导络　同位素示踪　肥大细胞　神经节段　HRP

第一节　经　脉

目前经脉的现代科学研究主要进行了三方面的工作：第一，肯定了循经感传、循经皮肤病等经脉现象的客观存在，特别是对循经感传进行了大规模调查研究，证明它是普遍存在于人群之中的一种正常生命现象；第二，以多种指标检测和显示了经脉的循行路线；第三，对经穴－脏腑相关进行了比较系统的研究。这些工作集中说明了两个问题：第一，以多方面的事实证明古人所描述的十四经脉循行路线是客观存在的；第二，以大量的研究资料证明人体的机能调节过程中确实存在着某种循经特征以及经络学说所描述的特殊联系和规律。这些工作为进一步阐明经络的机制奠定了科学基础。

一、经脉现象

经脉现象（meridian phenomenon），亦称经络现象，是指机体由于某种原因引起的沿古典经脉循行路线出现的各种生理、病理现象，包括循经感传、循经皮肤病、循经神经血管反应、循经感觉障碍等现象。1977 年的合肥会议提出经络研究应遵循"肯定现象、掌握规律、提高疗效，阐明本质"的思路。这是因为现象是本质的显现，现象总是与一定本质相联系，从经络现象入手，掌握规律，对针灸临床实践和经络实质的探索均具有重要意义。多年的研究证明，经络现象在人群中确实具有一定的普遍性，并有其特点和规律。

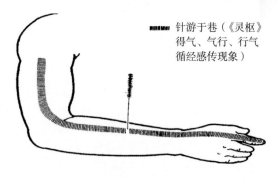

针游于巷（《灵枢》
得气、气行、行气
循经感传现象）

图 2-1　针刺温溜（手阳明大肠经）
感传路线示意图

（一）循经感传

循经感传（propagated sensation along channel，PSC）系指用针刺、艾灸、低频脉冲电或其他方法刺激穴位时，人体出现一种酸、胀、麻等"得气"感，从受刺激的穴位开始，基本沿古典医籍记载的经脉路线传导，能通过大脑感知的现象（图 2-1）。循经感传简称感传，能由受试者指明传导途径者称为显性感传，不能直接感知传导途径者称为隐性感传。

1. 循经感传的调查　20 世纪 70 年代，国家卫生部颁布了测定循经感传（PSC）的统一标准及方法，全国 28 个单位对 63228 人进行了循经感传的统一调查。结果表明，循经感传在不同地区、民族、性别的人群中普遍存在，出现率为 12% ~ 24%；但显著型者的出现率较低，不及 1%。

（1）**激发方法**　刺激穴位常用井穴；刺激方法多采用低频脉冲电刺激；刺激电极安放于所测经脉的井穴，无关电极固定于一侧小腿部；刺激强度以受试者产生明确的麻感为度，也有采用针刺或按压穴位的方法。

（2）**分型标准**　以感传超过关节的距离为依据（图 2-2），将循经感传程度分为四

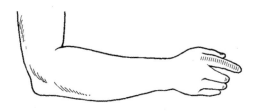 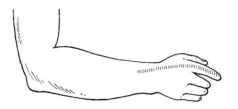

A. "-" 型，表示感传不超过腕、踝关节者　　　B. "+" 型，表示感传超过腕、踝关节（刺激井穴）或超过肘、膝关节（刺激原穴），但不超过肩、髋关节者

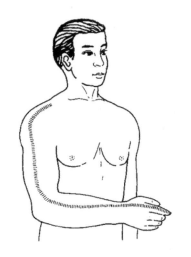 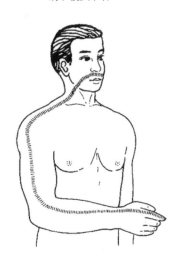

C. "++" 型，表示感传超过肩、髋关节，但不能到达经脉终点者　　　D. "+++" 型，表示感传能贯通经脉全程者

图 2-2　循经感传显著程度的分型（以手阳明大肠经为例）

型，见表 2-1。

表 2-1　循经感传程度分型标准

分型	感传显著程度
Ⅰ. 显著型（原称敏感型）	受试者有 6 条以上经脉感传距离达到"+++"，其余经脉均达到"++"的标准
Ⅱ. 较显型（原称较敏感型）	受试者有 2 条以上经脉感传距离达到"+++"，或 3 条经脉均达到"++"的标准
Ⅲ. 稍显型（原称稍敏感型）	受试者有 1 条经脉感传距离达到"++"，或 2 条经脉均达到"+"的标准
Ⅳ. 不显型（原称不敏感型）	受试者只有 1 条经脉感传距离达到"+"，其余经脉均为"-"的标准

（3）分布特点　循经感传在不同地区、民族、性别和健康状况的人群中普遍存在，四种感传类型在人群中比例是按不显型、稍显型、较显型、显著型的顺序依次递减，各型的出现率如图 2-3 所示，但不包括后来发现的隐性感传。过敏体质或过敏性疾病患者的感传出现率明显高于一般人群，与地区、民族、性别似无关，但与遗传有一定关系，在直系亲属中循经感传的出现率远远高于其他人群。

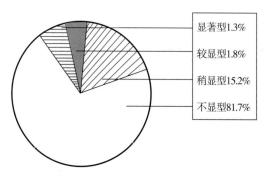

显著型1.3%
较显型1.8%
稍显型15.2%
不显型81.7%

图 2-3　循经感传显著程度分布图

@相关知识链接

循经感传与体质

循经感传与过敏体质或过敏性疾病的关系是经脉现象研究的重要内容之一。1975 年，安徽医学院（现安徽医科大学）对 460 名过敏疾病的患者进行循经感传观察。结果表明，过敏疾病患者的循经感传出现率为 85.65%，显著型的出现率也达 3.69%，远较一般人群为高。但变态反应的类型与循经感传无明显关系。

有人对莫桑比克、几内亚、尼日利亚、坦桑尼亚、英、美、法、德、加拿大、澳大利亚等 10 多个国家的人群进行调查，共调查 618 人，结果显示感传的出现率与国内情况基本相符。

2.循经感传的特征

（1）感传路线　与古典经脉主干循行路线基本一致，但也有一定差异，表现为不及、超过、串行等，在不同个体、不同经脉、不同线段常发生偏离。总的来说，四肢部基本一致，躯干部常有偏离，头面部则差异较大。

（2）感传感觉　循经感传的感觉多种多样，大多数以酸、胀、麻、痛为主；少数受试者也可出现流水感、蚁行感、冷热感等。感觉的多样性常与刺激方法、部位、个体差异有关。如艾灸时多出现温热感；电刺激时多出现麻感、触电感；毫针刺激感觉多样，多以酸、胀、麻感为主；指压刺激多以麻、胀感为主。针尖到达皮内时常引起痛感，且定位明确，多无感传现象；针尖深入皮下及肌层时，常以胀感为主；针尖进入更深的部位时，则出现酸、麻、重、胀或这几种感觉的混合感，并有明显的感传。

（3）感传速度　速度缓慢是循经感传的一大特征，一般为 1 ~ 10cm/s，但个体差异较大（图 2-4）。不同经脉或同一经脉的不同部位其感传速度也各不相同，如上肢、下肢比躯干、头面部快；经过肘、肩、膝、髋等大关节或主要穴位时，可出现速度减慢或停顿。另外，循经感传的出现有一定潜伏期，有的受试者经过一定时间刺激后，方感知感传的出现，潜伏期一般为几秒至十几秒，此期的长短与传导速度呈正比，即传导的速度越快其潜伏期越短。

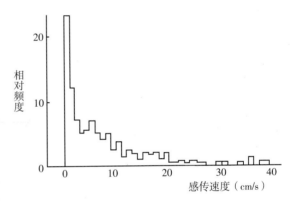

图 2-4　循经感传速度的频度分布

循经感传速度常受各种因素的影响，其中与刺激方法、强度及温度的关系最为密切：①一般来说，手法运针时的感传速度较电针者快，压迫穴位所引起的感传较电针者慢，艾灸引起的感传速度也较慢；②在受试者可耐受的范围内，加大刺激强度或增加艾灸壮数可加快感传速度；③在针刺穴位或感传经过的部位加热可使感传速度加快，降温则使之减慢，如同时针刺两侧肢体的同名穴，一侧加温，另一侧不加温，则加温侧的感传速度明显快于不加温侧。

另外，应强调指出的是某些刺激所引起的向肢端快速放射的电击感并非循经感传。

（4）感传宽度　通常呈带状，其宽度因部位而异，一般为 0.5 ~ 5.0cm 或更宽。四肢部较窄，躯干部较宽。有些感传线还有中心线与边缘线之分，中心线内感传强烈、清晰，边缘部则较模糊。感传线可以呈不均匀状态，有的地方窄，有的地方宽，有的地方（如头面部）可出现大面积扩散现象。感传线的宽度常与刺激方法有关，针刺浅者常呈带状；穴位注射时如针头细、药液少、注射慢，则感传常呈线状；而针头粗、药液多、注射快者多呈带状。

（5）感传深度　因部位而异，肌肉丰厚处感传线较深，似在肌肉中；肌肉浅薄处感传线较浅，似在皮下。有人曾观察到 1 例循经感传显著型受试者，肺经感传线似在皮下、脾经感传线似在肌肉中、肾经感传则似贴骨而行。这似乎表明感传线深度与经脉有关，且与中医的"肺主皮毛"、"脾主肌肉"、"肾主骨"相关，但需要进一步研究。

（6）感传方向   刺激井穴，感传向躯干、头面部传导；刺激头面部或躯干部的穴位，感传向四肢传导；刺激经脉中途的腧穴，则感传一般呈离心性和向心性双向传导。若针刺时间较长，尽管刺激并未停止，感传也自动向针刺穴回流，最终消失。而且在此后一定时间内再刺激经穴，即使施以更强的刺激亦不会再引起感传，这种现象有人称为"乏感传期"。乏感传状态波及感传经过的各个部位，但不影响其他经穴，一般持续一至数小时。值得注意的是，由针刺引起的乏感传，加热可促进其恢复。

（7）感传阻滞

①机械压迫   针刺穴位引起感传时，在感传路线上的任何一点施加压迫，感传即在该处被阻断（图2-5）。结果是压迫远侧端的部位（对针刺穴而言）感传消失，而在压迫点近侧端的部位则感传增强、感传线加宽、受试者自觉憋胀；解除压迫则针感又迅速向被阻滞的部位循行，同时，近侧段的感传减弱、感传线变细、憋胀感消失。引起感传阻滞的有效压力因人而异，一般为 500 ~ 1000g/mm²。绝大多数受试者循经感传均可被机械压迫所阻断，但压力必须施加在感传线上。压迫感传线两侧旁开的对照点和身体的对称部位对循经感传无明显影响。

②局部降温   在循经感传线上冷冻降温可阻滞循经感传（图2-6）。局部降温引起的感传阻滞，恢复温度后感传呈渐进性恢复，引起感传阻滞的临界温度是 21.26℃ ±0.4℃，远较哺乳动物外周神经传导阻滞的温度高。因此，冷冻阻滞不像是由于外周神经传导功能障碍所致，可能是由于降温影响了感传过程中某种酶化学反应，值得进一步研究。

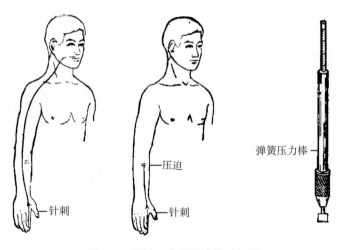

图 2-5   机械压迫阻滞感传示意图

思考、探索、启迪：循经加温可促进感传的速度，而局部降温又可阻滞感传，这对揭示循经感传的机理有何启示？

③局部注射液体　在感传线上注射少量生理盐水或普鲁卡因即可阻断感传。其特点是：感传的阻滞是即时性的，但感传的恢复则是渐进性的。局部注射生理盐水或普鲁卡因时，感传均被"挤"向后退，达不到注射的部位。在恢复过程中，感传又逐渐向注射部位推进，最后通过注射区；在未被阻滞的部位（即近针刺穴一侧），感传的增强特别明显，可持续几小时至十几小时之久。

④触觉刺激　在感传线上施以触觉刺激对循经感传的出现有一定影响。但触觉刺激只对少数受试者的感传有阻滞或部分阻滞效果，与机械压迫的作用比较，有非常显著的差异。

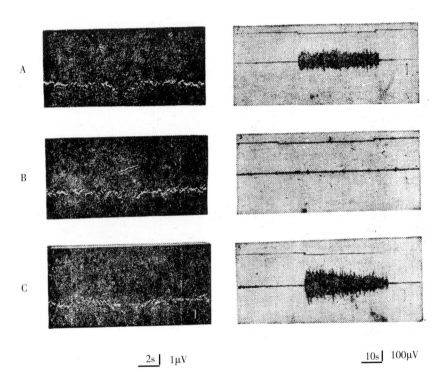

2s| 1μV　　　　10s| 100μV

图 2-6　局部冷冻阻滞感传时上臂桡神经的动作电位和耳前肌电记录
A：感传阻滞前；B：感传阻滞时；C：解除阻滞感传恢复后
左列图：桡神经动作电位（平均加算次数 80）；右列图：肌电
针刺穴：合谷；冷冻部位：手三里

值得注意的是，机械压迫和局部冷冻等因素不仅可以阻滞感传，而且随着感传的阻滞，针刺效应亦随之显著减弱，甚至完全消失；解除阻滞，针效又恢复。

思考、探索、启迪：压迫冷冻阻滞感传时影响针效，这对针灸临床有何启示？

（8）感传效应　当感传沿经脉到达所属络的组织器官时，相应组织器官的机能发生明显变化，这些变化可能为良性，也可能为劣性，但多数是和针刺疗效一致的，有人称此为循经感传的效应性反应。循经感传的效应性不仅是受试者的主观体验，有的还可客观显示。当感传沿肺经到达胸部时，有的受试者出现胸闷、气喘、咳嗽、呼吸困难、心悸等感觉。感传沿心经或心包经到达胸部时，有的受试者出现每搏心输出量显著增加，冠心病患者的胸闷消失或出现心慌、心悸，感传过去后，心率又可恢复。针刺心经的神门穴，感传至心前区时，心电图 12 个导联均有变化。感传沿胃经到达上腹部时，可出现腹胀、呃逆、恶心、胃部有烧灼感或饥饿感，或者出现节律性膈肌痉挛、肠鸣音和胃蠕动明显增强。如针刺胃痛患者的足三

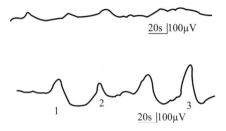

图 2-7　针刺足三里穴引起循经感传过程
中胃电图的变化

上线为针刺前的胃电记录，下线为针刺后的胃电记录
1. 感传到达大腿；2. 感传到达腹部；3. 感传到达胃脘部

里穴，当感传到达上腹部时，受试者感到胃部灼热或抽动，剧烈的胃痛立即消失（图 2-7 ～ 图 2-10）。

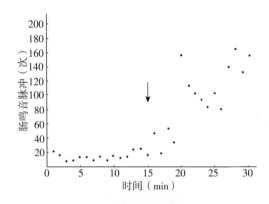

图 2-8　针刺足三里感传上达腹部肠鸣音的变化

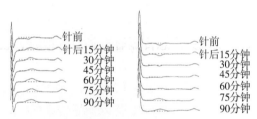

图 2-9　针刺过程心电图分段叠加图

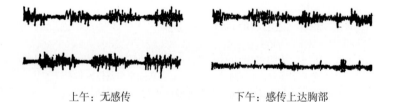

上午：无感传　　　　　　　下午：感传上达胸部

图 2-10　同一个体诱发感传前后哮鸣音的变化

（9）相对稳定　对感传显著型的受试者所作的近、远期追踪观察表明，循经感传具有相对的稳定性。39 名观察对象中，在 1 个月、1 年和 3 年后，分别有 5.1%、25.7% 和 35.9% 的观察对象的循经感传部分或基本消退。5 年后复查 15 人的结果为：6 人稳定，9 人部分消退或基本消退，其消退多为离心性。感传消退 1 ～ 5 年的 10 人中，用针灸或电脉冲刺激未能再引出感传。

3. 循经感传的影响因素

（1）温度　气温较高时，感传出现率也较高，气温较低时则相反。提高室温，可

使感传速度加快、距离延长，降低室温则相反。一般来说，室温15℃时不能激发感传；16℃～20℃较难激发感传；21℃～25℃较易激发感传；26℃最易激发感传。刺激穴位或在感传线上加温，也可使感传增强、速度加快、感传线延长；降温时则相反，甚至出现感传阻滞。另外，热水浴后或发热患者、甲状腺功能亢进者感传出现率可显著提高。这些结果提示，感传有可能与能量代谢、某些酶化学反应有关，值得深入研究。

（2）时间 夏秋季感传出现率较冬春季为高，这可能与气温有关，但上、下午差别不明显。望日的感传出现率似乎比朔日高。按子午流注的时辰观察，经穴的开阖似乎对感传出现率无明显影响。

（3）刺激方法与强度 一般认为针刺或电针刺激的感传出现率高于按压法，也有人认为穴位药物注射法比电刺激法更易诱导出感传。刺激强度大，感传一般较强，行程较长；但刺激过强将引起疼痛，甚至阻滞感传。

（4）个体差异

①年龄对循经感传出现率的影响，各地普查结果不完全一致。有人认为显著型和较显著型加在一起，青少年组（6～20岁）高于中、老年组；而有人认为，中、壮年组的感传出现率比青少年组高；也有研究显示出各年龄组之间无差异。

②遗传因素可能与感传有一定关系。有人调查了6例感传显著者的30名直系亲属，发现其中感传显著型6例（20%），较显著型15例（50%），远比一般为高。在对循经感传者的家族调查中发现，其中一组配偶双方均为感传显著型，其下一代24人中感传出现率为87.5%（21人），显著型出现率为45.8%（11人）；另一组配偶双方均为不显著型，其下一代11人中感传出现率为45.4%（5人），显著型出现率为9.1%（1人），两组差异非常显著。

③刺激不同经、穴，感传出现率也不同。一般认为上肢经脉的感传出现率比下肢高，手三阴经比手三阳经高。各经相比，肺经、大肠经、心包经、心经和三焦经感传出现率较高，而肾经、膀胱经较低。但也有研究显示，向心性经脉的感传出现率高于离心性经脉。在穴位方面，一般认为刺激井穴或原穴，感传出现率较高。

④受试者的情绪对感传亦有影响。如1例十四经均有感传的受试者，当产生思想负担时则不能引出感传，思想负担解除后则可引出感传，但暗示对感传无影响。有人用声、光、电信号暗示，用经络模型、挂图向受试者描述感传路线，在受试者身上画出感传路线或用明显的语言暗示，发现初诊患者中各型感传的出现率与暗示前后相比似无变化。

⑤用气功诱导入静并按压井穴，可使一些原来无感传者出现感传，用此法可将人群中的感传出现率提高到85.6%。

⑥健康情况与感传也有关。许多研究表明，感传与疾病有关，特别是神经系统损伤或疾患（如截瘫、脊髓灰质炎后遗症、脑血管意外、神经官能症、精神病等）的患者感传出现率高于正常人。因此，有人认为循经感传是一种神经病理反应。但隐性感传的发现和诱发感传的成功又说明循经感传是一种在多数人身上均可出现的生理现象。当然，

@相关知识链接

隐性循经感传

在感传"阴性"者的井穴上给予脉冲电刺激，然后用特制的小型叩诊锤从原穴以上各个不同水平沿着经脉的垂直线在体表进行连续、均匀的叩击，结果可找到一个最明显的阳性点，把这些阳性点连起来，恰与古典经线相符合，研究者们对这种需经附加刺激才能使受试者出现感传感觉的现象称为"隐性循经感传"。1977～1987年的10年间，各地先后对1030人作了调查，其隐性感传出现率最低为58%，最高可达100%。

作为一种生理现象，循经感传也可在特定条件下以某种特殊形式反映出来，或因某些病理因素的影响而以某种病理反应的方式表现出来。

4. 循经感传的激发与控制　在循经感传的现代研究中，把应用不同方法使循经感传从无到有、从短到长、从弱到强或促进气至病所等称为循经感传的激发与控制。目前采用的方法主要有：

（1）针刺手法　有人结合治疗，观察了28例患者，采用反复轻微捻针伴以小幅度快速提插手法激发感传，施针后所得感传多在局部（92.8%），超过两个大关节以上的仅占7.2%，激发性刺激持续30分钟后，感传局限于针刺部位者明显减少（25.0%），超过两个大关节者明显增多（达67.8%）。在接受第一次治疗的当天，感传超过三个大关节者不多（28.5%），而经30～40次激发后感传超过三个大关节者明显增多（达85.7%）。可见，随着针刺（或激发）次数的增多，感传的出现率或显著程度均明显提高。应用推、按、循、扪等手法还可明显提高气至病所率。

（2）接力针刺　对于短程感传，在其终止部位继续施加针刺刺激，常可使感传继续前进，称为循经感传的"接力"或"接力循行"。一般常用电锓针（锓针接电脉冲）或声电锓针（锓针接声频电脉冲）激发，此法可使感传出现率达到84.4%，通达全程者占22.1%。

（3）循经加热　有研究曾观察大肠、肺、小肠、肾、胃、脾和膀胱等7条经上的一些主要穴位在循经加热刺激前后感传线长度的变化，共测485穴次，结果发现激发前只有72穴于刺激后出现感传，且多为短程感传；激发后则有214穴出现感传，提高近3倍，且部分（149穴）感传超过了一个大关节。

（4）药物导入　上肢疼痛患者沿大肠经导入乙酰胆碱后，感传出现率由激发前的15%提高到70%，三磷腺苷导入后则由6.7%提高到37.5%，肾上腺素导入前后感传出现率无显著差异。这说明，将某些药物循经导入可激发感传。还有报道指出，应用ATP、辅酶A和行气活血、通经活络的药物也可使感传显著提高。

此外，用热水浴、提高室温、气功入静等方法也可激发感传。在治疗青少年近视眼患者时，发现手法运针的激发效果优于入静诱发。

5. 循经感传的临床应用　通过分析和掌握循经感传的影响因素，可因病制宜地灵活组合刺激参数，创造适当的条件，以激发和控制循经感传，提高感传的出现率、显著程度和气至病所率，使针灸临床诊断与治疗取得更好效果。

（1）循经感传与疾病诊断 循经感传现象在患者多见、病经多见，并有趋向病所或可被病灶所阻滞等特点，感传线的长度变化，常与疾病的消长呈平行关系。根据循经感传与疾病的这种规律性联系，可把循经感传用于疾病诊断。例如采用人为的方法激发感传，然后根据感传的性质、宽度、路线、趋病情况等以判断病灶的部位、大小和性质，目前已有应用此法纠正临床上误诊的报道。

（2）循经感传与针刺疗效 大量研究资料证明，循经感传的显著程度和针刺治疗效果有密切关系。在针灸临床实践中，"气至而有效"是医者所追求的。在观察循经感传与针刺治疗效果关系时，发现当感传到达病所后，相应的临床症状大多得到改善。一般来说，感传愈显著，疗效愈好。

6. 循经感传的机理分析 对循经感传形成的机理主要有以下三种观点：中枢兴奋扩散观点、外周动因激发观点、外周 – 中枢统一观点。

（1）中枢兴奋扩散观点（简称中枢论） 这种观点认为，感传的基本过程是在中枢神经系统内进行的，即感传是兴奋在中枢神经系统（特别是大脑皮层）内的定向扩散，是"感在中枢，传在中枢"。感觉的产生是大脑皮层机能的一种表现，针刺穴位时所发生的特殊感觉沿一定的路径循行，就表示大脑皮层中有相应的神经细胞兴奋，这些神经细胞间兴奋扩散路径的连线，表现为躯体上的经脉路线（图 2-11）。

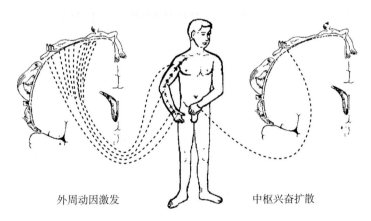

外周动因激发　　　　　　　　中枢兴奋扩散

图 2-11　中枢论与外周论示意图

其主要依据有：

①循经感传的"感"是以皮质感觉功能为基础的。生理学中有中枢兴奋扩散的概念，刺激大脑皮层体感区可以引起扩布性的感觉播散，如直接电刺激皮质的第一体感区，可在机体对侧引起蚁行感。

②幻肢感传研究发现，在一些截肢患者，针刺其断肢残端上穴位仍然引起感传，部分患者可通达已不存在的肢体末端（图 2-12），大多数受试者的感传路线基本循经，速度缓慢，但也有一些受试者无法分清感传的路线和过程。另外，硬膜外麻醉患者循经感传可通过或进入麻醉区也支持中枢论观点。

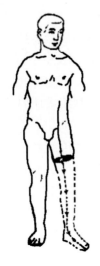

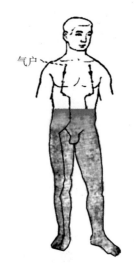

图 2-12　幻肢感传示意图　　　　　　图 2-13　循经感传在麻醉区的传导

@相关知识链接

腰麻和硬膜外麻醉对循经感传的影响

　　1984年有研究者对24名腰麻和8名硬膜外麻醉患者进行了观察。结果，当刺激腰麻患者麻醉平面以上感觉正常区的气户穴时，24名受试者中有14名感传可向下进入麻醉区，直达胃经的终点（图2-13）；另外9名受试者感传停止于感觉消失平面处，未能继续下行；还有1名结果不稳定。刺激位于麻醉区内的厉兑穴时，22名没有感知受到刺激的患者均未出现感传。2名残存触觉和冷温觉的患者则出现了感传。腰麻之后，感传的速度、宽度和性质也没有明显的变化，但少数受试者自觉强度有所减弱。硬膜外麻醉则对感传循行几乎没有什么影响。感传可以从感觉正常的部位进入麻醉区，并在麻醉区内循行的事实为中枢观点提供了支持。但还有相当一部分患者感传终止于麻醉平面上沿，不能进入麻醉区的事实则又不利于中枢观点的解释。为什么会出现这种分歧，目前尚难作出恰当的说明。

　　③自发感传是指在不对穴位进行任何刺激的情况下，自发出现的循经感传现象。颅内疾患可引起自发性感传和循经感觉异常。气功锻炼可诱发一部分人出现循经感传。有的受试者，出针以后感传并不随之消失，仍然沿着原有的路线循行不息，可达数十分钟之久。还有的受试者，出针后一段时间（几十分钟到十几个小时）在原针刺的经脉上又自发地出现与针刺时同样的循经感传，感传出现时未伴有其他任何形式的机能障碍。有人认为这种现象是由于针刺时在中枢神经系统内残留痕迹的复现所致。另有一类自发感传，在各种病理情况下出现，通常被称为"循经异感"。

　　④气功诱导入静后可使感传出现率大大提高，而且练功者易出现自发感传现象。有人认为入静诱导之所以容易出现循经感传，是因为"入静"净化了中枢神经系统活动的背景，使传入冲动易于沿着某种特定的顺序扩布。

（2）外周动因激发观点（简称外周论） 这种观点认为感传循行时，外周或者说"体表"可能有某种实质性的过程在循经进行，正是这一过程决定了感传的路线和特征。针刺穴位时，循经行进的某种"动因"依次兴奋了沿途分布的神经感受装置，神经冲动相继传入中枢神经系统，从而在主观上感觉到针感在外周循经传导，也就是说"传在体表，感在中枢"。其主要依据有：

①感传阻滞现象：可阻滞性是循经感传的一个重要特征。大量实验结果证明，循经感传可被机械压迫、局部冷冻降温等因素所阻滞，但此现象的产生原因目前尚不清楚。有人认为是由于针刺和压迫两种传入冲动在中枢神经系统内的相互干扰所引起。也有人认为这可能是由于针刺时循经行进的某种实质过程在外周被阻断所造成。从已有的研究结果来看，以"中枢干扰"解释经络阻滞现象很困难。无论是用负诱导、周围性抑制或掩盖效应等已知的神经系统活动的基本规律都难以解释感传阻滞现象的一些基本事实，而对局部冷冻降温阻滞感传的特点就更难以从"中枢干扰"角度加以说明。特别值得注意的是，感传阻滞对针刺效应有显著影响，感传被阻滞，针效随之显著减弱（甚至完全消失）；解除阻滞，感传到达相应的脏腑，针效又迅即恢复。近年的工作还进一步证明，在没有感传的受试者中，只要在相应的经脉路线上施加压迫，也可使针刺的效应显著降低；而压迫旁开的对照点对针效却没有影响。在这种情况下，由于受试者没有感传，完全排除了主观感觉成分，人们所直接面对的只是"针效"这一客观反应，从中枢干扰的角度显然是难以解释的。为进一步分析这一问题，有人对比了机械压迫和触觉刺激对大脑皮质中央后回躯体觉代表区（SI）诱发电位、循经感传和针刺效应的影响，观察到触觉刺激对 SI 的功能有显著的干扰，但对循经感传和针刺效应没有明显影响；相反，机械压迫对 SI 的功能没有明显干扰，但对循经感传和针刺效应都有明显的阻滞作用。这些结果支持"外周阻断"的观点。

②伴随循经感传出现的各种功能反应：循经感传线有时会出现白线、红线、皮丘带、皮下瘀斑、带状出汗、立毛和肌电等反应。对这些现象虽然目前还不能作出恰当解释，但它有力地说明循经感传并不只是一种单纯的主观感觉现象，在外周还可以引起各种可见的形态变化。

③感传的路线与体觉系统分域定位的关系不符：不少学者都观察到，针刺足三阳经的膝以下穴位时，感传循行的路线是沿着下肢上行，经过躯干直上头面，而不经过上肢。这一事实是很难用现代神经解剖学和生理学有关体觉系统分域定位的知识来解释的。迄今为止，用各种方法（包括微电极技术）在对动物和人体的观察中所获得的大量研究结果表明，灵长类动物的 SI 是依序排列的。从内中线向外依次为下肢代表区（部分延伸至内侧面）、面积较小的躯干代表区、上肢代表区和面部代表区（图 2-14）。在皮质第二体觉区、丘脑的腹后内侧核、腹后外侧核以及与体觉传入有关的其他部位体觉代表区同样也是按上述关系排列的。上肢代表区插入躯干和面部的代表区之间，将两者分隔开。如果循经感传是由于"中枢兴奋扩散"所引起，则兴奋扩散过程也应按下肢、躯干、上肢和面部的顺序进行，但这与足三阳经的感

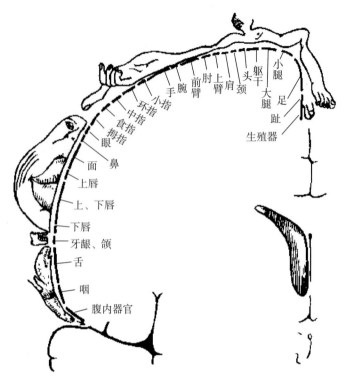

图 2-14　人体各部在大脑皮层第一躯体感觉区的定位

传路线明显不符（图 2-15）。对任、督脉的感传路线和其他经脉的一些问题同样也难以说明。

④皮质体觉区诱发电位（CSEP）观察的初步结果尚未证实感传过程中出现中枢兴奋的扩散。

以上分别介绍了支持"中枢"和"外周"观点的一些间接事实，但这都还不是直接证据，要证明"中枢兴奋扩散"的设想，则必须要在清醒的条件下，在感传显著者的皮层体觉区记录到与循经感传相应的兴奋扩散过程，但迄今尚未有明确的实验资料。要证明"外周动因激发"的设想，则必须要在感传到达时，在相应的传入神经上记录到与感传同步的传入放电，并证明神经冲动确可在外周传入神经末梢之间传递，这方面已经取得了一些初步结果。在一部分感传显著受试者中，针刺面部的迎香或肩部的肩髃穴，当感传循大肠经下达食指时，在支配该区的桡浅神经上即可记录到相应的传入放电；感传消失，传入放电亦消失（图 2-16）。

近年我国学者证明，神经冲动可以在哺乳动物皮肤的传入神经末梢之间传递。这些实验结果为"外周动因激发"过程的存在提供了初步的（但不是直接的）证据，至于其具体的机理还有待进一步分析（图 2-17、图 2-18）。

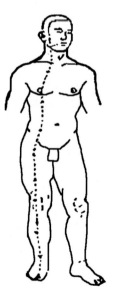

图 2-15　足阳明胃经感传路线

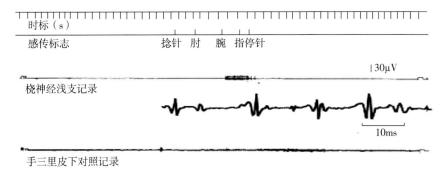

图 2-16　循经感传到达时相应的传入神经放电的观察

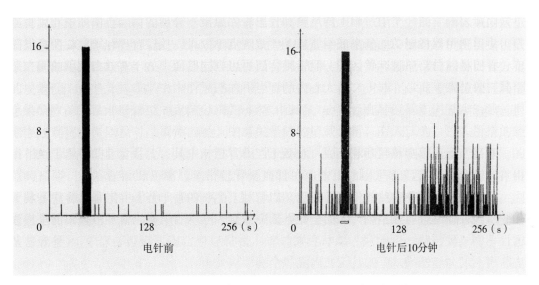

图 2-17　电针前后大鼠胃俞（T$_{12}$）到三焦俞（T$_{13}$）的感觉神经末梢间神经冲动传递（由上向下）的比较

（3）外周－中枢统一观点　这种观点认为，在循经感传的形成过程中，"外周"与"中枢"是不可分割的整体。经络如果作为一个实体存在，不应局限于机体的某一局部，应有它从外周到中枢、从低级到高级的谱系。外周有循经的实质过程，中枢则有循经的功能联系；在外周和中枢的协同过程中，起决定作用的是外周的实质过程；中枢的特定联系只不过是外周循经过程的反映。但在一定条件下，中枢环节也可能表现出自己特定的影响。这个假说肯定了外周循经过程的存在，对"外周"与"中枢"的关系也作出了比较深刻的阐述，得到了愈来愈多的实验结果支持。分析循经感传机理，综合循经感传的特征及其他循经生理、病理现象，可以说外周有循经现象，中枢则有循经的投射及特定的功能联系，即循经感传

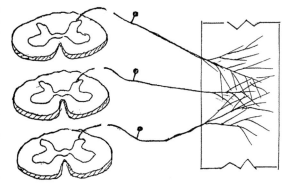

图 2-18　相邻脊髓背根外周神经末梢间的兴奋传递示意图

是外周与中枢协同活动的结果。

外周结构的活动必将在中枢神经系统内的某些部位留下或深或浅的痕迹。循经感传作为一种稳定的生物现象，它必然是在长期的进化过程中逐渐形成的。很可能在中枢神经系统的某些部位留下牢固的痕迹，或形成某种特定的功能联系，成为循经感传过程的中枢环节。但这种特定的功能联系（或经络构型）也不可能凭空出现，它仍然是按照进化的原则形成的。首先是取决于外周结构的活动特点，这就是说中枢的功能组合乃是外周结构及其活动的反映。现在已有充分的事实说明，中枢神经系统功能和结构都高度依赖于外周传入信息和靶组织的状态，如果中枢神经系统内确有某种特定的功能联系或"经络构型"，那么，在体表也必然存在着某种循经的"实质过程"。中枢的特定联系只不过是体表的"循经实质过程"的反映和投影。如果没有外周的循经性实质过程，也就不可能出现中枢特定功能联系成经络构型。此观点不仅可以比较合理地解释说明自发感传、感传可以循行通过麻醉区等实验结果，还可以把这些似乎处于对立的现象统一在一个共同的基础上。

（二）循经皮肤病

循经皮肤病是指沿经脉循行路线出现的呈带状的皮肤病损，因为是"看得见"或"摸得着"的循经现象，也有人称之为"可见的经脉现象"或"显见的经脉"。

循经皮肤病的种类：先天性循经皮肤病，包括各种痣、汗孔角化症、鳞状毛囊角化、单纯性血管瘤等 10 种；后天性循经皮肤病包括神经性皮炎、扁平苔藓、湿疹、过敏性紫癜、硬皮病、银屑病、线状色素沉着、带状疱疹、皮下脂肪萎缩等 18 种。这些皮肤病不仅循经性强，有的甚至布满经脉全程。

循经皮肤病可出现于十四正经，a 其中以肾经最为多见，其次为大肠经、肺经、心经、小肠经、心包经和膀胱经，其他经则较少见（图 2-19）。

1. 表现特征

（1）基本循经，相对稳定　即皮肤病损有一定规律地按经脉体表循行线分布，可广泛分布于十四经及带脉上，通达经脉全程者较为少见。如以《灵枢·经脉》作为厘定肾经路线的标准，则有 92% 以上的皮损是起于或位于肾经的穴位或经线上，说明肾经皮肤病损的分布不仅与古典的肾经路线一致，而且这种特点还表现得相对稳定。

（2）单经出现，多经并发　常以单经出现，也可见多经并发。所谓多经并发是指一名病人同时并发有 2 条以上的循经皮损，多者可达 5～7 条。皮肤病损可以互相融合，相互通连，也可分别出现于无直接联系的经脉（如小肠经与肾经）。同时出现于躯体两侧的皮损，有的对称分布，也有的不对称分布。其中后天性皮损对称分布的较多，先天性者较少。

（3）宽窄不一，断续变异　皮肤病损的宽窄不一，细者如线，宽者可达 2～3cm，但绝大多数循经皮损的宽度都在 1cm 以下，呈窄带状。分布于同一条经脉上的皮损，宽窄也不完全一致，有的地方较宽，有的地方较窄，有的甚至扩展成片。

有一些皮肤病损呈连续的线状或带状。这种特点在贫血痣、色素痣和硬皮病等病

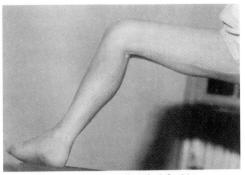

A. 肾经贫血痣（先天）

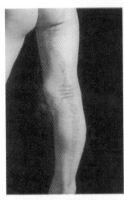

B. 右膀胱经神经性皮炎（后天）

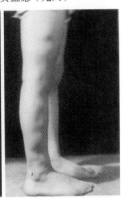

C. 右胆经皮下脂肪萎缩（后天）

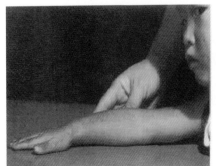

D. 右肺经神经性皮炎（后天）

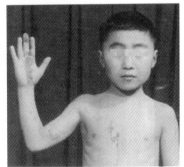

E. 右心包经疣状痣（先天）

图 2-19 循经皮肤病

种表现得最典型，把经络的路线鲜明地呈现在人们眼前。但在多数情况下，皮损间断分布，并不连续。还有一些皮损如丘疹、丘疱疹，虽然孤立存在，但沿经排列成行，经络的路线仍清晰可见。

分布路线也有变异现象：如中途弯向邻经的弯曲现象、一经皮损中途斜走邻经的窜经现象、循经皮损一端分支的分支现象、两经皮损融合并进的融合现象和循经皮损在躯干部位带有神经节段的某些特征等现象。

（4）内脏相关，伴发他症　循经皮肤病与相关内脏的病变可能有联系。对部分病例的观察发现，足少阴肾经皮损以伴发肾脏及神经、精神方面变化为主，足太阴脾经以伴发消化不良症状为主，手阳明大肠经以伴发胃肠及咽部不适为主，手少阴心经以伴发心脏病变为主。后天性循经皮肤病多为神经性皮炎和扁平苔藓，似与植物神经有密切关系。但也有报道指出，经各种检查未发现循经皮损与内脏病变关系密切。

2. 机理分析 研究者认为，循经皮肤病的形成与植物神经关系密切，也可能与局部的微循环和化学变化有关。有人认为，先天性循经皮肤病主要是由于外胚层细胞发育异常造成的，中胚层的血管变化异常也可能是产生机制之一。后天性者可能是由于经脉线组织处于致敏的病理状态下，某些原因刺激局部释放生物活性物质诱发了变态反应所致。可以说，循经皮肤病既是可见的经脉现象，又是经络机能活动在病理状态下的反映。

（三）循经皮肤血管反应

循经感传作为一种主观感觉，从生理学角度来说，很难直接记录或显示。但在一些循经感传显著的受试者身上，针刺时常伴随感传出现一些机能反应，如红线、白线、红疹、皮下出血、局部皮肤温度和血流变化、肌电反应等。这类反应持续时间短，大多可自行恢复，无明显后遗症。这也为经脉的存在提供了很好的佐证。

1. 表现特征

（1）症状 包括针刺后在经脉循行路线上出现的红线、白线、红疹、皮丘带和皮下出血等现象。其中以红线、白线报道较多。

（2）先兆症状 红线出现之前，感传经过的部位常伴有痒、凉、麻木、酸胀和疼痛等反应。持续时间因人而异，长短不一，潜伏期也不尽相同，有些人留针后马上出现，有些人次日才出现。

（3）分布特点 一般只出现在感传线上的某一段，很少通达全程。这类线较细，为 1～2mm。出现后持续时间长短不等，短则十几分钟，长则数小时。

2. 机理分析 与植物神经和血管功能有关，需进一步研究探讨。

（四）循经感觉障碍

循经感觉障碍是指沿着经脉循行路线自发出现的疼痛、异常感觉或其他感觉障碍，也有人曾称之为"循经性感觉病"，是病理状态下出现的经络现象之一。

1. 表现特征

（1）感觉性质 循经性感觉障碍是多种多样的，既有感觉过敏，也有感觉迟钝。如常见的循经性疼痛，可以是抽痛、灼痛、钝痛或压痛，大多数以钝性轻痛或压痛为主，偶有患者疼痛难忍。此类疼痛与炎症性疼痛容易区别，其疼痛区域边界模糊不清，不伴有红、肿、热等现象，也无明显创伤史；也有循经麻、酸、热、冷、水流感、气流感和蚁行感，其中以麻感较多。

（2）分布路线 感觉障碍分布于体表，呈线带状，宽度为 0.3～3.0cm，当深入体腔时则范围增宽，并趋于弥散。其分布不同于神经、血管、淋巴管走行的路线，与神经病和内脏疾患所引起的皮肤过敏的 Head 带也不相同，而与古典经脉循行路线基本吻合；疼痛和感觉异常可出现于经脉全程，也有的仅见于经脉行程的一部分，还有串经现象；感觉障碍出现频率最高的经脉是膀胱经，其次是大肠经、督脉、胃经和胆经。

（3）发作特征 ①一般每日发作1次至数次，但也有日发10余次，或数日或数月才发作1次者。②发作时从某一恒定的始发点开始，循经扩延一定的距离，扩延速度为10～40cm/s，或者更慢，每次发作的持续时间短者数分钟，长者数小时。③有少数患者，发作时伴有精神障碍、内脏危象或其他反应，这些症状多在发作停止后3～4小时消失。④发作时在始发点或扩延路线施加针刺、艾灸或压迫，可阻止发作。

2. 机理分析 来自内脏、躯体或中枢神经系统的异常刺激，均可引起循经性感觉障碍。有人认为这是以大脑皮层功能失调为基础的病理性反射，但确切机理有待进一步深入研究。

二、经脉探测（meridian detection）

随着生物物理学等检测方法和技术的发展，国内外学者在寻求经脉体表轨迹和循经感传客观证据的过程中，应用生物物理学方法在经脉循行线上探测到了经脉具有与周围非经脉处不同的特性，包括经脉的电学特性、热学特性、光学特性、声传导特性、磁学特性、同位素循经迁移现象等。

目前对经脉的电学特性及热学特性探测的研究较为活跃。

（一）经脉电学特性探测

经脉电学特性探测研究包括电阻探测和电压探测。开展最早、研究最广的是经脉的电阻探测，循经低电阻特性是其主要表现。

1950年，日本学者中谷义雄用直流电阻测定仪测量到某肾病患者沿肾经有皮肤导电量较高的点分布，在其他患者身上也发现了类似的现象，日本学者笹川将这种皮肤导电量较高的点命名为"良导点"，由"良导点"连成的线称为"良导络"。他们检测到人体体表共有26条低电阻点的连线，这些连线大都与古典经脉循行线一致。20世纪50年代，日本、德国和法国学者先后独立报道人体经穴电阻不同于非经穴。我国学者也自制了多种测量体表电阻抗的仪器，系统地对人体经脉循行线进行了检测，发现经脉循行路线上的皮肤电阻（阻抗）较经脉线两旁为低，显示经脉线上皮肤较非经脉线有更好的导电性。

1. 检测方法 基本设计原理可分为直流和交流式两大类。现以直流电阻测定装置为例说明探测仪器的基本原理（图2-20）：用12V外加电压（直流）通过穴位，测量其导电

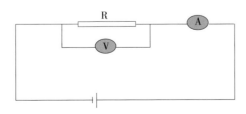

图2-20 直流电阻探测仪器的电路示意图

量(以通过电流的微安数表示)来反映穴位皮肤电阻大小,是一种串联式的直流电阻探测仪。若在信号输出上并联一个耳机或监听分路,这样可在记录测试点通电量的同时,根据耳机内音响变化找到低电阻点。

2. 主要表现特征

（1）低电阻性　经脉线上探测点,包括穴位在内的电阻,一般低于周围对照部位电阻（详见本章第二节）。

（2）基本循经　皮肤低电阻点的分布基本是循经的,但排列并不相连（图 2-21、图 2-22）,其分布呈带状。

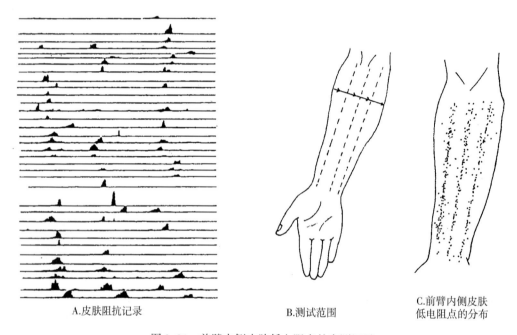

A.皮肤阻抗记录　　　　　　B.测试范围　　　　　C.前臂内侧皮肤
　　　　　　　　　　　　　　　　　　　　　　　低电阻点的分布

图 2-21　前臂内侧皮肤低电阻点的实测记录

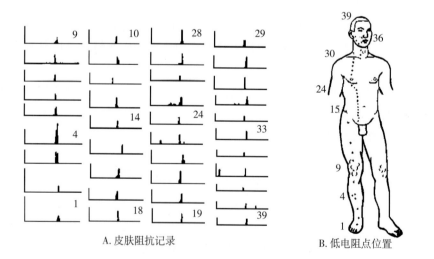

A. 皮肤阻抗记录　　　　　　　　　B. 低电阻点位置

图 2-22　循胃经路线分布的皮肤低电阻点

（3）左右均衡　正常人同名经脉左右两侧对称穴位的电阻值极为接近，提示经脉左右平衡。

上述测试结果受人体生理状态、病理状态、测试电极压力、测试通电时间、重复测试次数、季节、昼夜节律、室温高低、湿度大小等因素影响。

不仅在人体上，多种动物的体表也具有低电阻点集合而成的"经脉线"。这不但使得在动物身上研究经络成为可能，而且证实了经络在人和动物中普遍存在。

（二）经脉热学特性探测

经脉热学特性探测研究主要是经脉红外热像探测，循经高温带是其主要表现。

1. 检测方法　物体的温度在绝对零度（-273℃）以上时均存在分子的热运动，所产生的能量以红外热辐射能的形式散发。红外热像技术利用红外辐射原理，通过测取目标物体表面的红外辐射能，将被测物体表面的温度分布转换为形象直观的热图像。

2. 主要表现特征

（1）循经高温　经穴部位温度比其周围组织温度高 0.5℃ ~ 1℃。如用红外辐射成像技术可在正常人体背部清楚地看到一条循经红外辐射轨迹，与古典的督脉循行路线基本一致（图 2-23）；用等温显示方法将温标设置在 33℃处，人体下肢内侧可同时显示出与古典足三阴经循行大致相同的红外辐射等温轨迹（图 2-24A）；将温标设置在33.2℃左右，右上肢外侧也可同时清晰地看到与古典手三阳经基本一致的红外辐射等温轨迹（图 2-24B）。

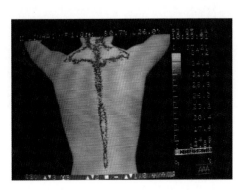

图 2-23　人体背部督脉红外辐射图

（2）呈窄带状　在完全没有外加刺激的自然条件下，循经红外辐射轨迹沿古典十四经脉的路线或长或短，长者可通达经脉的全程，该轨迹一般呈窄带状。

（3）与循经感传的冷热感相关　在循经感传过程中，受试者主观感觉的热感（或冷感）与探测仪所显示的红外线图像亮带辉度的变化基本一致，辉度改变的部位也与经脉的循行路线基本符合，但与神经、血管和淋巴管的走向不同；如果感传的性质为酸、胀、麻而无冷、热的感觉，则热像图上记录不到温度变化的图像。

（4）受针灸刺激影响　针灸既能诱发出所属经脉红外辐射轨迹，也可改变既有的

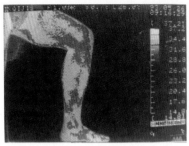 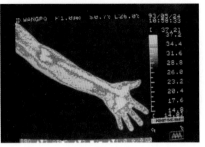

A. 足三阴经   B. 手三阳经

图 2-24   人体经脉红外辐射等温轨迹

循经红外辐射轨迹的皮温，使之变得更加连续、规整（图 2-25、图 2-26）。高温带与针感的强度有明显的关系，针感强者，高温带也比较明显。

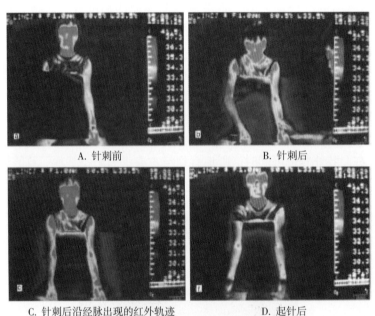

A. 针刺前   B. 针刺后

C. 针刺后沿经脉出现的红外轨迹   D. 起针后

图 2-25   针刺内关穴时沿手厥阴心包经的皮温变化

思考、探索、启迪： 加热诱发红外辐射轨迹的循经性与经脉运行气血的功能有无关系？循经红外辐射轨迹对揭示经络实质有何启示？

一般认为皮肤温度的变化与局部微循环和深部组织温度有关，是代谢状态的反映，与植物神经密切相关。

（三）经脉光学特性探测

经脉光学特性探测研究主要是经脉超微弱发光的探测和经脉光传输特性探测。

超微弱发光是反映机体代谢状态的灵敏性指标。从 20 世纪 70 年代起，一些学者

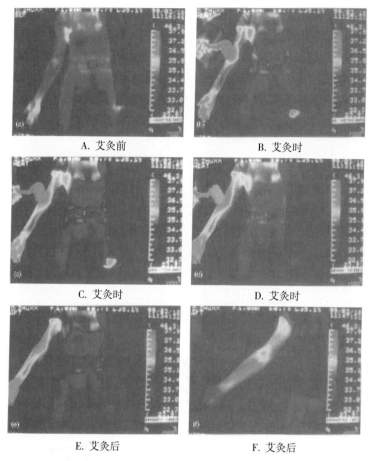

A. 艾灸前	B. 艾灸时
C. 艾灸时	D. 艾灸时
E. 艾灸后	F. 艾灸后

图 2-26 艾灸尺泽穴前后手太阴肺经的皮温变化

@相关知识链接

加热非经穴处观察红外辐射轨迹，又将如何？

为了进一步弄清在经脉线上加热时，皮温反应沿经定向扩展的这种特点，研究者又对非经部位进行了对照观察，加热部位在命门水平旁开9cm处，该处无经脉通过。用同样的方法在该点加热，结果如图（图2-27）所示，随着加热时间的延长，温度的变化是以加热点为中心逐步向四周均匀扩展，没有明显的方向性。停止加热，又逐步消失，与在经脉线上加热时皮温的变化沿经双向扩展的结果形成鲜明的对比。对7名受试者的观察结果一致，对下肢外侧的观察结果也基本相同，说明皮温变化沿经扩展可能是经脉固有的特点。

对体表经脉、穴位的超微弱发光进行了研究。前苏联的研究人员发现，当向经络的一个穴位中照射一束激光，通过一定的偏光检测系统，在十几厘米外的另一处穴位上可检测到光的信号。

1. 检测方法 目前用于研究经脉超微弱发光的检测装置主要有两种。一是采用以光电倍增管为主的单光子计数探测系统，可提供生物超微弱发光总强度的时域信息，但

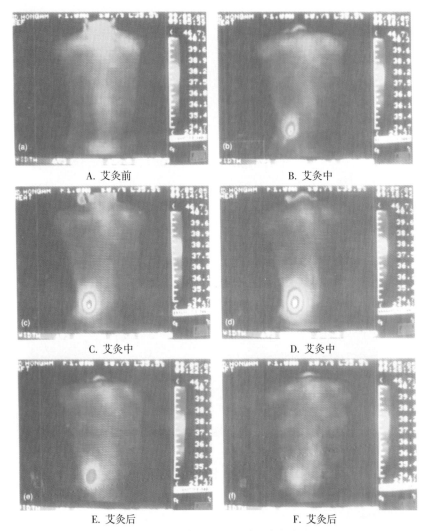

A. 艾灸前　　　　　　　　　　　　B. 艾灸中

C. 艾灸中　　　　　　　　　　　　D. 艾灸中

E. 艾灸后　　　　　　　　　　　　F. 艾灸后

图 2-27　艾灸非经穴皮肤温度的变化

在获得生物发光的空间分布信息时有一定局限性；二是以微通道板像增强器为主的超微弱发光图像探测系统，具有二维光子计数成像功能，可同时获得有机体超微弱发光强度的时间和空间信息。

经脉光传输特性探测一般通过向辐照点（经穴或非经穴）照射激光，在探测点（经穴或非经穴）检测光信号强度，比较光波在经脉和非经脉中衰减程度，用透光率和反射率来表示。

2. 主要表现特征

（1）对称性　正常人同名经脉两侧对称穴位发光强度极为接近，提示经脉左右平衡。病理状态下会左右失衡。

（2）与得气和循经感传相关　针刺得气可增加穴位发光强度，有循经感传者经穴发光强度上升更明显。

（3）沿经传导　光波呈现沿经脉传输的趋势，沿经光波传输可被一定压力阻滞。

有研究发现经穴组织对于 10 ～ 20μm 红外光具有较高透过率。

　　一般认为超微弱发光的发光强度，在一定程度上反映了机体生命活动能力的强弱，这对经脉的客观显示、疾病的诊断和"得气"指标的客观化和定量化可能具有重要意义。

（四）经脉声学特性探测

　　有研究发现，在人体经穴输入低频声波，用声电传感器在穴位所在经脉其他穴位处可记录到较经外强的声信号，这一方法被称为"声测经络"。

　　1. 检测方法　声测经络技术是在机械振动刺激下，使物体内部发生微观动态变化，以应力波形式释放出多余的能量，产生声信息，同时以声传感器将此种声信息转换成电信号经放大后加以显示或记录的技术。声波输入系统（由信号发生器、功率放大器、输声头组成）向穴位输入低频声波，声波检测系统（由声电传感器、双通道放大器、频谱分析仪及微机组成）在穴位所在经脉其他穴位处可以记录声信号。

　　2. 主要表现特征
　　（1）循经性　输入经穴的低频声波在体内具有循经传导的特点（图 2-28）。
　　（2）衰减性　声波循经传导的速度为 10m/s 左右，声波在传导中有衰减。
　　（3）受阻性　若受试者有病痛，其声波传导受阻，病愈后恢复。

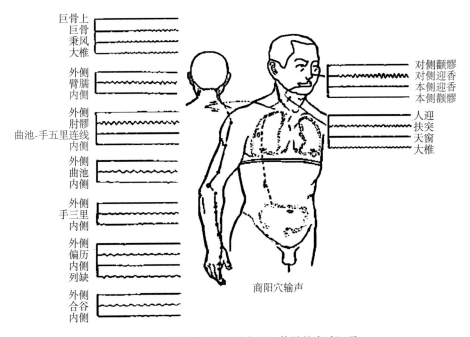

图 2-28　低频振动声波循大肠经传导的实验记录

　　（4）与筋膜组织关系密切　人体实验显示，循经声波在人体体表及内脏似在筋膜类组织上传导。动物实验显示，切断皮肤、皮下浅筋膜对声信号的传导均无明显影响，而切断深筋膜组织后循经声信号消失。筋膜组织质地越致密，导声性能越好。

（五）经脉磁学特性探测

1. **检测方法**　检测仪器为一台通过间断电流的振荡器，通过线圈发出一系列单相正向方波信号，螺线管由一个使用灵巧的金属柄固定，由拇指和食指操纵（图2-29）。操纵者手指可以感受到表现出来的振动现象。将仪器置于身体某部位上，探测磁振动线。

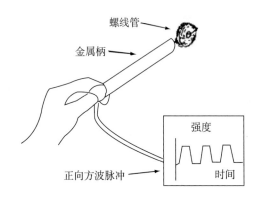

图 2-29　生物磁振荡器

2. **主要表现特征**

（1）**循经性**　循行线从一极到另一极绕行身体表面，以它们自己特有的形式或多或少地与经络循行相一致，有的地方接近些，而有的地方又远离些。

（2）**反映病证**　病理状态下，测到的磁振动线与皮肤的接触点，往往是与病理改变相关的穴位。

（3）**受针刺影响**　在磁振动线与皮肤接触点刺入针灸针后，该处的振动消失，由针柄末端出现的振动代替。这种振动线同样可以向两极传导，其轨迹也与身体长轴相平行。

（六）同位素循经迁移

1. **检测方法**　一般将过锝酸钠洗脱液（此液为小分子结构，能透过生物膜，半衰期为6小时）注入人体穴位，以大视野 γ 闪烁照相机和单光子发射计算机断层扫描仪（single positron emission computer tomography，SPECT）进行系统的核素循经迁移扫描，可记录到放射性同位素迁徙过程的图像，并且只有将无机盐类示踪剂注入穴位内，才能出现线状迁移，而且重复性较好。为了进行空间定位，可用正电子发射断层扫描仪（positron emission tomography，PET）的透射扫描图像和发射扫描图像进行三维图像融合，并以此为基础进行循经迁移线的透视图像重建，从各个方向直观观察完整的循经迁移线及在体内的走行位置。

2. **主要表现特征**

（1）**循经迁移**　放射性同位素注入穴位后可沿经脉线迁移（图2-30）。迁移的距离平均为 57.36cm ± 16.65cm。手足三阴经的示踪轨迹在四肢可以走完经脉全程，进入胸腹腔器官即逐渐散开，与《灵枢·经脉》篇所记述的循行路线基本一致。手足三阳经的示踪轨迹在肱骨、股骨中段的相应穴位处即向内侧（阴经）偏移。总的来说，放射性同位素示踪轨迹与古典经脉循行路线的总符合率为 78.1%。

@相关知识链接

将放射线同位素注入非经穴处，又将如何？

如上所述，注入穴位的放射性同位素可循经迁移，如果将同位素注入非经穴的部位又会出现什么样的结果呢？有学者对此问题作了一些观察。如果将放射性同位素注入内关穴两侧旁开的非经非穴对照点，则只有极少数受试者示踪剂可直接进入内关（络穴），然后循心包经向上移行。大多数人，示踪剂在前臂出现了淤积、弥散和不循经扩散的现象，并在其扩散过程中逐渐向心包经靠近，有的从郄门进入心包经，但大多数则直至曲泽（合穴）才归入心包经，然后继续循经上行。上述表现与将示踪剂注入穴位时循经迁移的情况显然不同，说明经穴与非经穴确有区别。但值得注意的是，在非经非穴处注射以后，同位素的扩散也有归经的趋势，在其移行过程中逐渐向经脉靠拢，最后归入相邻的经脉。

思考、探索、启迪：同位素循经迁移与经脉运行气血的功能有无关系？同位素循经迁移对揭示经络实质有何启示？

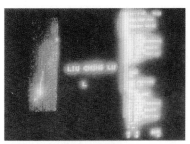

A. 肺经核素迁移轨迹
（注射穴位：太渊）

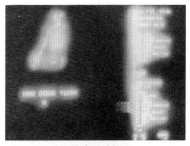

B. 心经核素迁移轨迹
（注射穴位：神门）

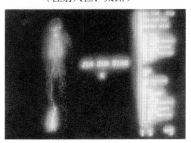

C. 肾经核素迁移轨迹
（注射穴位：太溪）

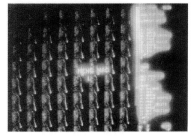

D. 肺经核素迁移轨迹
（注射穴位：太渊）

图 2-30 同位素循经迁移图像

（2）迁移方向　呈双向性，但以向心性为主，迁移有一定潜伏期。有研究发现平均潜伏期为 37.28 ± 15.63 秒，迁移的速度快慢不等，平均为 17.35 ± 5.79cm/min。

（3）迁移阻断　在经脉线上施加一定的压力可将同位素的循经迁移阻断。在经脉循行线皮下注射少量普鲁卡因或生理盐水，对同位素的移行有明显的阻滞作用，有效阻滞时间约 10 分钟，生理盐水和普鲁卡因的作用无明显差别，提示这种阻滞作用可能与注射部位的蓄积效应、局部压力的改变有关。

（4）与注射深度有关　在穴位的不同深度注射同位素，迁移轨迹与经脉线符合率也不尽相同，有研究发现在皮内注射时出现多条细小的分支，且不循经走行；皮下注射时，约经 20 秒的潜伏期后，即出现同位素循经迁移的示踪轨迹，与古典经脉线的吻合率为 78%；在穴位深部肌肉处找到针感以后，再注入放射性同位素，其移行轨迹与古典经脉线的吻合率最高，为 95%。

（5）迁移轨迹与淋巴系统、血液循环系统的关系　同位素示踪的轨迹与淋巴系统似无直接的关系，但与血液循环系统关系密切。北欧学者 Aucland 证实人体内组织间隙存在非均质空间，由胶体和自由液体两种成分组成，在毛细血管和淋巴管之间有快速的组织液运输渠道，小分子的过锝酸钠洗脱液则可能是通过这种通道得以循经运行。

（七）循经肌电特性

1. 检测方法　肌电图技术，见第一章第三节。

2. 主要表现特征　循经感传现象与循经肌电的步进同时出现，循经感传轨迹与循经肌电步进在同一位置中，肌电振幅在 10 ～ 150μV 之间，行进速度为 2.3 ± 0.8cm/s,（图 2–31、图 2–32）。臂丛神经阻滞后，在上肢出现的循经感传和循经肌电信号一同消失。

三、经络假说

目前对经络实质的看法大体上有以下三种观点：①经络是以神经系统为主要基础，包括血管、淋巴系统等已知结构的人体功能综合调节系统；②经络是独立于神经、血管、淋巴系统等已知结构之外（但又与之密切相关）的另一个功能调节系统；③经络可能是既包括已知结构，也包括未知结构的综合功能调节系统。围绕经络实质提出了多种假说，现将其中一些比较有代表性的假说简介如下。

（一）经络与神经体液综合调节相关

中医认为经络内属脏腑，外络肢节，沟通内外，联系上下，运行气血，营养全身，保卫机体，抗御病邪。人体各部分之所以能保持相对的协调和统一，完成正常的生理活动，是依靠经络系统的联络沟通而实现的。西医学则认为人体机能活动的调节，人体各个部分各种功能之间的相互联系，是通过神经体液综合调控而实现的。

根据针灸机制、经络现象和条件反射循经泛化等方面的实验结果，有人认为经络联系体表与脏腑主要是通过中枢神经系统，尤其是大脑皮层实现的，这就是说，经络是

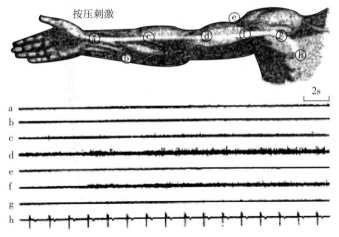

A. 按压刺激鱼际穴引起循肺经肌电发放

注：沿肺经安放 8 对记录电极（b、c 为旁开 3～5cm 对照）。按压刺激引起循肺经感传上达胸部，循经肌电亦达前胸，而对照点未见明显肌电信号。胸前电极可记录到规律的心电信号。

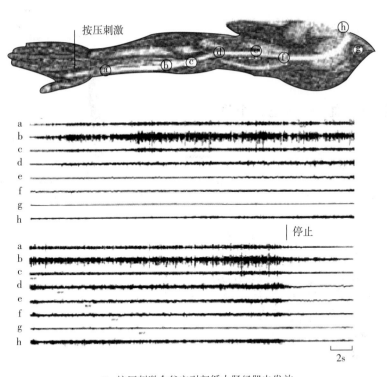

B. 按压刺激合谷穴引起循大肠经肌电发放

注：各电极肌电反应的潜伏期不同。停止刺激后远端的肌电首先消失，而最后消失的是近端（下图为上图的连续记录）。

图 2-31　循经感传伴有循经肌电发放

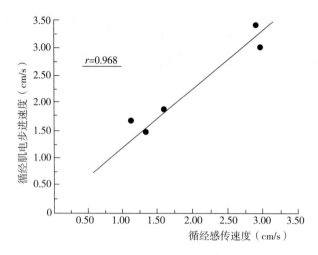

图 2-32　循经感传与循经肌电反应

中枢神经系统机能联系的通路。也有人指出，经络学说的物质基础可能是中枢神经系统中的主要机能联系在机体其他部位中的反映，针刺之所以能改变其他相应的器官和内脏的机能，主要就是通过中枢神经系统中的机能联系来实现的。有人也强调经络对机体的调节作用与神经体液调节作用关系密切。但同时也指出目前有一些事实难以用一般的神经体液调节理论解释清楚，因而认为，经络与神经体液调节"相关"的提法比较妥当。

（二）经络与血管、淋巴管相关

根据古代医籍记载，"经脉者，受血而营之"（《灵枢·经水》）。"经之动脉，其至也，亦时陇起……其至寸口中手也，时大时小"（《素问·离合真邪论篇》）。说明古人把"脉"作为经络形态的依据。有人报道十二经脉的 309 个腧穴中，与动、静脉有关者 286 个，占 92.6%。有学者按经脉循行次序详细地观察了各经脉循行部位的血管分布状况，如手太阴肺经循行部位与腋动、静脉，头静脉，肱动、静脉，桡返动、静脉之分支，桡动、静脉，指静脉回流支，指掌侧固有动、静脉所形成的动脉网等血管系统有关。对其他经脉所过之处的血管分布状况也都有详细的研究。另有人在 18 个截肢的新鲜肢体的太冲、涌泉、商丘等穴注入墨汁，然后将肢体以甲醛溶液固定，逐层解剖，其中 13 个肢体出现了被墨汁充盈的纤细管道向上或向下延伸，大部分可循经直达肢体的断面，这种结构的管径为 30～40μm 的小静脉，因此认为经脉、络脉与血管系统有密切关系。

有人根据《灵枢》对经络的描述，对比了经脉循行路线和淋巴系统的关系，并观察了穴位处脉管的 X 线显微结构，脉管的传导功能与穴位经络电泳漆显示的形态，认为经脉指的是淋巴管，而络脉则与血管有关，督脉、任脉和带脉与淋巴管收集丛有关。手太阴肺经、足阳明胃经、手少阴心经、足太阴脾经和足太阳膀胱经几乎与分布在该处的深或浅淋巴管完全一致。如连接头面和躯体的主要经脉的主要穴位是缺盆，它位于锁骨上淋巴结处；连接上肢和躯干经脉的穴位是云门和极泉穴，它们分别与锁骨上淋巴结、锁骨下淋巴结和腋淋巴结有关；连接躯干与下肢经脉的穴位则包括冲门、维道、气冲、急脉、承扶和秩边穴，又与腹股沟淋巴结和臀淋巴结相一致。有人还在 16 例 6 ~ 7 个月胎儿尸体的上肢观察到，注入少商穴的碳素墨水，沿皮下淋巴管上达第一掌骨的内侧后面，再沿腕部的桡侧，上行至前臂肱二头肌的桡侧，然后斜行至腋下淋巴结，所显示出的淋巴管的行程与手太阴肺经的主干相一致。在其中 12 例胎儿的下肢三条阴经的近趾端穴位处注入绘图墨水，还观察到墨水所显示的淋巴管循下肢阴经上行，在三阴交穴处交会或靠拢（但循肝经的只是分出一支参与交会），交会的部位是在胫骨后缘、内踝上 3 寸（同身寸），深度为 1/4 ~ 1/3 寸（同身寸）处，与三阴交的三维位置一致。此外，在胸腹部中线附近，由四级分支组成的淋巴管收集丛有 19 ~ 21 个，而在该区域内穴位的排列为 20 个，两者几乎一致；胸部淋巴管收集丛分布较疏，穴位的数目也较少，穴位之间的距离也较宽。在头面部同样也可以看到胃经、胆经等与相应部位的淋巴管分布的一致性。一些外科教科书中所描述的相当于隐白、大都、少冲、少商等穴位处，局部感染所致的急性淋巴管炎的走向分别与脾经、心经、心包经和肺经的走向基本一致。根据上述观察结果以及对《黄帝内经》中有关经脉的记载分析，有人认为，古人所指的经络相当于现代的脉管系统，其中淋巴管相当于经脉，而动脉和静脉则都属于"络脉"的范畴，即"经络 = 经脉 + 络脉 = 淋巴管 + 血管（动脉和静脉）"；但其同时也指出，由于脉管壁上具有或伴行着丰富的神经，脉管内又流动着大量的免疫细胞和生物介质，因而只是简单地用脉管来解释针刺的广泛效应是不够全面的，经络还应包括脉管内、外的这些成分。

（三）体表（经穴）– 皮质 – 内脏相关

有学者根据循经感传、气至病所和经穴 – 脏腑相关的研究资料，将经络系统命名为体表内脏自主性联系系统，认为经络现代研究发现了现代生理学所没有发现的新功能，提出了"经穴 – 皮层 – 内脏"相关说。这个假说的依据是：

1. 任何穴位都有神经纤维，即使是在血管周围也不能排除神经末梢，经麻醉阻滞神经传导后，治疗效果受到影响。

2. 循经感传的感觉过程必然经过外周神经（也包括自主神经）到达高级中枢，否则就不可能产生感觉（只能产生幻觉）。

3. "气至而有效"，在效应器产生功能变化（调节），是由穴位刺激经过各级中枢产生的调节反射。

4. 体表穴位因内脏疾患产生病理反应，其他病理生理变化也可以理解为反射现象。

5. 从穴位沿经络线到效应器，所有的变化（生理病理变化、生物物理变化等）大多是属于自主性的。

6. 形态学、组织化学关于交感神经调节局部血流的研究支持上述假说。

该假说认为，古人所说的经络就是指人体的神经和循环两大系统，前者为联系系统，后者为运输系统。目前，经络现象的研究结果不仅证明了古人在临床实践基础上所概括出来的有关经络生理学的一些主要论述，而且为现代生理学开辟了一个长期被忽视的新天地。经络联系可能是以自主性联系为主的综合联系。它同样可能受到各级自主神经中枢（丘脑及脑干）的影响，体液因素也可能参与这一过程。哪些因素可以影响这个调节过程，它的调节规律是否是一种自稳态的生态反馈调节等问题，都是经络生理学需要研究解决的问题。

后有学者对此假说进行了进一步完善，认为经络与内脏有着肯定的联系，大脑皮质与内脏也有着肯定的联系，因而推测经络、内脏和大脑皮质之间也必有联系。在这种认识的基础上，主要进行了两方面的工作：

第一，体表经穴和内在的脏腑之间确实存在着相对特异性的联系。有学者在 78 只家兔身上进行了 1099 次有效实验，结果表明，针刺与心脏有直接关系的"心包经"、"心经"以及与"心包经"互为表里的"三焦经"的某些"穴位"，具有明显减弱肾上腺素所致兔心率变慢的作用，并促使心率恢复到正常水平，说明以上三条"经脉"对心脏活动有调整作用；与"心经"互为表里的"小肠经"以及与心脏有一定联系的"肾经"、"肝经"、"脾经"、"胃经"，对心脏活动也有一定程度的调整作用；与心脏联系较少的"膀胱经"、"大肠经"、"肺经"及"胆经"，则没有明显的作用。在同一条经上的数个（3～5个）代表"穴"对心脏活动都有影响，其作用程度也无明显差异。说明"穴位"并非孤立存在，而是彼此之间有一定的联系，证明了"十二经脉"及其表里关系的存在，"经络"与其所属脏腑之间有其特殊联系。

第二，经穴与大脑皮质之间的联系密切。有研究证明针刺犬"足三里"可以建立食物性条件反射，针刺健康青年的内关穴同样也可以建立起血管收缩反应的条件反射，说明经络与大脑皮质之间有着密切的联系。

（四）二重反射假说

现代生理学认为，人和动物生理功能的调节是通过神经体液综合调节机制而实现的。器官功能的神经调节可通过两种形式来完成，其一是通过中枢神经系统的长反射；其二是通过位于器官内部的局部神经丛而实现的短反射。基于这些生理学中已知的事实和国内对经络现象研究的结果，有学者提出了经络实质的二重反射假说。该假说认为针刺穴位，一方面可以通过中枢神经系统引起反射效应（即长反射）；另一方面，由于局部组织损伤而产生的一些酶化学物质作用于游离神经末梢，引起一系列短反射，从而引起了循经出现的各种经络现象。

二重反射假说的基本观点是：

1. 经络循行线上的组织存在着相对丰富的血管和淋巴管，其分布可能有特殊的构型。

2. 经络循行线上的皮肤、皮下组织与血管周围有相对丰富的神经丝（网），主要由交感肾上腺素能、胆碱能纤维和传入神经所组成，这些游离的神经末梢可以相互发生影响。

3. 针刺时，由于局部组织损伤而产生的一些酶化学物质作用于游离神经末梢，可成为引起另一个短反射的动因。如此相继触发，沿一定方向推进，从而引起了循经出现的各种经络现象。

4. 在一系列局部短反射相继激发的过程中，每一个反射环节所引起的兴奋，通过传入神经进入中枢，上升为意识。在这些局部短反射的代表区在大脑皮质上相互接通，就形成了经络在大脑皮质上的投影图。

5. 在经络循行线上，以神经和血管为基础的局部短反射效应可以认为是一种比较古老、比较低级的外周整合系统，是进化过程中遗留下来的一种比较原始的功能。

（五）轴突反射接力联动假说

有学者对针刺时循经出现的红线、皮丘带等经络现象与皮肤三联反应的特点进行了分析对比，从组织生理学的角度对循经皮肤反应等经络现象的产生机制和经络的组织结构基础作出了一些解释。这个假说与二重反射假说有类似之处，但其构思更为具体。

"轴突反射接力联动假说"认为，穴位中的感觉神经末梢受到各种形式的刺激产生兴奋，神经冲动向中枢传导至该轴突分支的分岔处，然后返转逆向，沿其另一分支传向皮肤，在此分支的终末处释放扩血管物质或其他效应物质，使皮肤小动脉扩张、微血管通透性增高，并使接近此分支终末的肥大细胞进入活跃状态。小动脉扩张形成潮红，微血管通透性升高形成风团，由穴位直接刺激和由轴突反射引起的肥大细胞活动改变了中间物质的成分和含量。这些中间物质将信息从一个神经元的轴突终末传递给下一个神经元的终末。这些中间物质包括从上一轴突终末释放的递质、微环境中的各种生物活性物质或电解质，以及构成荷电基质的大分子物质。由于中间物质导电能力的增强，激动皮肤中与上一神经元末梢重叠分布的下一个神经元轴突终末产生兴奋，进而使下一神经元进行轴突反射，反射的结果同样形成相应区域的潮红或风团，增强中间物质的导电能力；如此一个接一个地传下去的潮红或风团就从局部延伸成为跨过若干个皮节的红线和（或）皮丘带。那么，在两个相邻的感觉神经元外周轴突终末之间信息传递的物质基础是什么？该假说的一个特点就是为满足这一信息传递而提出的"突触样接头"，它包括构成接头的两个或两个以上的轴突终末和介于其间的中间物质。迄今为止，形态学中尚未证实在皮肤内两个感觉末梢之间存在突触关系，而突触样接头虽无化学性突触或电突触的一般构造，却能起到突触样的作用。只有这类能传递信息的单位结构存在，轴突反射之间的联动才有可能。在大鼠背部外周感觉神经末梢上，逆行电刺激相邻脊髓节段感觉神经后，所记录到外周感觉神经末梢的传入放电明显增加，这种新增加的成分是来自相邻节段的电信息，提示在一定条件下，外周感觉神经末梢之间可以出现跨节段信息传递，这种激活过程可以跨越多个脊髓节段形成远距离的激活和信息传递。研究者发现在人体的足阳明胃经上的皮肤中确实存在有两种不同的神经肥大细胞连接。其中一种连接为传出性神经肥大细胞联动，或称之为 A 型连接。此种连接特化地建立在轴突终末和肥大细胞之间，而不是轴突在其行程中与肥大细胞单纯的紧密连接。参与连接的轴突终末有薛旺细胞相伴与被覆，终末内有囊泡、线粒体、神经丝和复合小体等内容物，肥大细胞表面的皱褶也可参与连接的形成。这种连接可能与轴突反射时感觉神经纤维的传出分支有联系，与肥大细胞形成连接的轴突终末似属 C 纤维。另一种连接可称之为 B 型连接，在构造上与 A 型连接有很大的不同。它的轴突终末不膨大，也不含任何已知的细胞器，突进与偃卧在肥大细胞体的凹窝中。从其结构特点看，这种连接可能是属于传入性的。在小鼠的皮肤中同样也可以观察到神经肥大细胞连接。以上研究结果为"轴突反射接力联动假说"提供了一定实验依据，值得进一步深入研究。

（六）第三平衡系统

有学者提出，古代遗留下来的经络图是一种特殊感觉生理线路图，依据它的活动规律，经络系统应列为体内第三平衡系统，其生理功能属于整体区域全息性质。《黄帝内经》所指的经络（主要是经）即循经感传线，书本上的经线是取决于生理上的循经感传线而不是来自解剖形态的观察；《灵枢·脉度》篇中描述的许多尺寸，实际测量的是十二经的感传线，而不是血管，其中"此气之大经隧也"之"气"也应理解为感传；《灵枢·五十营》中所说的"呼吸定息，气行六寸"，指的是感传速度，"二百七十息，气行十六丈二尺"，其速度为 2.8 ～ 3.6cm/s，与循经感传的速度接近，而决非血流速度。鉴于经络的主要作用就在于调节体表和内脏的相互关系，使体表和内脏的功能活动保持相对平衡，因此经络也是一个平衡系统。它既似神经，又不似神经，好像是一个类神经系统。循经感传的速度一般为 1 ～ 10cm/s，较已知的自主神经传导速度至少要慢 10 余倍。因此，不得不承认经络是不同于目前已知的调节系统，研究者把这个系统命名为第三平衡系统，该系统把人体功能活动的总枢纽分为四个部分（表 2-2）。

表 2-2　人体四种平衡系统及速度

平衡系统		速度	作用
第一平衡系统	躯体神经	70 ～ 120m/s（传导）	快速姿势平衡
第二平衡系统	自主神经	2 ～ 14m/s（传导）	内脏活动平衡
第三平衡系统	经络	2.7 ～ 8cm/s（感传）	体表内脏间平衡
第四平衡系统	内分泌	以分钟计（作用）	整体平衡

（七）脉管外组织液流动说

日本有学者提出经络可能是血管外组织液流动的路径，其后进一步指出在这一路径上组织渗透性应该很好，即流阻应该较低。由于生物组织流阻的检测难度很大，这一经络假说一直未能得到实验验证。经络作为一种具有低流阻特性的通道，除了可以使组织液运行外，组织中的化学物质也可以通过这一通道进行运输和交换。另外，一些物理量，如压力、热、电流、电磁波等也可以循着这条通道进行传播。因此，经络是一种存在于组织间质当中的，具有低流阻性质的，能够运行组织液、化学物质和物理量的多孔介质通道，用简化的语言可称经络为一种低流阻通道；若强调其运行组织液的功能，亦可称经络为一种组织液通道；若强调它的流体约束性，则可称经络为一种液体通道，本假说可称为"经络的低流阻通道假说"。

以上介绍的是关于经络实质的几种主要假说。除此之外，还有一些假说，如认为经络是某种传导系统古老的应激系统、特化的胚胎"表皮传导"量子系统、脊髓脑干神经网络假说、经络波导说等；尚有人从系统论、控制论、信息论和耗散结构理论的角度来探讨经络实质。这些假说反映了当前经络实质的研究状况、成果和趋势，从某一层面上解释了经络系统的一些内容，但都不能给予经络实质满意的回答。因此，进一步沿着假说进行深入细致严谨的科学研究，是非常必要的。

第二节　穴　位

穴位是人体脏腑经络之气输注于体表的特殊部位，是与脏腑经络之气相通并随之活动、变化的感受点、反应点和传导点，是针灸的刺激点和针灸治疗的基础。物质结构是功能的基础，因此，穴位的探测及形态结构的观察成为研究重点，进一步对穴位功能、经穴－脏腑相关进行较系统的研究，可为指导针灸临床诊断和治疗奠定重要的科学基础。

一、穴位探测

穴位探测（acupoint detector）是根据机体在生理及病理条件下，穴位部位具有某些生物物理特性而发展起来的一种客观显示穴位、辅助诊断疾病的检测技术。穴位的生物物理特性包括电学特性、热学特性、声学特性、光学特性、磁学特性等。目前穴位探测主要有穴位电学探测、穴位热学探测等。

（一）穴位电学探测

穴位电学探测（acupoint electrical detector）包括穴位部位的电阻（导电量）探测、电位探测和电压探测。自20世纪50年代至今关于穴位电学特性的研究结果表明，经穴具有低电阻、大电容、高电位的电学特征，根据这一特征，研究者研制开发了多种经络穴位探测仪。目前应用比较广泛的是穴位电阻探测仪。

1. 表现特征　穴位具有低电阻特性。人体穴位和非穴位处的皮肤电阻有差异，穴位较非穴位为低。有人在研究比较了多种经穴探测仪的性能后认为，较高电压（80V）和较重压力的测定法可以得到重复性较好的实验结果。

研究者应用经穴探测仪对大鼠下肢穴位进行探测，结果表明大鼠穴位也具有低电阻特征。

2. 影响因素

（1）生理状态　机体在不同的生理状态下，经穴皮肤电会发生一定的改变：测定正常人进餐前后胃经有关穴位的导电量时发现，多数在餐后导电量升高，其中以足三里穴表现得最为明显；测定排尿前后膀胱经原穴及膀胱俞、太溪、至阴、照海、太冲、关元、中极等相关经穴的导电量时显示，多数在排尿后导电量下降；妊娠初期测定任脉相关经穴、正常人运动后测定十二原穴等，其经穴导电量都有不同程度的变化。在不同妊娠月数，孕妇耳郭低电阻点也不同，其数目在妊娠第八个月时开始迅速增加，至临产时达到早期孕妇平均数的4倍，产后迅速减少。

（2）测定部位 测定部位和经穴不同，其电阻值不同，如测得的十二经原穴电阻值以大肠经原穴或三焦经原穴为最低，肾经原穴次之，肝经、心经、心包经的原穴最高。

（3）环境变化 季节对经穴皮肤电有一定影响，经穴皮肤导电量可随着季节的不同而变化。昼夜节律对经穴皮肤电也有广泛影响。如连续测量十二经五输穴或原穴昼夜间导电量的变化，发现呈现出近似余弦曲线的变化，与十二经气血流注有着基本一致的昼夜节律：白天比夜晚高，下午比上午高，子、丑、卯、辰时最低。另外，温度对经穴皮肤电也有一定影响。环境温度升高时，经穴导电量升高；温度变低时，经穴导电量亦降低。

3. 临床应用

（1）协助诊断 大量研究表明，当脏腑发生疾病时，常在相关经脉及其有关穴位皮肤出现导电量测值偏高（实证）、偏低（虚证）、左右失衡等异常变化。因此，可以通过经穴皮肤电测值的偏低、偏高和左右失衡等变化，分析判别其病位之所在，作为辅助诊断疾病的一种方法。同时，也可以用经穴皮肤电变化的规律为针刺取穴和处方提供参考。

有人发现神经衰弱患者，肝、肾经原穴导电量（或电阻）检测值发生变化者占99.8%；心脏病患者心经和心包经原穴导电量检测值失衡；测定胃及十二指肠溃疡病人的十二经原穴导电量时，发现多数低于正常，少数高于正常，变化较明显的经脉是胃经、脾经和小肠经，其中胃经的测量值最低，脾经的测量值最高。研究者在对急性膀胱炎病人的膀胱经进行导电量测定时发现，膀胱经的测量值偏高，而肾经测量值偏低。此外，有人报道手术或切除患者部分脏器，其相应经脉及其相关经脉的原穴或俞、募穴的导电量显示出左右失衡或降低等现象。

另外，有人对头痛患者的耳穴头区进行导电量测定时发现，枕、额穴位导电量增高，与正常对照组比较有显著差异。制备动物外伤、胃炎、腹膜炎、心肌炎、心肌梗死等疾患的模型，观察到其耳郭出现低电阻点，其数目随着病变的发展而增加，随着病患的恢复而减少。

（2）选穴定位 穴位具有低电阻特性，可通过测定电阻的方法来确定穴位的位置，成为穴位定位的重要参考方法之一。有人将导电量较大、传导的声波波幅值较高点确定为经穴点，客观观察和确定了家兔"十四经"常用经穴，刺激用以上方法确定的穴位产生的脏腑效应也非常明显，为动物穴位定位提供了客观探测方法。另外，在低电阻处选穴治疗，常常取得较好疗效，如日本的良导络疗法。

（3）反映针效 研究表明，针刺对经穴皮肤电有较大影响。针刺正常人或者病人的某些经穴，其穴位的导电量大部分呈上升趋势。捻针时原穴导电量明显上升，留针时随着针感的减弱其导电量降低，起针后继续下降或不变。用补泻手法时，发现原穴导电量也有相应变化，补法时导电量升高，泻法时相反。

针刺时穴位导电量的变化，与针刺得气、行针手法等密切相关，提示穴位皮肤电的变化可作为针刺客观反应指标之一，可作为对临床疗效判定及观察或检测某些效应指标的依据。

4. 相关假说

（1）神经－汗腺说　此假说认为皮肤低电阻点与神经系统关系密切，特别是交感神经系统与皮肤电阻有密切关系。其实验依据是：①在颈部交感神经麻痹或剔除了颈部交感神经的人体，同侧的导电性不良或消失；②当注射交感神经兴奋剂时，其皮肤电阻降低，导电量增大；③当注射交感神经抑制剂时，其皮肤电阻增大，导电量降低；④当注射副交感神经抑制剂时，其皮肤电阻降低，导电量增大；⑤当注射副交感神经兴奋剂时，其皮肤电阻增大，导电量降低。

@相关知识链接

交感神经与穴位低电阻的关系

有学者根据亚甲蓝具有电荷性质的特点，用滤纸浸以1%亚甲蓝溶液后贴在皮肤上，之后通以阳极电流。结果表明，在发汗时电流是由汗腺进入机体，不发汗时电流是由毛囊孔进入机体。据此进一步推测交感神经兴奋引起某些穴位皮脂腺和汗腺开口增大是穴位皮肤电阻低下、导电量增高的主要原因。

（2）神经－血管说　当内脏发生病变时，通过内脏－躯体自主神经反射而引起皮下小动脉的血管运动神经异常兴奋，以致血管收缩，使该部皮肤营养不良，毛细血管通透性增大、水肿、出血而形成半坏死层，导致通电时电阻降低。

（3）屏障障碍说　人体属于第二类导体，只要皮肤某点存在水和电离子并与人体的体液相连通，就形成导体。但正常皮肤有一角化层，阻断了人体体液和外界的联系，故形成高阻抗。当机体患病时，患病脏腑相应穴位的角化层变薄或消失，其颗粒层甚至棘层细胞暴露在外，失去了高阻抗的屏障，所以导电性增高。

（4）缝隙连接说　近年来的研究发现，经穴皮肤的表皮中缝隙连接的数目明显多于周围对照皮肤，这一结构特征可能与经穴皮肤的低电阻性质有关。有学者用电镜与光镜的形态计量学方法，研究大鼠胃经胸腹段和膀胱经背部段体表循行线表皮的结构特征，结果表明，经脉线表皮细胞缝隙连接的面数密度、数密度、平均外径和平均面积均明显大于邻近对照表皮。经线上每个表皮细胞膜上的缝隙连接面积为其邻近对照表皮细胞的12倍以上。影响缝隙连接通道开放的变化可影响皮肤之电阻，影响缝隙连接通道的开放可影响经穴电阻，影响针刺效应。

@相关知识链接

缝隙连接

缝隙连接（gap junction）是由相邻细胞膜上的两个连接子（connexon）相互锚定形成的细胞间跨膜水相通道。连接子是由6个亚单位——连接蛋白（connexin，Cx）寡聚而成的环状六聚体，中间有直径为2nm左右的小孔，又称半通道（hemichannel）。不同组合的异聚体连接子对物质的通透性具有选择性。

连接子成簇状排列，以增加通道的数量。通道只允许分子质量小于1.2kDa的物质自由通过，如无机离子、氨基酸、葡萄糖、ATP及cAMP等。缝隙连接是一种动态结构，有多种因素参与调节通道的开放和关闭，如细胞内pH值、Ca^{2+}浓度和细胞膜电位等。缝隙连接分布广泛，几乎存在于所有动物的细胞中，它与协调细胞间活动的一致性、信息的传递及神经冲动的传导、细胞的分化生长与发育等密切相关（图2-33）。

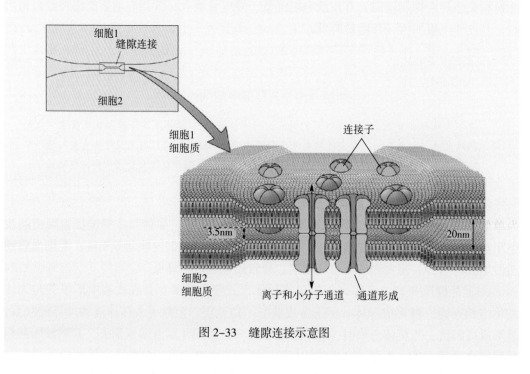

图 2-33　缝隙连接示意图

（二）穴位温度探测（acupoint temperature detection）

大量研究表明，穴位具有温度特性。目前多采用温度计、红外热像技术、液晶显像方法探测穴位体表温度。

1.表现特征　穴位处容易出现与周围皮肤温度不同的温差点。从上世纪 70 年代开始，有人发现穴位比其周围组织的温度高 0.5℃ ~ 1℃ ；在背部的皮温图上，可以看到沿脊椎两侧线有与膀胱经穴位相一致的温差点区，且经络点较非经络点温差点的出现率高 5.2 倍。

2. 影响因素

（1）生理状态　正常人体体温一般维持在37℃左右，其皮肤温度因部位不同而有差异，头面部、躯干以及四肢左右两侧基本是对称的。一般头部及躯干部皮温较高，四肢皮温较低；胸部左侧较右侧略高（可能因为心脏偏于右侧），背部近中线部位较躯干两侧皮温略高，四肢近端较远端皮温略高；脂肪多的部位如臀部比软组织少的部位如膝部、胫骨前部、鼻尖部等处皮温较低。

女性体温生理性变动较大，如乳房温度受月经周期影响，月经终期温度下降；妊娠期、产褥期乳房血管扩张，温度升高；有时由于左右乳房血管分布的差异也会影响温度的对称性。

毛发是热的不良导体，有毛发的部位在热图上都表现为低温区。

所以，人体的神经反射、情绪波动、局部血流变化、组织传热性不均匀等不同的生理状态是影响体表温度的内部因素。

（2）环境变化　影响人体体表温度的外部因素很多，如昼夜变化、温度、湿度、气压、通风条件、辐射线等。由于影响体表温度的因素众多，所以临床或实验研究中对体表温度的测定要求精细、周密，外环境因素一致，仪器先进、可靠。

3. 临床应用

（1）协助诊断　研究表明，当脏腑发生疾病时，常在有关腧穴如井穴、原穴、背俞穴处出现皮肤温度偏高、左右失衡等异常变化。部分学者将经穴温度的改变作为诊断疾病的参考指标之一。

有学者通过红外热像及液晶显像技术，发现内脏病变能导致某些穴位温度上升，一些内脏疾病患者相应的背俞穴或与之密切相关的穴位上出现高温点或高温区，一般为单侧，也可为双侧，其温度高于周围0.5℃以上。如肠绞痛患者往往在双侧大肠俞出现高温点，肝胆性消化障碍患者一般在肝俞、胆俞部位出现高温点，生殖系统疾病的男性患者在五里穴出现高温点，肺癌患者在肺俞穴或魄户穴红外线显示异常，重症肝病患者太冲、肝俞穴温度较健康人明显升高。有人将背俞穴红外热象图用于疾病诊断中，对疾病与背俞穴温度异常相关性进行研究，通过38例检查，发现其符合率达95.12%。

正常人同名穴两侧温度差一般在0.5℃以内，而患者与疾病相关的同名穴两侧温差超过0.5℃，甚至达到2℃，即穴位温度失衡。有学者使用探穴测温仪测量慢性胃炎和溃疡病患者对称井穴平均温差，病人组与正常组相比，均有显著差异。有学者对人体和家兔的头面、躯干、四肢及耳郭等处的体表部位进行了温度测量，并将左右对称部位的差值绘成差值地形图，显示出正常人体及家兔的体表温度基本对称，家兔的脾虚致泻模型则呈明显的左右温度不对称改变。也有研究者观察不同病种患者，显示穴位温度失衡与中医辨证相关，如肺病患者两侧少商穴温差值大于他经穴位、肾病患者涌泉穴温差值大于他经穴位。

（2）选穴配方　穴位处具有与周围皮肤温度不同的温差点，应用穴位测温技术可作为选择穴位的依据。

@相关知识链接

穴位的红外光谱

有人用红外光谱检测装置记录了7名成人志愿者内关、劳宫和合谷等穴位区与其两侧旁开对照点红外光谱共63条，从中发现：人体红外辐射强度的个体差异以及穴位与非穴位区的红外辐射强度的差别都较大，但频谱特性的差异却不大（图2-34），这表明人体红外辐射具有相同的生物物理学基础；在4~14μm段，人体辐射与黑体辐射差别不大，而在4μm和14μm波段人体辐射与黑体辐射差别较大，这表明人体表面除了主要的热致红外辐射外，还存在与人体能量代谢有关的其他因素的红外辐射。

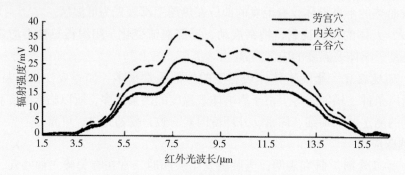

图 2-34　不同穴位红外辐射平均光谱比较

研究表明，对周围性面瘫患者进行面部红外成像后，发现面瘫患者面部双侧温度差不仅明显大于健康人，而且还与病变程度和恢复程度有直接对应关系。对于双侧温差大的部位在患侧面部该处附近取穴，可较常规取穴获得更好的疗效。

（3）反映针效　研究表明，周围性面瘫患者针刺前患侧和健侧面部温差较大，眉、眼、外眦部位的温差值有统计学意义，针刺后温差值减少，疾病趋愈。另外，有学者观察针刺治疗面瘫的即时效果，并与临床随访和长期疗效观察相对照，结果显示，针刺后面部升温、反应强者，其病变恢复较好且快，反之则恢复较差且慢。此结果说明，针刺后面部的升温值可以作为面瘫即时疗效的评定指标之一，针后升温越高，疗效越好（图2-35、图2-36）。

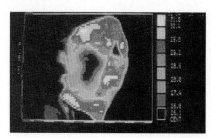

图 2-35　面瘫患者针前大肠经红外热像图（面部）

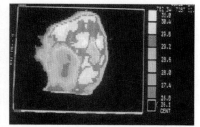

图 2-36　面瘫患者针时大肠经红外热像图（面部）

穴位温度变化可作为观察针刺补泻手法不同作用的指标。如采用热补手法针刺后，穴位出现升温效应，且虚寒证患者穴温升高幅度较大。捻转补法对穴位局部及所属经络循行远端的皮温均有升温作用，以穴位局部明显，而泻法则使之降低。针刺健康人体曲池穴，提插补法组对同侧商阳穴皮肤温度的影响以升温效应为主，提插泻法变化不大；提插补法组和提插泻法组均使对侧少商穴皮肤温度升高；然而，有人在对侧少商穴和同侧商阳穴施"普通针刺法"和"平补平泻手法"，多数情况下均可使曲池穴皮温上升，以"平补平泻手法"效果更为明显。

有研究发现，针刺合谷穴后，整个同侧上肢、对侧上肢及面部尤其口唇区皮温升高 $1℃$ 以上，从侧面验证了"面口合谷收"中医取穴理论。针刺光明穴后目区升温明显，说明胆经络穴光明与目确有联系。对冠心病患者贴压耳穴心、小肠、心脏点、皮质下后，发现内关、外关、阳池、神门 4 穴温度明显升高，对照组及健康人贴压此 4 个耳穴则未见内关等体穴温度改变，表明刺激耳穴心、小肠、心脏点、皮质下对心脏相关经络有调整作用，且此种作用与人体状态有关，冠心病患者较其他疾病更为敏感。

4. 相关假说　认为与穴位处能量代谢的相对特异性有关。

二、穴位结构

利用现代解剖学方法对全身大部分穴位进行大体层次解剖，并对部分穴位进行局微解剖和显微解剖，发现穴位处的结构是以皮肤、皮下组织、神经、血管、淋巴、筋膜、肌肉、肌腱等已知结构为主，目前尚未发现特殊结构，可以认为穴位是一个由多种组织构成的立体构筑。

（一）穴位与神经

1. 穴区神经分布丰富　穴区表皮、真皮、皮下、筋膜、肌层及血管壁等组织中都有丰富而多样的神经末梢、神经束、神经支或神经干。但全身不同部位的穴位中，上述组织的种类、数量和组合形式差别很大。

与非穴区相比，穴区的皮肤、皮下、肌层等不同层次内所包含的游离神经末梢、神经束和神经丛等神经装置要丰富得多（图 2-37、图 2-38）。如 Nakazo 等对

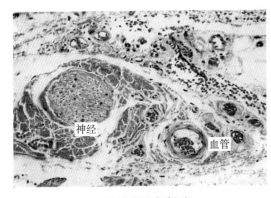

A. 非经穴部的皮肤组织

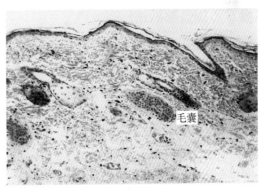

B. 经穴部的皮肤组织

图 2-37　非经穴部与经穴（合谷）部的皮肤组织

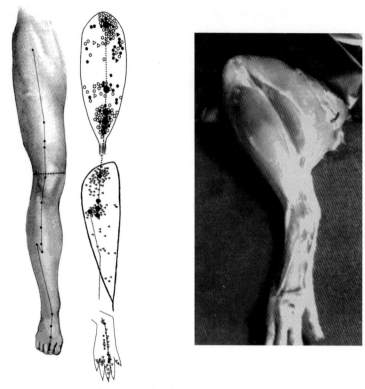

A.大鼠胃经穴位点与神经末梢分布对应关系

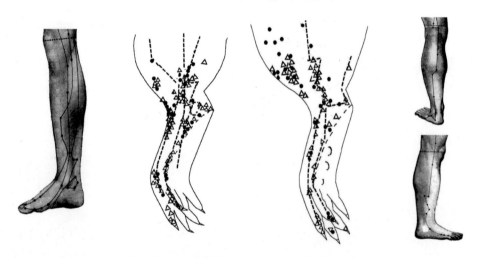

B.大鼠足三阴经、足三阳经穴位点与神经末梢分布对应关系

图 3-28　大鼠经脉线与神经末梢分布密度的关系

动物及人体穴位和非穴位皮肤组织中神经纤维量进行光镜、电镜观察及计算机计数处理，发现两者神经纤维密度之比为 7.22：5.26（约 1.4 倍），差别非常明显（表 2-3）。在针感点中心 1.5mm 半径范围内存在粗细不等的有髓与无髓小神经束、游离神经末梢、神经干。

2. 穴区有丰富的感受器　这些感受器包括游离神经末梢、肌梭、腱梭、环层小体、克氏终球等，刺激它们容易引起酸、麻、胀、重等针感。一个感受器所支配的皮肤表面面积在穴区仅为 $2.8mm^2$，而非穴区为 $12.8mm^2$，两者存在着非常明显的差别。

表 2-3　经穴部（足三里）与非经穴部血管神经分布表

		分布量（μm^2）
经穴部	血管	8.82×10^{-3}
	神经	7.22×10^{-5}
非经穴部	血管	2.26×10^{-3}
	神经	5.26×10^{-5}

根据穴位与神经的关系，将穴位分成 3 种类型（表 2-4）。

第一类型穴位位于肌肉运动点上。运动点是指用最弱的电流刺激体表一定部位时，能引起被刺激肌肉发生最大收缩的刺激点。运动点可以是相当于神经进入肌肉的部位，而更确切地说是接近体表的神经末梢的特别密集区，即所谓的运动神经终板部位。

第二类型穴位位于躯体中线，两侧浅表神经的会聚点上。例如，百会便是两侧三叉神经（眶上支、耳颞支等）与 C_2、C_3（枕小支）相交会的部位。

第三类型穴位位于浅表神经的分支部位或神经丛上。例如，下关穴位于滑车下神经所分布的部位。

表 2-4　常见穴位神经解剖学分类

穴位类型	穴　位
第一类型穴位	阳白、攒竹、颊车、承泣、地仓、完骨、乳根、天枢、风门、肺俞、心俞、膈俞、肝俞、胆俞、脾俞、胃俞、肾俞、志室、合谷、中渚、后溪、外关、支沟、四渎、曲池、昆仑、太冲、血海、大肠俞、关元俞、小肠俞、膀胱俞、足三里、阳陵泉、三阴交
第二类型穴位	百会、印堂、水沟、哑门、天突、大椎、鸠尾、中脘、气海、关元、中极、曲骨
第三类型穴位	下关、睛明、耳门、翳风、天柱、内关、巨骨、肩髎、肩贞、环跳、阳陵泉

（二）穴位与血管

1. 穴区血管密度高　在对十二经 309 穴针下结构的观察表明，针刺入穴位，针下正当动脉干者 24 穴（占 7.26%），针旁有动、静脉干者 262 穴（占 84.36%）；也有研究发现，全身 361 个穴位中，靠近动脉主干者 58 穴（占 16.1%），靠近浅静脉干者 87 穴（占 24.7%）。这说明穴位与血管有密切关系。

与非穴区比较，穴区血管密度较高。有研究发现，胆经和胃经穴位处的血管分布与非穴位处差异显著（图 2-39）。有研究用乳胶或墨汁灌注等方法，经巨微解剖、光镜辅以图像分析测量，又以质子激发 X 线荧光发射技术（PIXE）观察到骨间膜外丘穴位处血管密集，外径为 14 ~ 84μm，其血管密度值为非穴位区的 3.27 倍。有人对家兔足三里穴与旁开非经穴部血管分布进行了组织学定量观察，发现两者血管密度之比为 $8.82 : 2.26$（约为 4 倍），差异非常显著（表 2-3）。

2. 穴区的毛细血管排列有规律　与非穴位区域比较，穴位区域的毛细血管排列有一定的规律。研究发现，穴位区域有丰富的毛细血管存在，这些毛细血管的排列并非杂

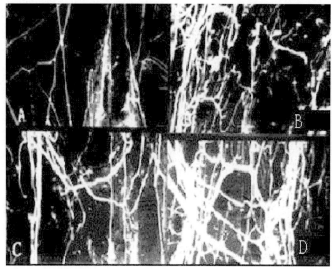

图 2-39　胆经和胃经上穴位与非穴位处的微血管分布

A. 胆经非穴位处；B. 胆经穴位处；C. 胃经非穴位处；D. 胃经穴位处

乱无章，而是呈平行于经络的走向一层一层分布的。如人体前臂穴区骨间膜毛细血管呈平行排列，见图 2-40。

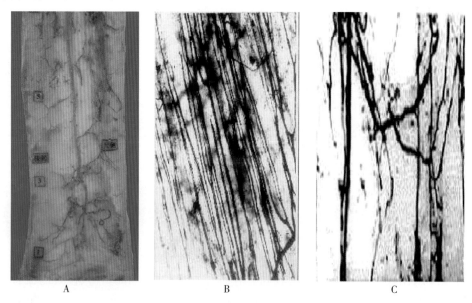

图 2-39　前臂穴区与非穴区骨间膜毛细血管分布

A. 前臂骨间膜血管分布；B. 前臂穴区骨间膜毛细血管呈平行排列；C. 前臂非穴区骨间膜毛细血管分布

还有研究发现，穴位与淋巴管关系也很密切。

（三）穴位与结缔组织

结缔组织是遍布周身的四大组织之一，有许多种类，本节特指固有结缔组织。有学者通过层次解剖穴位高密度区的形态结构发现连续厚实的致密结缔组织结构，包括腱膜、增厚的深筋膜和两者混合体。众多研究表明，穴位大多分布于肌肉之间或肌肉与骨骼之间的结缔组织层。

有学者对人尸体标本中胆经、胃经、肺经上 73 个穴位的位置进行了解剖学定位研究。先将针刺入穴位中相当于"地"的深度，然后解剖观察针尖所在的位置。统计结果表明：胆经、胃经和肺经上的各个穴位"地"深度的位置均与结缔组织结构关系密切，最相关的是筋膜，其次是骨膜，最后是关节囊，提示结缔组织可能在穴位功能的发挥中起重要作用。为了进一步验证解剖学的定位，研究者先后请 4 位不同资历的针灸医生在 2 位志愿者的"外丘"与"阳交"穴位上凭针感将针扎入"地"的深度，然后用 X 射线计算机断层扫描显示针尖的位置，其结果均与解剖学的定位相符。

针刺穴位时，针体与周围结缔组织的相互作用使弹性纤维和胶原纤维将之缠绕，针体的运动引起结缔组织的扭曲带动相应的细胞和神经末梢反应；同时，针刺使针体周围结缔组织细胞外基质持续变化，该变化可对组织细胞产生各种影响。有学者提出穴位是以结缔组织为基础，连带其中的血管、神经丛和淋巴管等交织而成的复杂体。

有学者利用 CT、MRI 等医学放射影像学手段，结合数字人体技术，配合计算机软件处理，能够在每个人体上重建出结缔组织连线，其中四肢部分的连线与古典医籍记载经络的走行非常相近（图 2-41）。

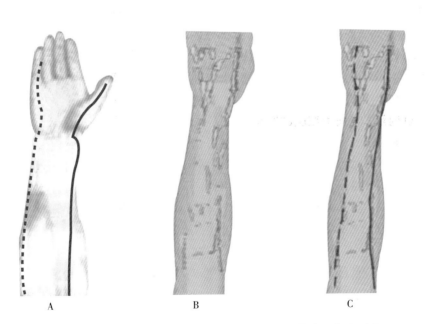

图 2-41　三维重建的结缔组织连线与传统经典经络线两者对比图

A. 显示肺经（实线）和心经（虚线）；B. 显示相应部位的结缔组织分布；C. 显示二者对应关系

（四）穴位与肌肉、肌腱

穴位的断面层次解剖发现，穴位处肌肉（muscle）、筋膜（anadesma）较肥厚且集中，人体55%的穴位正位于肌肉群上，肌肉外包裹着深浅筋膜，针刺必须穿过筋膜到肌肉组织中，因此提出穴位即肌肉反应点。有人统计穴位分布和肌肉、肌腱（muscle tendon）的关系，结果发现占经穴总数62.5%的穴位是在肌肉分界处、有神经干支进入的部位；还有37.5%的穴位则多位于肌肉、肌腱之中或其起止点上。通过一定针刺手法"得气"时，发现穴位存在组织损伤和肌纤维缠绕现象（图2-41）。

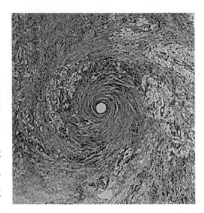

图2-42 运针时穴区组织损伤与肌纤维缠绕

（五）穴位与肥大细胞

1. 经穴处肥大细胞的分布特征 人体一些主要穴位处肥大细胞数量明显高于非穴区，且它们多沿经线走行方向上的小血管、小神经束和神经末梢分布。截肢标本各穴区的真皮内有大量的肥大细胞存在，弥散或成群分布，在小神经束和神经末梢处较多，肌肉组织内肥大细胞数量少。人体深层经穴肥大细胞密集成群、数量多，而浅层则单个存在、数量少。

对比人和大鼠皮肤内经线全程肥大细胞的分布特征，发现人体非经线肥大细胞数目为132.21±45.11，经线为189.08±58.47；大鼠非经线肥大细胞数目为78.38±28.28，经线为588.88±23.20，沿经线分布的肥大细胞数量显然较非经线为多。这些研究结果表明肥大细胞是经穴组织成分之一。

2. 针刺对经穴处肥大细胞的影响

（1）针刺可增加经穴处肥大细胞数量并促进其脱颗粒 研究发现，手针大鼠"足三里"5分钟后，在皮下组织小血管周围及肌纤维间结缔组织内有肥大细胞颗粒释放，散在于组织间。针刺后各穴区肥大细胞数目也明显增加，经穴旁肥大细胞数目无明显差异，且针刺侧穴区部分肥大细胞形态发生变化，推测这可能与肥大细胞脱颗粒及趋化游走时发生形态变化有关（图2-44、图2-45）。

针刺方式不同，肥大细胞的脱颗粒率也不同。电针大鼠"足三里"穴后，穴区皮肤结缔组织肥大细胞的脱颗粒率增加，而胃幽门部黏膜肥大细胞数减少；施行捻转泻法不但使肥大细胞脱颗粒率增高，而且肥大细胞总数也增加。其原因可能在于：首先，捻转泻法可使肥大细胞前驱细胞分裂过程加速，使局部因脱颗粒而减少的肥大细胞数量得以及时补充，为下次脱颗粒作好物质准备，捻转泻法效果优于电针。其次，真皮层致密结缔组织和皮下层疏松结缔组织分别完整包绕人体表面和肌肉表面，形成表里相通、立体网状结构的人体结缔组织胶原纤维网络系统。正常情况下，胶原纤维相互缠绕，交错排列。当在穴位处进行提插和捻转手法时，针体同时刺激到肌间膜和真皮致密层的结缔

肥大细胞

　　自1879年发现肥大细胞迄今已近2个世纪，人们对肥大细胞的各种生物功能和特点均有较深入的研究。肥大细胞属于血源性细胞，起源于红骨髓的造血干细胞，分化、成熟于胸腺。正常情况下，肥大细胞广泛分布于全身结缔组织中，尤其是接受外来刺激较多部位的皮下及黏膜下层。它一般规律地排列在小血管、毛细血管周围（图2-43），在神经末梢、神经丛处大量聚集。成熟后的肥大细胞主要有两种表现型：一种是存在于结缔组织中的结缔肥大细胞，一种是存在于黏膜组织中的黏膜肥大细胞。前者颗粒明显，组胺含量高；后者颗粒少，组胺含量低。对于成熟的肥大细胞，胞质内含有许多异染性的嗜碱性颗粒，颗粒的成分主要有组胺、肝素、5-HT、缓激肽等。在一定条件下，肥大细胞以脱颗粒形式释放这些活性物质到组织中发挥效应。在某些肥大细胞内还含有P物质（SP）及血管活性肠肽（VIP），它们是机体内调节性多肽，据此有人认为肥大细胞属于神经内分泌细胞。其发挥效应的机制是当机体受到某种抗原刺激时，所生成的免疫球蛋白（IgE）是一种亲细胞性抗体。肥大细胞表面膜上有高亲和力的IgE受体，当这种已被致敏的个体再一次受到少量相同抗原刺激时，抗原与肥大细胞表面的IgE分子结合，使细胞激活，释放颗粒或介质。肥大细胞在脱颗粒后并不死亡，在颗粒释放后几周之内，肥大细胞又可重新贮存所有的颗粒成分。

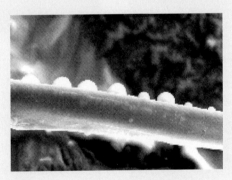

图 2-43　血管壁上的肥大细胞

组织平面，引起穴区胶原纤维形变，诱发穴区局部肥大细胞脱颗粒。胶原纤维形态完整的情况下针刺肥大细胞脱颗粒率高于胶原纤维被破坏后针刺肥大细胞脱颗粒率（图2-46）。艾灸对肥大细胞脱颗粒的影响强于电针。

　　（2）针刺促进经穴处肥大细胞介质的释放　5-羟色胺、组胺作为一个复合体储存在肥大细胞颗粒中，并且在其释放颗粒的反应中首先被释放。用荧光组织化学法（如乙醛酸诱发组胺产生荧光）观察到电针后肥大细胞荧光减弱或消失，提示肥大细胞释放的物质主要是组胺类物质。上述物质作用于血管及结缔组织中的植物神经末梢及间质细胞，有扩张毛细血管的作用，可使血管内皮基底膜通透性增加，组织液渗出，引起多种效应。5-羟色胺是一种神经递质，与睡眠、镇痛、体温调节、神经活动都有关系，能改变机体的内分泌功能。肥大细胞还可与SP样轴突末梢形成突触样连接。

　　（3）穴位处肥大细胞与针刺效应密切相关　有学者建立了针刺镇痛动物模型，在

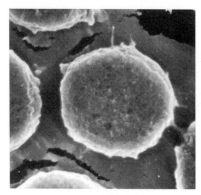

A.刺激前　　　　　　　　　　　　B.刺激后

图 2-44　离体培养的鼠肥大细胞在受组胺刺激后脱颗粒

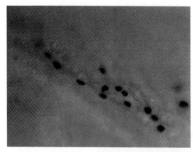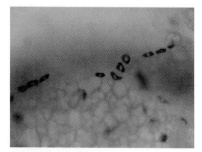

A.针刺前

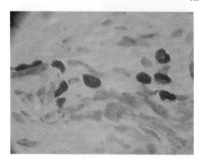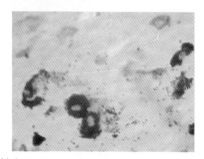

B.针刺后

图 2-45　肥大细胞受针灸刺激后出现脱颗粒现象

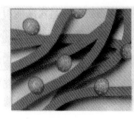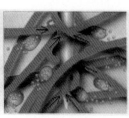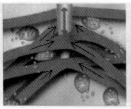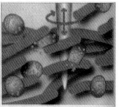

A　　　　　　　　B　　　　　　　　C　　　　　　　　D

图 2-46　胶原纤维对肥大细胞脱颗粒的影响

A. 显示正常情况下穴区胶原纤维和肥大细胞；B. 显示捻转手法下穴区胶原纤维和肥大细胞；C. 显示提插手法下穴区胶原纤维和肥大细胞；D. 显示胶原纤维破坏预处理后再捻转或提插穴区胶原纤维和肥大细胞

穴位区注射抑制肥大细胞脱颗粒的药物色甘酸钠以后，可明显减弱针刺镇痛效应，提示穴位区肥大细胞脱颗粒在针刺镇痛效应的产生过程中起重要作用。另有学者建立了针刺足三里促进胃损伤小鼠胃排空模型，在肯定针刺足三里效应的基础上，发现用阻断剂阻断穴位处肥大细胞功能活动后，针刺效应显著下降，而穴位处注射肥大细胞激活剂则有似针刺样作用，提示穴位处的肥大细胞是针刺疗效产生的关键因素之一。

（六）穴位与离子

有学者对穴位处离子分布进行了研究，人体和动物实验研究表明：

1. 经穴处的钙、钾离子浓度高于非经穴处：应用针型钙离子、钾离子传感器在体测量表明，经穴处的钙离子、钾离子浓度均高于非经穴处。应用质子激发X射线荧光发射（PIXE）技术测定结缔组织中的钙含量，在测定下巨虚穴位时发现该穴位结缔组织结构中的钙含量比离穴位中心点20mm处的非经穴区高数十倍，提示穴位处存在钙元素富集现象，见图2-47。

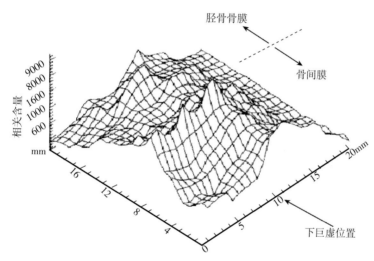

图 2-46　PIXE（束斑1mm）扫描显示"下巨虚""地"深度结缔
组织结构中钙元素的二维分布

2. 针刺经穴可使本经其他穴位处的钙、钾离子浓度升高：应用离子微电极技术在人体和动物活体上检测发现，针刺穴位处，可使本经其他穴位处钙离子、钾离子浓度升高。人体的钙主要存在于骨骼中，但是骨骼里的钙不可能在针刺的瞬间释放出来。因此认为，针刺可使经脉线内外的离子重新分布。

3. 脏腑病变时，其相关穴位处细胞外的钙、钾离子浓度明显下降，下降的幅度与脏腑的病变程度呈明显正相关关系；当病变痊愈后，钙离子、钾离子浓度也恢复正常。

4. 钙离子与针刺效应：当络合针刺穴位处或相应经脉线上某些部位的钙离子后，针刺效应降低，提示穴位处的钙离子是产生针刺效应的关键因素之一。

综上所述，虽然不同部位的穴位组织结构略有差异，但它们均与神经、血管、淋巴管、肌肉、肌腱等组织关系密切。

三、穴位功能

穴位的功能主要表现在两个方面，即感受刺激和反映病证。

（一）感受刺激

针灸、推拿等治疗方法要作用于穴位才能发挥效应，穴位是体表存在的感受多种物理、化学刺激的感受装置，具有感受刺激的功能。

1. **穴位可以感受多种形式的刺激**　每一种感受器只对一种特定的能量变化最为敏感，即一种感受器对于某一种形式的刺激具有很低的阈值。这种形式的刺激就被称为该种感受器的适宜刺激。例如，视网膜上的感光细胞对光波比较敏感，内耳的耳蜗毛细胞则对声波比较敏感。

组织学已经证实，穴位区域的皮下及深部组织中有多种感受器，如痛、温、触、压觉感受器等，这些感受器可分别接受不同能量形式的刺激，如毫针的机械刺激、艾灸的温热刺激、电针的电流刺激、磁疗的磁场刺激、推拿按摩的触压刺激、激光的光照刺激等，这些刺激形式对穴位都是适宜刺激。

穴位感受器将各种刺激通过换能转变为感受器电位或直接引起传入神经冲动（从这个意义上说，穴位是换能器），并产生酸、麻、胀、重等多种针刺感觉，同时产生相应的治疗效应。不同穴位的针刺效应不同，体现出穴位功能特异性（详见本章"经穴－脏腑相关"和第五章"腧穴功能相对特异性"）。不同部位的穴位组织结构差异性可能是穴位功能特异性成因之一。

2. **穴位对不同形式刺激的感受阈值不同**　作用于穴位的适宜刺激必须达到一定强度和一定的持续时间，才能引起穴位感受器的兴奋，产生相应感觉。通常将引起感觉的最小刺激强度，称为感受阈或强度阈值；将引起感受器兴奋所需的最短时间，称为时间阈值。作用于感受器的刺激能量必须达到一定的总量，才能使感受器兴奋。常用的刺激穴位方法，如手法运针、电针、艾灸、指压等作用于穴位时，应使穴位产生酸、麻、胀、重等"得气"感觉。产生这种感觉的强度，也就是上述刺激方法作用于穴位感受器时必须达到所需要的阈值强度。临床研究证明，只有产生"得气"感觉时才会有明显的疗效。

不同的穴位感受器具有不同的阈值。相比之下，艾灸所兴奋的感受器阈值较高，手法运针次之，电针兴奋的穴位感受器的阈值较低。

3. **穴位对不同形式的刺激有不同的适应性**　当某个恒定强度的刺激作用于感受器时，虽然刺激仍在继续作用，但感受器对比刺激的敏感性会逐渐降低，发放冲动的频率逐渐减弱，感觉也随之减弱，这种现象称为感受器的适应。适应是所有感受器的一个功能特点，但它出现的快慢在不同感受器上有所不同。穴位处有多种多样的感受器，所感受的刺激形式也各自不同，因此适应的发生有快有慢。例如，穴位对电针刺激发生适应相对较快，而对毫针的机械刺激发生适应相对较慢。即使对电针刺激而言，穴位的适应速度也不一样，单调重复的电脉冲刺激易使穴位感受器产生适应，而频率、节律和振幅不断变化的复合波则较难产生适应。穴位感受器对刺激产生适应后，将使刺激的效应降低，在临床应用中应加以关注。

4. 穴位对刺激具有放大作用　穴位不仅能感受、转化多种形式的刺激，而且可放大刺激，感受毫针等最小的局部刺激，转化放大为对全身整体的调节作用，以最小的刺激调动机体的巨大潜能，发挥防病、治病的作用（从这个意义上说，穴位是放大器）。

（二）反映病证

穴位在机体病理状态下具有反映病证的作用，即在穴位处可出现病理反应。脏腑器官疾病通过经络的作用，在体表相应穴位出现的各种异常变化现象，称为穴位病理反应。《灵枢·九针十二原》云："五脏有疾也，应出十二原，而原各有所出。明知其原，睹其应，而知五脏之害矣。"说明古人早已认识到穴位在机体病理状态下具有反映病证的作用。

1. 穴位病理反应的基本形式

（1）感觉异常　当脏腑发生病变时，常在一定的穴位或某条经脉的多个穴位处出现感觉异常。最常见的感觉异常是痛觉过敏，即穴位处出现疼痛或压痛点。尤其是急性病时，压痛明显。研究表明，胆囊炎或胆石症患者沿胆经的阳白、风池、日月、风市、丘墟及经外奇穴胆囊穴等 18 个部位出现了压痛点，与其旁开 1 寸的对照点比较，有显著性差异。心脏病患者可在心经、心包经循行的相应部位出现酸胀、压痛、麻木等异样感觉和体征，以心经神门穴和心包经大陵穴明显；心肌炎患者在大陵穴上多见压痛点。

压痛点是指在按压人体某些部位时，机体所反映出疼痛加剧的病理反应点，可用于临床诊断和治疗。中医学认为，压痛点即是阿是点。在这些特殊点（腧穴）上进行针刺、按摩可治愈或减缓病痛。

①压痛点的特征　压痛点是在压诊时有酸胀疼痛反应，而非自发痛；触诊时通常可查到结块状、条索状硬韧的组织增生变化；压诊时有的出现放射性酸麻痛感觉，放射方向有一定规律；压痛点大部分是肌筋膜、腱膜、韧带的附着处；X 线检查不显影。

②压痛点与经穴关系密切　有研究者在 258 例受试者身上测得 671 个压痛点，有573 个点在经络循行线上，占总数的 85%；其中有 498 个点为传统的穴位点，占循行线点的 86%。

③压痛点的皮肤电位变化　压痛点部位平均电位和最高电位与对照点比较显著升高，说明压痛点的电学变化有其特异性。关于压痛点电位升高的原因，有如下解释：内脏疾病通过神经在表皮某点释放神经递质，此递质通过受体影响膜的通透性，使钙离子进入细胞内，从而影响细胞膜上的钠泵，使皮肤电位升高。当内脏疾病好转，不再有这种神经冲动影响表皮，皮肤电位也就随之恢复。同时，内脏出现病变时，其病理性冲动也可投射到相应的皮下小动脉分支处（脊髓存在节段性分布），在该处产生神经性血管运动障碍，导致电学特性的改变。

感觉异常还有酸、麻、胀等异常感觉。日本学者经研究发现，脏腑病变时相应经脉的井穴或原穴对热的敏感度发生变化，称为知热感度变化。正常人左右同名穴的知热

@相关知识链接

内脏牵涉痛及其形成机制

当某些内脏器官发生病变时，常在体表一定区域产生感觉过敏或痛觉，这种现象称为牵涉痛。关于内脏牵涉痛发生的机制，曾提出多种学说，这些学说与神经节段性分布理论关系密切。

集中-易化学说：当内脏发生疾患时，由于传入强烈的冲动，引起脊髓内产生兴奋性，因此降低了刺激阈，以致由同一皮节传入的正常冲动引起疼痛感觉。也就是说，自内脏来的冲动，在脊髓内易化了来自皮肤正常痛觉阈下的冲动，使这种不足以兴奋脊髓丘脑束的躯体性皮肤痛觉的冲动，引起疼痛感觉（图2-48）。

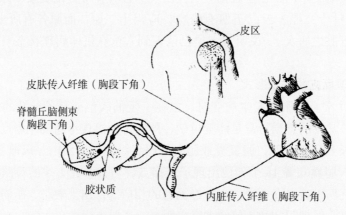

图 2-48　心脏牵涉痛的反射途径示意图

会聚-投射学说：20世纪40年代，Ruch在解释牵涉痛发生机制时指出，内脏痛觉传入与被牵涉皮肤区域的传入，在脊髓内会聚到同一神经元，继而投射到大脑皮层，便产生了错觉。这里首先涉及脊髓丘脑束，由此引起的冲动上达于脑；而根据机体过去的生活经验，此束内的痛觉冲动经常是来自皮肤，于是把内脏来的疼痛冲动，也"理解"为来自皮肤，便形成了牵涉痛。当时的技术条件未能提供充分的实验证据。近年来，由于电生理技术和解剖学神经通路追踪技术的发展，会聚-投射学说已得到充分证明和承认（图2-49）。

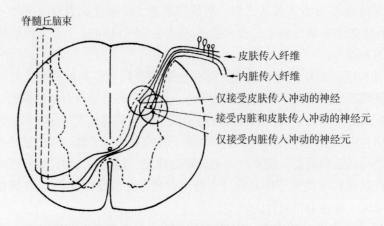

图 2-49　内脏和躯体的传入纤维聚合投射于相同区域

@相关知识链接

躯体-交感神经反射学说：病变内脏的刺激冲动经过交感神经传入纤维到达所属脊髓节段的后根节，产生兴奋灶，通过交感传出纤维，随之引起同一节段皮肤局部血管收缩和贫血或营养障碍等，从而产生过敏牵涉性疼痛区。还有人提出类似观点，认为内脏病变刺激，通过交感神经引起反射性血管运动变化，血管释放出化学物质（代谢产物）刺激躯体神经末梢感受器而发生牵涉痛（图2-50）。

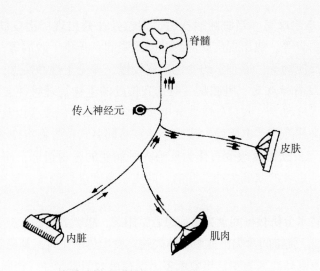

图2-50　牵涉痛中轴突分支示意图

注：一支传入神经供给3个远端结构，一处受疼痛刺激可以
牵涉到其他两个区域

轴突分支学说：假定传入神经有一支分布于内脏，另一支分布于躯体其他部分，这便形成了内脏与躯体的牵涉关系（图2-51）。

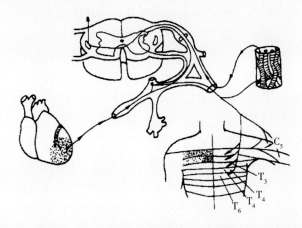

图2-51　躯体交感反射示意图

感度基本对称，脏腑病变时则失去平衡。

牵涉痛（referred pain，RP）是许多疾病的一种常见症状，是指内脏病变时，疼痛往往可扩散到受同一或紧邻的脊髓节段所支配的皮肤区，此处皮区的疼痛称为牵涉痛。牵涉痛往往伴有继发性痛觉过敏、反射性肌肉痉挛、深触痛及自主神经功能亢进等。在古代中医文献中早有关于牵涉痛的现象记载，如《灵枢·邪客》中指出："肺、心有邪，其气留于两肘；肝有邪，其气留于两腋；脾有邪，其气留于两髀（髋部）；肾有邪，其气留于两腘。"

（2）组织形态学改变　当脏腑病变时，穴位处往往出现局部皮肤色泽改变或形态改变，如瘀点、白斑等；或出现皮肤局部凹陷或隆起、丘疹、脱屑等；或在穴位皮下出现硬结、条索状反应物等。形态学的变化出现较慢，多见于慢性疾患。

（3）生物物理特性改变　脏腑病变时，穴位处的生物物理特性会出现一系列改变，主要有穴位皮肤温度改变、穴位处皮肤导电量（电阻）和电位改变以及光学特性改变等，主要包括温度升高或降低、电阻增大或减小、左右同名穴位失衡等变化。

原穴和背俞穴皮肤温度改变可作为反映内脏病变的客观指标，而且原穴更为灵敏。例如，对肝实热证患者的双侧太冲、肝俞穴的皮肤温度进行测试，发现与健康人组相比均有所升高。

用红外成像技术分析腰椎间盘突出症患者腰阳关、患侧大肠俞、患侧委中穴的红外辐射特征，结果发现，腰椎间盘突出症患者体表腧穴发生热敏化时，其局部的红外辐射有其特征性改变，显示以高温区为主，热敏点多出现在足太阳膀胱经、督脉等经脉的腰阳关、大肠俞、委中等穴，而非腰椎间盘突出症体检者体表腧穴红外辐射显示以常温区为主。

脏腑发生病变时穴位皮肤导电量和电位也会发生改变，一般认为穴位皮肤导电量与穴位皮肤电位呈平行关系，即导电量降低时，电位也降低。穴位皮肤导电量或电位下降常见于虚证，而穴位皮肤导电量或电位升高常见于实证。

采用干涉滤光片，分别在发作期和缓解期观测原发性高血压患者肝俞、期门、太冲、太溪等穴位超微弱发光的光谱值，发现发作期患者肝俞、期门、太冲、太溪等穴位的光谱值呈现不对称性，且太冲、太溪穴光谱峰区值明显升高；病情缓解后，光谱值左右不对称性得到缓解，太冲、太溪穴光谱峰区值下降接近正常。

（4）生物化学特性改变　当家兔出现实验性心律失常时，心包经上的穴位出现 pH 值降低，即 H^+ 浓度升高。提示脏腑发生病变时，在其相应的经穴处可能出现能量代谢障碍、乳酸等化学物质堆积。这也可能是压痛点的产生原因之一，值得进一步研究。

内脏疾病不仅可以反应到相关经脉和穴位上，也可反应在耳穴。大量研究表明，内脏疾患时常在耳郭一定部位出现压痛点、敏感点，且数目增多，甚至出现组织形态及颜色变化等反应，出现的部位有相对特异性。如消化性溃疡的病人，耳郭敏感点的数目增多，而且溃疡的面积愈大、炎症愈严重，敏感点的数目也愈多；癌症患者的耳郭反应物（组织增生）显著大于健康人；神经衰弱头痛患者，耳郭头区的枕、额穴出现痛点，伴有导电量增高。

研究者制备了 3 种家兔疾病模型探讨脏腑疾病在耳郭出现低电阻点的情况：①用交

流高频电阻测量仪探测胃溃疡家兔耳郭凹面及屏间切迹周围，发现实验组耳郭凹面皮肤对耳轮脚上、下出现低电阻点，无论低电阻数目或电流值，都高过对照组同区；且在动物术后第二、三周，胃溃疡发展至严重阶段，耳郭血管区的低电阻点出现的数目也达高峰，而在胃溃疡愈合，至术后第五周末，低电阻点减少以至完全消失（图 2-52）。②人工结扎家兔冠状动脉左前降支造成心肌梗死，高频皮肤电阻测量仪探测兔耳郭皮肤，发

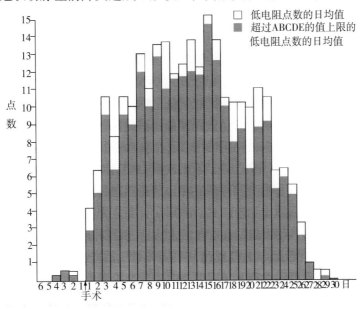

图 2-52　胃溃疡耳郭血管区低电阻点每日出现数目的均值

现在心肌梗死期间兔耳郭凹面中下部皮肤出现大量低电阻点，这些低电阻点是动态的，随着心肌梗死的产生、好转而变化，在心电图衍变为陈旧性心肌梗死以后，低电阻点也逐渐恢复到接近术前；同时研究者还观察到心肌梗死兔于术前和术后出现的低电阻点，无论从数量上或电阻值上，都有非常显著的差别。③急性弥漫性腹膜炎兔在注射松节油后，耳郭凹面的下 1/3 低电阻点逐日增多，到第四日达到高峰，然后下降，到第七日降到处理前水平；耳郭出现低电阻点落后于体征，在第四日低电阻点达到高峰时，动物已正常进食，体重开始恢复。研究发现，低电阻点在耳郭"腹区"明显多于"胸区"（图 2-53）。

此外，脏腑病变时，相关穴位的氧分压，二氧化碳呼出量，细胞外钾离子、钠离子、钙离子浓度也存在特异性变化。

2. 穴位病理反应的基本规律

（1）部位集中在穴位　病理反应部位主要集中在背俞穴、募穴、原穴、郄穴及其他特定穴和个别经外反应点（阿是穴），

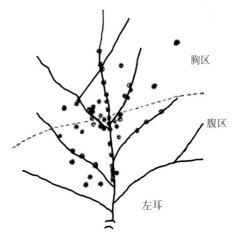

图 2-53　腹膜炎家兔耳郭血管区低电阻点的分布

在耳郭则出现在与患病脏腑有联系的耳穴反应区。

（2）与脏腑密切相关　穴位病理反应在体表的分布区域和部位，与患病脏腑之间有一定对应关系。例如胃病患者在胃俞的反应远较肝病患者多而明显，反之肝病者在阳陵泉的反应又比胃病患者多；胆病患者主要在足临泣、外丘及阳陵泉下一横指出现反应；肺及支气管疾病患者则以肺俞、中府及其各特定穴为主要反应点；心脏病人反应点以心经穴位或心俞为主；而且这些患者很少或不会在与其患病脏腑不相关的穴位出现反应。

（3）与病程相关　穴位病理反应的性质、强弱常随病情发生相应变化。病变轻时阳性反应的穴位数量少，结节性病理反应质地较软；病变加重时出现阳性反应的穴位增多，反应结节质地较硬。例如胃癌或肝癌患者，阳性反应穴位的反应物总数可达25～50个，此时分别在胃俞或肝俞见到病理反应物。胃功能紊乱或轻症肝吸虫病人则无结节性反应物出现，仅在胃俞或肝俞穴出现松弛感或凹陷反应。

穴位皮肤色泽、形态改变也有类似规律，慢性病时相关的穴位多以形态改变为主，皮肤色泽的改变则既可见于急性病也可见于慢性病。如急性炎症或慢性炎症急性发作时，穴位区出现点片状充血红晕等；慢性器质性疾病则多出现点片状皮肤变白等；点片状、线状凹陷可见于慢性炎症、溃疡病等。

穴位病理反应变化的快慢依病情而异，病情轻、好转快，病理反应物消失快；病情重、好转慢则病理反应物消退慢。穴位生物物理特性的改变同样与脏腑疾病进程有关，如胃炎活动期患者穴位伏安特性发生明显的改变，而当病情趋于稳定时则发生改变的穴位减少，程度降低。

因此，病理反应穴位多少、反应轻重及反应形式的变化可提示病情轻重缓急及进退消长，为临床上疾病的诊断和治疗提供一定的帮助。

3. 穴位病理反应的临床应用

（1）诊断疾病　《灵枢·本脏》在论述穴位诊察时指出："视其外应，以知其内脏，则知所病矣。"由此可见，中国古代医家很早就知道利用穴位病理反应作为诊断疾病的参考依据。在西医学中，也有关于某些脏器患病时体表相应部位会出现压痛点或痛觉过敏带，并将此表现作为重要的诊断参考依据的记载。如用麦氏点压痛诊断阑尾炎、用墨菲征诊断胆囊炎、用海氏带诊断各种内脏疾病等。

①低电阻点

弱阳性：提示机体相应部位病变初起或痊愈，亦可反映既往史，在诊断上可作为疑诊、随诊观察的依据。

阳性：揭示机体相应部位的病变正在发生、发展或恢复之中，可作为诊断分析用穴。

强阳性：是疾病在体内病理改变的最主要部位，可提示机体疾病的主要部位，有定位、定性诊断的价值。

同一机体有多种疾病存在时，强阳性反应点总是作为当前主要矛盾，在患病脏器相关的穴位区出现。而主要矛盾改变，强阳性反应的位置也随之改变。这在临床对急性病的定位诊断和鉴别诊断上，具有重要意义。

②压痛点　出现压痛反应的体表部位往往与一定的脏腑器官病变存在着规律性的

对应关系，压痛反应的程度与病程有关。病程短者，压痛反应较明显；病程长者，压痛敏感程度明显降低。急性病压痛反应的敏感程度常与病变程度成正比。因此压痛反应有定位、定性和判断病变程度的价值。

机体患病时，低电阻点和压痛点往往可以同时在多处出现，但强阳性反应的低电阻点和（或）压痛点，则通常出现在与病变位置对应的穴区内。

③穴位皮肤色泽、形态改变　慢性病时相关的穴位多以形态改变为主，而皮肤色泽的改变既可见于急性病也可见于慢性病。其中点片状充血红晕、红色丘疹、点片状白色边缘红晕并有脂溢和光泽者，多见于急性炎症或慢性炎症急性发作；点片状皮肤变白、白色丘疹、无脂溢和光泽者，多见于慢性器质性疾病；点片状凹陷、线状凹陷等，可见于慢性炎症、溃疡病等；点片状隆起、骨质增生等，常见于慢性器质性疾病；结节状隆起或点片状暗灰色等，多见于肿瘤疾病；糠皮样脱屑不易擦去者多见于皮肤病、结核病，易擦去者多见于炎症性疾病。

（2）治疗疾病　临床上经常利用检查穴位的病理反应作为针灸取穴的一种依据。如《灵枢·背俞》指出："按其处，应在中而痛解，乃其俞也。"临床研究证明，不少压痛点与穴位的定位及分经有一定的关系，如坐骨神经痛患者于臀、腓骨头、腓肠肌等处可找到明显的压痛点，这些点大多是环跳、秩边、委中、阳陵泉、承山等穴所在处，根据疼痛部位是在下肢后侧或下肢外侧面，分为足太阳经和足少阳经两型。

临床上另一应用的例子就是"阿是穴"，取穴依据完全是"以痛为输"（以压痛点或其他反应点作为针灸取穴部位）的原则，故有人认为这种取穴法可能是穴位的起源。在临床实践中人们常应用这一原则发现新的治疗穴位，如内脏有病时，往往会在耳郭的一定部位出现压痛点并伴有电阻降低、导电量增加的低电阻点，人们就把耳郭上的这种反应点称为耳穴。用仪器探测耳穴的低电阻点，可作为疾病诊断的参考。

综上所述，脏腑疾病往往会在体表相应穴位处出现阳性病理反应，观察这些阳性病理反应有助于疾病的诊断，并且这些反应点会随着病情进展、脏腑功能状态的变化而变化。临床上选取那些反应最为明显的点作为施治部位，常可以取得满意的疗效。

第三节　经穴－脏腑相关

经穴－脏腑相关（correlationship between meridian-point and viscera）是经络学说的核心内容之一，反映了体表的经脉、穴位与五脏六腑之间的双向性联系，主要包括两层含义：其一，脏腑生理或病理改变可通过多种形式在体表相应经脉、穴位上出现反应，表现出特定的症状和体征；其二，刺激体表的经脉穴位，又可对相应脏腑的生理功能和病理改变起到一定的调节作用。经穴－脏腑相关是指导中医诊断和治疗的重要理论基础。著名科学家李约瑟博士称中国人的这一发现"揭示了人体表反应与内脏器官变化之间存在必然联系的秘密"（图2-54）。

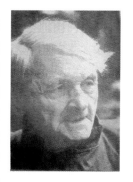

图 2-54　李约瑟博士
（1900 ～ 1995 年）

一、经穴-脏腑相关现象

（一）脏腑生理或病理变化在经穴上反应及其相对特异性

1. 经穴生理反应及其相对特异性

（1）脏腑生理状态变化引起穴位导电量的变化　受试者胃内进食后，胃经上各穴位的皮肤导电量（包括总值和总值百分率）均有变化，其中以足三里穴最为明显。对排尿前后京骨、膀胱俞、太溪、三阴交、照海、太冲、关元、中极等穴导电量进行测定，发现大多数受试者在排尿后导电量下降，而其他经脉导电量变化不大。研究还发现，健康人的穴位阻抗值还受性别和年龄等因素影响。

（2）脏腑生理性改变引起耳郭低电阻点变化　对346名健康孕期妇女耳郭低电阻点进行观测，发现耳郭低电阻点的数量随着妊娠时间的延长而逐渐增多，分娩以后又逐渐减少。

2. 经穴病理反应及其相对特异性　见本章第二节。

（二）刺激经穴对脏腑功能调整作用及其相对特异性

经穴 - 脏腑相关包含的另一方面内容，即刺激经穴可以对相关脏腑生理功能或病理改变起到调整作用。有关经穴对脏腑器官功能的调节作用和机制将在第四章详细叙述，在此仅介绍刺激经穴对相关脏腑调节的一些现象。

1. 经脉 - 脏腑功能相关的相对特异性　研究发现，十四经脉对脏腑功能的调节存在相对特异性，此可称为经脉 - 脏腑相关。

针刺胃经足三里穴、非胃经穴（臂臑等）以及非经非穴对照点对胃蠕动的频率、幅度及胃的张力和排空时间等都有影响，其中针刺足三里的效果较非胃经穴和非经非穴处更为显著。有人观察电针足阳明经穴"四白"、"梁门"、"足三里"及"足三里"外2cm的对照点对家兔胃黏膜损伤的保护作用。结果发现，分别电针"四白"、"梁门"、"足三里"7日后，均能使胃黏膜损伤指数显著降低、胃黏膜前列腺素E2（PGE2）的含量增加，其中以电针"足三里"穴组最为明显。上述实验结果均提示足阳明经作为一条经脉，与胃的功能调节是相关的。

也有人观察了针刺左心包经的内关、郄门、曲泽、天泉4个穴位和心包经上的2个非穴点，以及上述4个穴位两侧旁开2cm处的8个对照点对80名受试者心脏功能和心电的影响，发现针刺心包经上的穴位和非穴位点，对受试者心功能和心电的影响都十分显著，与针刺经线两侧旁开对照点的针效相比，差异非常显著。但内关等穴位的针效又优于经线上的非穴位点，说明左心包经经脉线与心脏关系密切。

动物实验发现电针小肠经和心经均能明显减轻因半结扎小肠所致的心脏损害，与电针手太阴肺经与手阳明大肠经和非经对照组比较差异显著；利用基因芯片技术，分析心肌缺血后心脏和下丘脑基因表达谱及针刺手少阴心经与手太阳小肠经后的干预作用，并与手太阴肺经对比观察，进而对它们的表达谱特征进行对比分析，寻找共同的差异表达基因，从基因组学水平也验证了心经、小肠经与心脏确实具有相对特异性联系，心经与小肠经之间也确实具有表里相合关系。

2. 穴位－脏腑功能相关的相对特异性　经穴的主治具有相对特异性，如心包经和心经穴位以治疗心脏疾患为主，脾经和胃经穴位以治疗脾胃疾病为主。除此，同经异穴或异经异穴对脏腑功能的调节也有相对的特异性。详见第五章第三节。

二、经穴－脏腑相关机制

经穴－脏腑相关的途径和机制非常复杂，许多学者从不同的角度进行了研究，其中从神经体液等途径进行的研究较多。以下主要从神经节段机制、中枢神经机制、自主神经机制、体液机制等4个方面进行介绍。

@相关知识链接

神经节段支配分布的形成

神经系统节段性支配（segmental innervation）在具有链状神经系统的低级动物就已显示出分节的形态结构。在高等动物（脊椎动物）及人类，由于进化发展虽然出现了四肢，形成异形体节，但在胚胎期其分节结构仍较明显。人类脊神经或脑神经的分布，还都保存着不同程度节段性支配的特征。

脊椎动物胚胎早期（大约受精后第14日），除头部不易识别外，躯干的节段性结构已经形成。胚胎的每个节段性单位，称为体节（metamere，somite），每个体节包括体壁部（骨节、肌节、皮节）、内脏部及相应的神经节。这个时期人体结构的基本形式是沿身体的纵轴从头到尾排列的，各节段伸展呈横列位（图2-55、图2-56）。

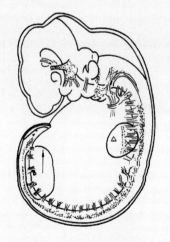

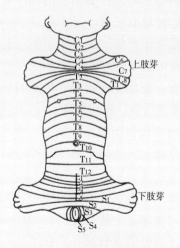

图 2-55　第 4 周人胚侧面观　　　　图 2-56　第 7 周人胚正面观

△示上肢芽；↑示下肢芽　　　　　（示皮节及其神经分布）

×示上肢芽的相应节段神经

○示下肢芽的相应节段神经

@相关知识链接

建立科学假说

在胚胎发育过程中，体躯部演化成为未来的四肢和躯干；内脏部形成未来的内脏器官；神经节段则向体躯部和内脏部分别发出躯体神经和内脏神经，将两者连成一体。胚胎有一脊髓节段所发出的传出神经纤维，经过相应的前根，到达相应的肌节、皮节和内脏器官，以支配运动（分泌）；同样，皮节和内脏的感觉信息，则由其传入神经纤维相应的后根传入同序列的脊髓节段。

随着胚胎生长分化，体节各部发生很大移位，肌节和皮节的节段性变得难以辨认，有些器官虽已转移至他处形成异形体节，但不管肢节如何伸长，皮节和肌节如何变位或转移，内脏演化成什么形态，支配它们的神经怎样重新排列组合，神经系统与体躯（包括肌肉及皮肤）和内脏之间仍保持着原始的节段性关系。如由颈部肌节发生的膈肌，虽已转移至胸腔、腹腔之间，但支配膈肌的膈神经仍起于C_4节段；又如睾丸发生于T_{10}节段，胚胎时期存在于腹腔内，后虽然已转入阴囊，但支配它的神经仍来自T_{10}节段。体表和内脏之间这种固定的神经节段（neurotom）联系犹如地理学上的经纬度一样，固定了坐标位置。

（一）经穴 – 脏腑相关的神经节段机制

神经节段支配观点认为，体表（穴位）和内脏器官以神经节段支配为中心，并经过躯体神经和内脏神经联系成为一个表里相关、内外统一的整体，使体表经穴和脏腑联系起来。

1. 经穴分布与神经节段 经穴的分布与神经节段支配关系密切，躯干上的经穴有明显的神经节段性。分布于躯干腹、背侧的经脉有任脉、足少阴肾经、足阳明胃经、足太阴脾经、足厥阴肝经、足少阳胆经、足太阳膀胱经和督脉等 8 条经脉。躯干部腹侧和背侧的神经分布形式呈原始节段状态分布，彼此距离相等，排列匀称；而躯干部穴位的分布也是距离均等，排列匀称，与神经分布极其吻合。

（1）任脉穴位位于腹正中线上，恰是两侧胸神经前皮支末端的交界处，穴位的排列与胸神经前皮支分布相吻合（图 2–57）。

（2）足少阴肾经、足阳明胃经、足太阴脾经在腹部的穴位平行排列于腹正中线两旁的皮神经前皮支附近。腹部皮神经前皮支的外侧支较短，而在腹部此三经的穴位排列也距正中线较近，待到达胸部时，随胸廓扩大，胸神经的外侧支变长，而此三经的穴位排列也随之向外侧转移，与腹部比较，远离正中线（图 2–57）。

（3）背侧督脉和膀胱经的穴位，位于背部后正中线及

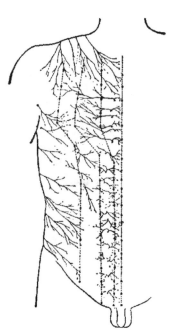

图 2–57 躯干部穴位与神经分布的相关性

两旁，穴位排列与腹侧相似，与胸神经后支分布完全吻合。

2. 经穴主治与神经节段　经穴的主治同神经节段联系密切，即使不同经脉穴位若在相同脊髓节段，可以调节属于同一神经节段范围内的相关脏器的生理或病理变化，四肢远侧的腧穴也基本符合这一规律。所以有人在临床上突破传统的循经取穴原则，根据病证的部位，按神经节段取穴得到良好的疗效，为临床实践提供了一定的理论依据。

将颈、上胸部、下胸部和腰骶部的任脉、督脉、胃经、膀胱经、肾经和脾经的躯干段各经穴的功能主治与神经节段关系进行比较发现，其主治病证有非常明显的神经节段特性。四肢部及头面部的经穴功能主治也与神经节段相关。

（1）躯干部经穴的功能主治有明显的神经节段性　人体躯干部位经穴所属神经节段与其主治内脏器官所属神经节段具有明显的一致性。有人采用辣根过氧化酶标记方法，发现来自躯干部经穴的传入神经在脊髓部分布的节段与其主治内脏传出神经在脊髓部分布节段重叠或交会。

在躯干部穴位功能主治的神经节段特性表现为"分段"性特点，即同一条经脉的穴位，由于所处神经节段不同，可有不同的主治，表现为"同经异治"；虽属不同经脉，但其穴位如在同一神经节段上，则其主治病证大体相同，表现为"异经同治"。如在 T_6 以上神经节段支配区的穴位中，主治病证有"咳嗽"者占79%，有"气喘"者占72%，有"胸满"者占51%；在 $T_{7\sim12}$ 神经节段支配区的穴位中，主治病证有"腹痛"、"腹胀"者均占69%，有"泄泻"者占65%；而在腰以下神经节段支配范围的穴位主治病证以"小便不利"、"带下"、"疝气"者最多，这就明显表现出"异经同治"现象。

（2）俞、募穴功能主治有明显的神经节段性　在11个脏腑22个俞、募穴（三焦经未统计）中，21个俞、募穴是位于所属脏腑神经节段分布范围之内，或邻近节段上下不超过2个脊神经节段（表2-5）。这些事实说明了俞、募穴与各脏腑之间存在着密切联系，也为俞募配穴提供了神经解剖学依据。

表 2-5　脏腑及其俞穴、募穴的神经节段

器官	器官的神经节段	俞穴神经节段	募穴神经节段
肺	$T_{1\sim5}$	肺俞 T_3	中府 T_1
心	$T_{1\sim5}$	心俞 T_5	巨阙 T_5
肝	$T_{6\sim9}$	肝俞 T_9	期门 $T_{5\sim8}$
脾	$T_{6\sim10}$	脾俞 T_{11}	章门 T_{10}
肾	$T_{11\sim12}$	肾俞 L_1	京门 T_{11}
胆	$T_{6\sim10}$	胆俞 T_{10}	日月 $T_{7\sim8}$
胃	$T_{6\sim10}$	胃俞 T_{12}	中脘 T_7
大肠	$T_{11\sim12}$	大肠俞 L_3	天枢 T_{10}
小肠	$T_{9\sim11}$	小肠俞 S_1	关元 T_{12}
三焦		三焦俞 $T_{10}\sim L_1$	石门 T_{11}
膀胱	$T_{11\sim12}$, $S_{2\sim4}$	膀胱俞 $S_1\sim S_2$	中极 $T_{10\sim11}$

（3）四肢部的经穴主治与神经节段相关　与躯干部穴位主治的神经节段性特征比

较，四肢经穴主治病证有不同的特征。因为四肢的神经节段是原始的体节沿肢体长轴纵向延长，每一条经线位于 1 ~ 2 个神经节段上，如上肢桡侧是肺经（$C_{5~6}$），尺侧是心经（T_1），中间为心包经（$C_{7~8}$），因而四肢部每条经各穴位主治基本相同。以手少阴心经为例，本经走行于前臂内侧，上达腋窝前缘，从神经节段支配角度看，该经线位置正是胸髓上部节段区（$T_{1~3}$）；支配上肢内侧的躯体感觉神经进入上部胸髓节段后角，而支配心脏的交感神经初级中枢也在上部胸髓节段（$T_{1~5}$），两者在上部胸髓节段后角内发生会聚。因此这条经各穴位主治病证都与心脏疾患有关，针刺心经各穴（心包经的内关、间使等穴也是邻近这个节段）可以通过上部胸髓节段区而影响心脏功能，以实现低位中枢相关调节作用。

然而经与经之间主治有所差别，如肺经主治呼吸系统疾病，包括气管及肺部病证，而心经和心包经则主治心脏疾患。四肢经脉穴位与主治病证这一"纵向"沿经分布特征，为"循经取穴"及"宁失其穴，勿失其经"的原则，提供了神经科学依据。

（4）头面部经穴主治与神经支配相关　前头、面部及耳区是三叉神经感觉支支配区，后头和枕部为 C_2 脊神经支配区，由于这些部位的经穴分布于神经附近，因而这些部位各经穴位主治病证以局部病证为主。头面部 19 个穴位分属于 6 条经脉，其主治病证几乎完全一致，都是以局部病证为主，主要是口、眼、耳、鼻五官科病证。由于头面部针感的初级传入是通过三叉神经感觉支，因此面部穴位针刺效应的初级调整中枢不是在脊髓，而是通过延髓三叉神经感觉核（脊束核）实现的。有学者选取足阳明胃经的"下关"和"足三里"及足少阳胆经的"上关"和"阳陵泉"，观察其效应。研究发现，"下关"、"上关"均属三叉神经支配，它们对牙髓刺激所引起的伤害性反应的抑制作用较强，而对尾尖刺激伤害性反应的抑制作用较弱，因牙髓也受三叉神经支配，与两穴为同节段神经支配，符合神经支配节段性分布的规律。下肢"阳陵泉"、"足三里"均属腓总神经支配，对尾尖刺激所引起的伤害性反应抑制作用强，而对牙髓刺激的伤害性反应抑制作用弱，由于两穴与尾尖为近节段神经分布，对尾尖刺激伤害性反应抑制作用强，也符合节段性的规律。近年来研究发现，三叉神经感觉纤维除投射到三叉神经脊束核外，还有纤维投射到三叉神经运动核、迷走神经感觉核和运动背核等核团。因此，头面部穴位除对局部病证有良好疗效外，对内脏功能也有一定的调整作用，如针刺水沟穴可以抑制针麻手术过程中内脏牵拉反应，同时对失血性低血压具有升压作用。

总之，各穴位的主治病证中，"与经络循行有关的病证"和"与近神经节段支配范围有关的病证"大部分相同，亦即穴位主治与经络循行的相关性和穴位主治与神经节段性分布的相关性之间存在一定的交叉现象。

3. 针灸取穴与神经节段　自 20 世纪 50 年代以来，在针灸、针麻临床上，不断有人尝试按神经节段取穴，并取得较好的治疗效果。武汉医学院和上海第二医科大学主编的《外科学》（高等医学院校试用教材）中提到 10 种针麻手术，第一组穴位（即首选穴位）都是按神经节段选穴的，这些是经过长期大量针麻临床实践筛选出来的。

应该指出的是，用神经节段相关说来解释四肢和躯干部的经穴 - 腑相关是有一定依据的，但是此学说不能解释耳穴和某些体穴的全身性治疗作用以及头针、面针的治疗作用。从神经解剖学分析，人体的四肢、躯干部穴区的神经所属节段与其主治内脏的神经所属节段具有相当的一致性，穴区的传入神经在脊髓分布的节段与内脏神经在脊髓分布区相互交会和重叠；而耳穴以及头、面部穴区的神经主要是和脑神经有关系，而脑神经的节段性支配规律不明显，所以用经穴－神经节段相关说无法解释耳穴和头针、面针的治疗作用。如果把经穴－神经节段相关说局限于脊神经系统，即四肢和躯干部的经穴－脏腑相关问题，那么它就是比较成功的假说。

（二）经穴－脏腑相关的中枢神经机制

大量研究证明，脊髓、脑干、下丘脑和大脑皮质等各级中枢神经都存在着既接受来自内脏传入信息影响，又接受来自体表传入信息影响的神经元，或两方面传入的信息投射在同一部位的会聚现象。这些研究成果为经穴－脏腑相关的中枢神经机制提供了科学依据。

1. 脊髓在经穴－脏腑相关中的作用

（1）来自穴区和相关内脏的标记物质在脊髓发生节段性交会和重叠　有学者应用辣根过氧化酶（HRP）法对多组内脏和相关经穴进行了神经追踪标记，如胃和"足三里"穴，心脏和"内关"、"间使"、"神门"、"少海"穴，肝脏和"期门"、"梁门"、"肝俞"、"脾俞"穴，胆囊和"肝俞"、"脾俞"、"梁门"、"期门"穴，胆总管和"日月"、"期门"穴，子宫和"次髎"穴等，神经解剖结果发现各穴区与相应内脏的初级传入神经在脊髓有若干个神经节段中发生交会与重叠，即在交会脊髓节段的后根节内出现来自穴区与相关内脏注入的标记物质所标记的神经细胞。如胃和"足三里"穴在 $T_{10} \sim L_4$，心脏和"内关"穴在 $C_8 \sim T_1$，肝脏和"肝俞"穴在 $T_6 \sim L_1$，胆总管和"日月"穴在 $T_4 \sim T_{10}$，子宫和"次髎"穴在 $L_2 \sim S_4$ 节段重叠标记，见表 2-6。此外，有学者将 HRP 分别注入"关元俞"、"膀胱俞"以及膀胱底部、体部和颈部，观察其传入神经元的节段分布："关元俞"穴位传入神经元的节段为 $S_2 \sim S_5$ 脊神经节，"膀胱俞"穴位的传入神经元节段为 $L_2 \sim S_5$ 脊神经节，膀胱的传入神经元节段为 $T_1 \sim S_1$ 脊神经节。从上述结果可以证实，膀胱传入神经元节段与"关元俞"、"膀胱俞"两穴位传入神经元节段相互重叠 9 个节段，即 $L_2 \sim S_5$。这些重叠与交会的形态学观察证实了当针灸这两个穴位时传入神经元将刺激传至脊髓并与膀胱的痛性反应进行整合，对膀胱机能进行调整，以达到治疗的效果。这些实验可初步说明针刺"关元俞"、"膀胱俞"治疗泌尿系统疾患的机理。

有人应用玻璃微电极细胞外记录的方法对内脏和躯体初级传入冲动在猫骶髓后连合核的会聚进行了研究，观察电刺激猫盆神经和胫神经或机械性刺激会阴部时骶髓后连合核神经元自发放电频率的变化。在所观察的对刺激呈有效反应的 67 个单位中，30 个对躯体和内脏刺激均起反应；其中，12 个对盆神经和胫神经传入冲动都起反应，18 个对盆神经和会阴部躯体感受野的传入呈会聚性反应。

表 2-6 内脏及体表传入在脊髓会聚及重叠

内脏器官	方法	标记节段	密集部位	穴位	标记节段	密集部位	会聚重叠节段	重叠节段数	动物
胃	HRP	C_4~C_8 T_1~T_{12} L_1~L_4	T_5~T_{12}	足三里	T_{10}~T_{12} L_1~L_4 S_1~S_2	L_4~S_2	T_{10}~L_4	7	兔
心脏	HRP	C_8~T_{10}		内关	C_6~C_8 T_1		C_8~T_1	2	
				间使	C_6~C_8 T_1	C_8 C_7	C_8~T_1	2	兔
				神门	C_6~C_8 T_1~T_2	T_1	C_8~T_2	3	
				少海	C_6~C_8 T_1~T_2		C_8~T_2	3	猫
肝脏	HRP	T_3~T_{12} L_4		期门	T_5~T_8		T_5~T_8	4	兔
				梁门	T_7~T_8 L_1~L_2		T_7~L_1	7	
				肝俞	T_6~L_1		T_6~L_1	8	
				脾俞	T_8~L_2		T_8~L_2	7	
胆囊	HRP	T_1~L_2		肝俞	T_6~L_1		T_6~L_1	8	豚鼠
				脾俞	T_8~L_2		T_8~L_2	7	
				梁门	T_7~L_2		T_7~L_2	8	
				期门	T_5~L_8		T_5~L_8	4	
胆总管	HRP	T_3~T_{11}		日月	T_4~T_{10}		T_4~T_{10}	7	兔
				期门	T_4~T_8		T_4~T_8	5	
子宫	HRP	L_4~S_4 S_2~S_3	L_2~L_3	次髎	L_2~S_2	L_2~S_4	S_2~S_4	9	大鼠

（2）来自穴位和相关内脏的神经标记物质在脊髓同一神经元会聚 内脏与体表的初级传入纤维在脊髓的一定节段能发生会聚，但不能证明两者标记的是同一个神经元。1979 年 Kuypers 等将荧光素碘化丙啶（propidum, PI）和双苯甲亚胺（bisbenzimide, Bb）用于神经元进行荧光双标记获得成功，为脊神经节神经元周围突分支提供了一种更明确、直观的形态学方法。1980 年初，Kuypers 等采用荧光双标技术将真蓝（true blue, TB）和 Bb 分别注入左右侧丘脑前部，在乳头体核发现被两种荧光染料双标记的神经细胞，证明了在中枢神经系统内有轴突分支细胞的存在。

有人将三种荧光素（快蓝、碘化丙啶、双苯甲亚胺）分别注入心经穴位、肺经穴位和心脏，观察 C_6 ~ T_5 节段脊神经节中标记细胞的分布，发现左右两侧标记心经穴位与心脏的双标细胞平均数均高于标记肺经穴位与心脏的双标细胞，说明脊神经节细胞的轴突有分支现象，其一支分布于心脏，一支分布于上肢。另有研究者用双苯酰亚胺分别标记心神经和第二肋间神经，观察到在同侧脊神经节（DRG）内有双标细胞。这意味着心神经和肋间神经可以会聚于一个神经元内，即脊神经节细胞的周围突有些是分叉的，一支至内脏，另一支至躯体。这种现象是体表－内脏相关和经穴－脏腑相关的神经形态学基础。

由于脊神经节、后根节、交感神经节前神经元存在双标记细胞或神经元的放电，不仅使牵涉痛的机制得到进一步的解释，而且表明针刺对内脏功能的调节可在低级中枢（脊髓）进行，针刺穴位（或外周神经）的刺激可通过分支的传入轴突影响到内脏的功能和感觉。

2. 脑干在经穴－脏腑相关中的作用

（1）三叉神经一级传入纤维有广泛的投射　在脑干会聚现象的研究中采用溃变法，即切断三叉神经根使其溃变的一级纤维传入投射至三叉神经感觉核、颈段的脊髓后角、脑干网状结构、孤束核、中缝大核、楔束核等，损毁三叉神经脊束核使其溃变纤维投射到丘脑腹后内侧核、板内核及内侧膝状体、脑干网状结构等核团。此结果显示，三叉神经一级传入纤维（体表）和三叉神经脊束核与脑干内许多核团发生会聚，而这些核团与内脏功能的调节关系密切。这种会聚可能是面部穴位调整内脏功能和镇痛的神经学科学基础。

（2）三叉神经和迷走神经的传入纤维在低位脑干的共同投射　三叉神经来自体表，迷走神经是内脏副交感神经，研究发现两神经有部分溃变纤维共同投射到三叉神经脊束核、孤束核、迷走神经运动背核。另外还用相同溃变方法观察迷走神经和躯体神经的溃变踪迹，发现两者都有纤维共同投射到孤束核、延髓中央背核和三叉神经脊束核等核团，说明这些核团既与内脏迷走神经有直接联系又与躯体神经有联系。

有人观察了大鼠面部和胃肠道伤害性传入信息在延髓内的会聚。应用神经元 fos 样蛋白的表达作为对伤害性传入信息反应的标志，将少量 Formalin 分别注入动物一侧面部软组织或导入胃肠道诱发伤害性刺激，然后用免疫细胞化学双重标记法显示大鼠延髓神经元对面部和胃肠道化学伤害性信息传入的反应及其与儿茶酚胺递质的关系。结果发现来自面部伤害性信息和胃肠道伤害性刺激所诱导的 fos 表达神经元在延髓孤束核（NTS）和延髓腹外侧核（VLM）的分布明显重叠，提示延髓 NTS 和 VLM 是面部和胃肠道伤害性传入信息所会聚的主要区域，其儿茶酚胺能神经元是会聚的重要成分，它们可能参与针刺面部穴位对胃肠道功能调节的中枢弥漫性伤害的抑制性控制过程。另外也有人采用免疫组织化学方法观察到电针大鼠"四白"穴和胃扩张传入信息在孤束核的会聚，其孤束核内 fos 样免疫反应阳性神经元均主要分布于内侧亚核，以延髓的中尾段分布较多。

从以上研究结果可以看出，头部、躯干、四肢的体表感觉传入和与支配内脏感觉有关的迷走神经孤束核及与运动有关的迷走神经背核有关，在脑干有会聚现象，因此针刺面部、躯干、四肢穴位可以调整迷走性内脏功能可能与这些核团有关。如针刺"水沟"对抑制针麻手术中内脏牵拉反应有良好的效果，针刺"四白"或"颊车"有很强的镇痛作用等。

3. 下丘脑在经穴 – 脏腑相关中的作用

（1）下丘脑在针刺"内关"穴调整心功能效应中的作用　在急性心肌缺血（AMI）的动物模型上以微电极记录细胞外单位放电方法，系统观察到了 AMI 和针刺"内关"穴对下丘脑不同脑区电活动的影响。发现视前区 – 下丘脑前部（PO-AH）和下丘脑后区（PHA）神经元的电活动都能被来自内脏性的 AMI 刺激和电针内关穴以及各种躯体刺激所激活或抑制。即 AMI 的信息和电针内关穴的信息在下丘脑有关部位发生会聚，AMI 对下丘脑电活动的影响可被电针内关穴信息所逆转。毁损 PO-AH 后，电针"内关"穴效应则大为减弱，提示电针内关穴使心脏功能正常化效应有赖于下丘脑的完整性。研究结果证明，下丘脑在电针内关穴促进心肌缺血性损伤恢复中起着重要作用。

（2）下丘脑与耳郭低电阻点形成　在实验性胃溃疡家兔身上，观察延髓孤束核、下丘脑外侧区、中脑中央灰质、大脑皮质等核团或脑区对家兔耳郭皮肤低电阻形成的影响。实验中观察到，化学性溃疡形成后，家兔耳郭皮肤电阻点升高，3 日达高峰，持续 7 日，以后开始下降，说明内脏病变能引起体表（耳郭）低电阻点生成。当毁损上述核团或脑区后，在形成溃疡时，家兔耳郭低电阻点升高延迟，持续时间缩短，最高峰值降低。此外，以慢性埋藏电极刺激核团或脑区，也能显著地引起家兔耳郭低电阻点形成。结果表明，上述核团或脑区可能是内脏与体表联系途径"交接点"之一。研究还证实，形成实验性低电阻点主要与自主神经有关，传入主要通过迷走神经，传出则通过交感神经。根据形态学及生理学研究证实，这几个核团或脑区有神经纤维直接或间接与下丘脑有突触联系，下丘脑前区主要与副交感神经活动有关，下丘脑后外侧区则与交感神经活动有关。因此，下丘脑外侧区对耳郭低电阻点形成有重要作用，传入纤维（迷走）与传出纤维（交感）可能在此"交接转换"。

4. 大脑皮层在经穴 – 脏腑相关中的作用　如本章第一节所述，有学者提出经络 – 皮质 – 内脏相关假说，并进行了系统研究。

大脑皮层是中枢神经系统的最高级中枢，不仅是感觉和运动的最高级整合部位，也是针刺信息和内脏信息的最高会聚部位。研究表明，针刺穴位的传入信号与内脏病变信号可在大脑皮层相应部位产生会聚和交互抑制。

（1）大脑皮层的内脏痛投射区　当电刺激内脏大神经的中枢端，可在对侧皮层体感 I 区的躯干部引导出诱发电位，强电流刺激时，还可记录到诱发电位对自发放电的影响，有的呈增频反应，称皮层内脏痛兴奋单位；有的呈减频反应，称皮层内脏痛抑制单位。这些放电活动都可被哌替啶所抑制，说明这些放电活动与内脏痛有关，这些研究结果表明在大脑皮层存在有内脏痛的投射部位。

（2）大脑皮层的针刺穴位投射区　电针内关穴可以在相当于内脏大神经投射区后面的一些小范围内引导出诱发电位和单位放电，此区称为内关投射区。

（3）两个投射区之间的关系　刺激内脏大神经可在内脏痛投射区引发痛放电，电针内关穴可使其增频或减频，表明内脏痛传入信号与内关穴刺激的传入信号可以在皮层的一些单位发生会聚，增频者为兴奋性会聚，减频者为抑制性会聚，抑制性会聚电位活动可能是电针内关抑制内脏痛的科学基础。

（4）体表传入与内脏传入皮层神经元的共同会聚　用不同强度电脉冲刺激腓浅神经和内脏大神经，以玻璃电极在皮层寻找两者的会聚单位，即在一个神经元上既可记录到刺激腓浅神经诱发的放电活动，又可记录到刺激内脏大神经所诱发的电位，两者在潜伏期、持续时间和波形上均有不同，并且两种传入信号有相互抑制作用，体表传入信号对内脏传入信号的抑制效应更大一些，并且先传入中枢的信号可抑制后传入的信号，时间间隔越长，前者对后者的抑制作用越弱。这些都表明来自体表穴位的信号和来自内脏的病理信号可在大脑皮质会聚和交互抑制。

（三）经穴－脏腑相关的自主神经机制

如前所述，人体每个体节以神经节段为中心，通过躯体神经联系体表部位，通过自主神经与内脏建立联系。显而易见，自主神经在经穴－脏腑相关中也占有非常重要的地位，是体表的穴位和内脏有机联系的重要环节。

@相关知识链接

交感性内脏－体表穴位反射弧具体表现

内脏病变对躯干部位的交感性反射：胸腰部位的神经节段呈原始的横向排列，且有明显的节段特性，故传递内脏性冲动的交感性感觉纤维进入交感干后，通过白交通支与相关节段的脊神经发生联系并随脊神经通过后根进入脊髓相关节段。因此，胸、腹腔脏器病变，有明显的节段性。

内脏病变对四肢的交感性反射：在脊髓中交感神经细胞仅存在于$T_1 \sim L_3$之间。而上肢的感觉是由$C_5 \sim T_1$节段神经支配，下肢的感觉则是由$L_2 \sim S_2$节段的脊神经支配。因而由躯体神经支配的四肢，直接由内脏疾患而产生的牵涉痛的机会较少。

1. 自主神经系统在脏腑－经穴相关中的作用

（1）构成内脏－体表穴位反射弧　当内脏器官受到生理或病理性刺激时，通过支配内脏的感觉神经的传导，可引起相关体表部位的皮肤、皮下结缔组织以及肌肉发生异常变化。

由于支配内脏的感觉神经所占优势的种类不同，构成内脏－体表穴位反射弧的具体成分就有所差异，所引起的内脏－体表穴位反射的表现形式、分布部位就各不相同。主要有以下几种形式：

①构成交感性内脏－体表穴位反射弧　当交感性感觉神经支配占优势的脏器发生病变时，交感性感觉传入的信息，通过中间神经元分别兴奋脊髓侧角和前角的交感神经元和运动神经元，从而引起内脏病变相应节段体壁的各种变化，表现为自发性疼痛、压痛、感觉过敏、局部浮肿、充血、贫血以及运动障碍等。这些病理表现以及分布特点既可以为诊断疾病提供一定的参考价值，又可以作为"以痛为输"的取穴参考点，具有一定的临床意义。

②构成副交感性内脏－体表反射弧　副交感性内脏－体表穴位反射弧，主要由迷走神经的内脏感觉纤维和骶髓副交感纤维构成。根据这两组神经的传入部位不同，病理

反应所发生的部位亦不同，分别发生在肩部、上肢拇指侧的酸痛感和输尿管下部、膀胱三角部、尿道、前列腺、直肠以及肛门等部位的疼痛。特别是骶髓副交感性牵涉痛的症状类似于坐骨神经痛的表现，要注意区别。

③引发膈神经性内脏牵涉痛　膈肌中心部、心包、胆道系统的感觉也由膈神经的感觉纤维传入，其所属的神经节段为 $C_{4\sim5}$。因此，膈肌中心部位的疼痛，可以放射到 $C_{3\sim5}$ 甚至更广的支配区域，在颈肩部产生放射痛。

@相关知识链接

副交感性内脏–体表反射弧

该反射弧主要由迷走神经的内脏感觉纤维和骶髓副交感纤维构成。迷走神经传入纤维大部直接到达延髓孤束核，但也有纤维终止于三叉神经脊束核，并下达 C_2 颈节后柱；骶髓副交感神经（盆神经）中的内脏感觉纤维于 $S_{3\sim5}$ 骶节附近进入骶髓。具体表现为：第一，上肢副交感性牵涉痛：迷走神经的内脏感觉纤维不直接进入上肢，但当迷走神经支配占优势脏器的病变传入冲动以脊髓的传入部位为中心上下扩散时，迷走神经性感觉可以从 C_2 和 C_3 波及 C_4 和 C_5，因而发生从肩部、上肢拇指侧的放射痛；第二，下肢副交感性牵涉痛：进入 S_2 附近的骶髓副交感感觉纤维，主要是传递输尿管下部、膀胱三角部、尿道、前列腺、直肠和肛门等部位的疼痛感觉，它们的牵涉痛从 S_2 向 $S_{3\sim4}$ 或 S_2 向 L_5 的方向扩散，即沿大腿后侧至肛门附近，或大腿后侧向腓骨头方向。

④构成内脏–四肢反射弧　内脏的疾患，可通过支配四肢血管壁平滑肌、竖毛肌、汗腺的交感神经传入、传出分别引起上、下肢自主性功能的改变，引起四肢部位的自主神经功能紊乱，表现为患者常主诉有手脚容易出汗、发凉（血管收缩）、灼热感（血管扩张）、刺痒感（竖毛肌收缩）以及肌肉酸痛（肌肉血管障碍）等症状。Davis Pollock 认为，急性内脏痛对四肢的放射痛多发生在四肢的近侧端；而慢性内脏疾患向四肢交感神经性的放射，则发生在人体的全身，以四肢末端占优势（图 2-58）。

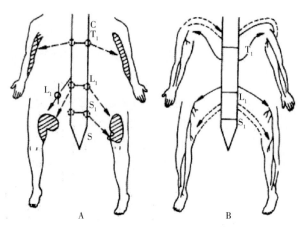

图 2-58　由内脏投向四肢的牵涉痛机制图
A. 内脏感觉与内脏运动反射；B. 由内脏作用到四肢自主神经的反射

以上四种内脏 – 体表反射弧的构成、病变部位、临床表现、临床意义详见表2-7。

表 2-7　内脏 – 体表反射弧的基本情况

分型	构成	病变部位	临床表现	临床意义
交感性内脏 – 体壁反射弧	交感性感觉神经占优势	与相应的内脏属于相同或相邻节段	自发性疼痛、压痛、感觉过敏、局部性浮肿、充血、贫血以及运动障碍	诊断和治疗
副交感性内脏 – 体壁反射弧	副交感性感觉神经占优势	肩部、上肢拇指侧和输尿管下部、膀胱三角部、尿道、前列腺、直肠以及肛门	上肢酸痛感和类似于坐骨神经痛的表现	诊断和治疗
膈神经性内脏 – 体壁反射弧	膈神经为主	膈肌中心部、心包、胆道系统	颈肩部产生放射痛	诊断和治疗
内脏 – 四肢反射弧	交感性感觉神经占优势	四肢末梢部位	手脚易出汗、发凉、灼热、竖毛、刺痒、肌肉酸痛	诊断和治疗

（2）构成内脏 – 耳穴反射弧　临床观察表明，内脏疾患往往在耳郭一定部位出现压痛点、低电阻点等反应。动物实验证明，内脏疾患所致低电阻点的数目和皮肤电阻日均值的消长与内脏病变的发展和康复呈平行关系。

常见的耳郭病理反应有：压痛、水肿、凹陷、隆起、脱屑、皮肤电阻以及电位的变化。在此介绍自主神经在胃溃疡与耳郭病理反应相关中的作用，探讨耳郭病理反应与内脏疾患间的关系。

①交感神经肾上腺素能纤维与耳郭低电阻点形成　在观察实验性胃溃疡引发耳郭皮肤电阻变化过程中，只切断右耳诸感觉神经和迷走神经耳支，对耳郭皮肤低电阻点形成关系不大；当切断右耳肾上腺素能神经纤维一切来源，包括全部切除右耳诸感觉神经，并摘除右颈上交感神经节和颈总动脉的一段，实验家兔右耳低电阻点数目比左耳减少了将近1/2 ~ 1/4，两耳间低电阻点数目及电阻值均有极显著差异（图2-59）。说明交感神经活动参与了耳郭低电阻点的形成过程，它可能在内脏 – 耳穴联系途径中起着重要作用。

②迷走神经在耳郭低电阻点形成中的作用　用慢性埋藏电极方法持续地刺激迷走神经腹支进行观察，随着刺激时间增长，家兔耳郭低电阻点也随之增多，呈线性关系。当停止刺激72 ~ 96小时后，耳郭低电阻点也随之减少，并逐渐恢复到原有水平，而对照动物耳郭低电阻点的数量基本上不出现变化。当中断迷走神经刺激时，耳郭低电阻点不再增长，经历一段时间后低电阻点可恢复到原来的水平，重复刺激迷走神经时可以使已经消退的耳郭低电阻点再度增多，停止刺激后，低电阻点数量再次下降。然而，当刺激胃动脉周围丛交感神经时不能使耳郭低电阻点产生数量上的明显变化。这一实验事实说明，迷走神经的持续刺激所造成的传入冲动对于耳郭低电阻点的生成和存在也是必需的。

由此看出，内脏的病理冲动沿着迷走神经的感觉支传入脊髓的相应节段，经过调制和整合之后，再发出纤维到颈交感神经节，由该神经节发出的肾上腺素能纤维将信息传导到兔耳，形成各种病理改变，这可能是耳穴病理反应形成的基础。

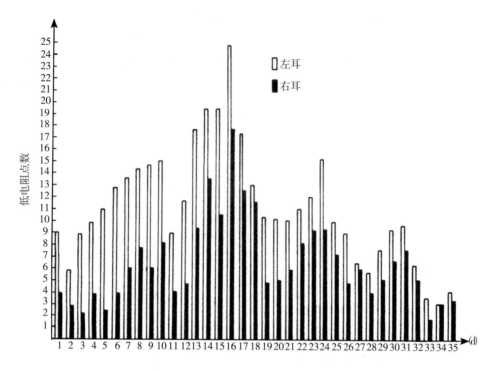

图 2-59　右耳神经全切后胃溃疡期间左、右耳低电阻点日均值对比

2. 自主神经系统在经穴 – 脏腑相关中的作用　自主神经系统是体表 – 内脏相关的一个重要环节，也是针灸调节内脏功能，并实现针灸效应的结构基础。针灸临床证明，针灸对一些自主神经功能障碍性疾患有很好疗效，如支气管哮喘、高血压病、心律不齐、肢端动脉痉挛症、偏头痛、神经性便秘与腹泻、神经性消化不良、失眠、神经官能症等，都是针灸治疗的适应证。许多研究表明，针刺调整心血管系统功能可能以交感神经传出为主；针刺调整支气管、消化道的运动和分泌可能以迷走神经为主；针刺还能激活下丘脑 – 垂体 – 靶腺系统而调整内分泌系统的功能。下面介绍自主神经系统在治疗各类疾病中的作用。

（1）自主神经系统在针刺镇痛中的作用　交感神经系统和副交感神经系统的功能状态与针刺镇痛的关系十分密切。在针刺麻醉手术中观察到，凡针刺麻醉手术效果优良的病例，其交感神经活动各项指标，如指容积脉搏波、皮肤电活动、心率、血压、汗腺活动、交感神经递质（去甲肾上腺素）合成酶活性，均处于平稳或低下状态；反之，针麻效果则差。另有人研究，针刺通过对交感神经系统的调节可能影响肌肉、骨骼的疼痛。

（2）自主神经系统在针刺治疗心血管疾病的作用　研究发现，针刺心经经脉改善缺血性心脏病病人左心功能、缓解心绞痛作用与其调节交感神经相关的单胺类神经递质或某些调质综合作用是分不开的。有人观察针刺内关穴对心血管机能传出途径的影响，结果发现其对心血管活动的影响主要是通过心交感神经，而迷走神经的作用次之；心交感神经与周围血管交感神经比较，针刺内关穴对心血管机能的影响均可通过交感神经和周围血管交感神经起作用，但交感神经的作用居优势。

（3）自主神经系统在针刺对胃运动影响中的作用　通过切断大鼠植物神经或给予神经阻滞药，观察电针刺激作用于植物神经系统效应器的神经传导过程。结果表明电针刺激腹部可引起的胃内压降低反应与交感神经的受体有关，刺激后肢引起的胃内压上升反应与迷走神经的烟碱和毒蕈碱受体有关，而且还提示辣椒辣素敏感性神经纤维（C、Aδ）是上述电针刺激反应的传入途径。

（4）自主神经系统在针刺利尿效应中的作用　研究发现，针刺兔"肾俞"穴可引起肾交感神经系统活动加强和迷走神经传入纤维放电加强，但迷走传出活动无明显变化。并且认为针刺"肾俞"穴后迷走神经传入纤维放电增加可能通过血浆精氨酸加压素（AVP）浓度降低和抑制肾交感传出纤维兴奋活动导致利尿和利钠效应。

（四）经穴 – 脏腑相关的体液机制

经穴在感受刺激和反映病证方面既有其快速、特异、专一、特定、局部的一面，又有较为缓慢、普遍、广泛、非特异、全身性的一面。如果说前一种现象的发生与神经系统的调节关系较为密切的话，那么，后种现象的出现可能与体液因素关系密切。

在动物实验中观察到在切除或阻断支配穴位的神经后，针刺效应往往明显减弱，而不是完全消失，说明针刺效应不仅通过神经途径，还可能有体液的途径。体液调节是由内分泌细胞分泌的激素和神经末梢释放的神经递质等通过血液途径或通过神经轴突运送至靶细胞而发挥调整作用，两者都是传递信息的媒介。在研究经穴 – 脏腑相关的机理中体液途径也是一个非常重要的问题。

有研究采用交叉循环的方法，对内脏 – 耳穴反应中体液因素的作用进行了观察。他们在 5 对家兔的交叉循环实验中发现，当电刺激供血家兔的心脏后，除了供血家兔的耳穴平均导电量显著增加以外，受血家兔（未进行电刺激心脏）的耳穴导电量也显著增加，2 只家兔耳穴导电量增加的程度和变化趋势呈一致和同步反应。进一步实验发现，当事先摘除供血家兔的肾上腺后再行电刺激心脏，此时的内脏 – 耳穴反应就会明显减弱（图 2-60）。这一结果提示，在内脏疾病引发耳穴病理表现的反射中，体液因素的作用不容忽视。

如前所述，在家兔实验性胃溃疡耳郭皮肤低电阻点产生机制的研究中观察到，当全部切除支配家兔耳郭皮肤的各类神经（包括躯体神经和支配血管壁的交感神经）后，胃溃疡期间切除一侧的耳郭皮肤低电阻点仅仅减少了一半，剩余的另一半仍循正常频率曲线起伏。因此认为，被保存下来的另一半低电阻点的产生主要与体液中的去甲肾上腺素等体液因素的相关物质有关。

有学者采用两只动物动静脉交叉循环的方法，证实了体液因素在针刺镇痛中的作用。实验结果表明，同时用电刺激两只动物的内脏大神经使它们产生类似于内脏痛的表现，用电针刺激供血动物的双侧"足三里"、"内关"、"肾俞"、"合谷"等穴位时，不仅可使供血动物皮层痛觉诱发电位受抑制，而且还可以使受血动物的皮层痛觉诱发电

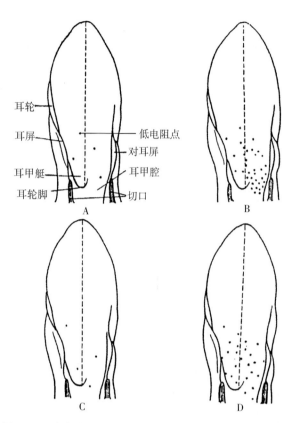

图 2-60　家兔交叉循环（CC）和心脏刺激（CS）后耳屏
低电阻点的数量和分布变化

A.供血者（心脏刺激的家兔）在 CC 和 CS 前；　B. 供血者在
CC 和 CS 后第 7 个小时
C.受血者（非心脏刺激的家兔）在 CC 和 CS 前；　D. 受血者在
CC 后第 7 个小时

位受到一定程度的抑制，其抑制率为 71% ～ 73%。进一步研究发现，两个动物的动脉血中血浆皮质酮的含量均有所升高；并且，这种抑制效应与血浆皮质酮的含量呈平行关系，即含量越高，针刺镇痛的效果就越好。在此基础上，进一步实验发现，如果供血动物被利血平化（耗竭肾上腺素能神经末梢囊泡中的去甲肾上腺素存储量）后再进行上述实验时，电针就不能使受血动物皮层痛觉诱发电位得到抑制。如果供血动物未被利血平化，而是使受血动物利血平化，那么针刺仍能够有效抑制受血动物的皮层痛觉诱发电位（图 2-61）。这一系列实验结果表明，上述针灸效应的发挥与体液因素中的血浆皮质酮的含量升高密切相关。该物质是通过两只动物之间唯一的联系途径（血液循环）进入到未被针刺的动物体内，而产生镇痛作用的。

体液因素在针灸经穴调节内脏功能过程中发挥

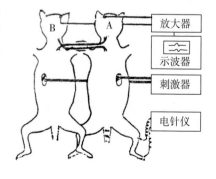

图 2-61　猫交叉式循环实验图模式图

@相关知识链接

交叉循环

"刀切在手指上，为什么一开始不疼，过一会儿才会疼？"

"手指被切后，神经刺激在某种化学物质的媒介下，由一个神经细胞传给另一个神经细胞，最后传到脑神经中枢，这时人才感觉到疼痛。"发现这一过程的人叫勒韦。

据说有一天他做个了一个梦，醒来后怎么也回忆不起梦中的情节。后来他又做了同样的梦，于是他趁自己还没忘的时候来到实验室，按梦中显示的实验过程操作一番，结果有了一个大发现。他的实验是这样的：将两只青蛙的心脏（连带迷走神经）从青蛙体中取出来，用玻璃管将其连接起来，管中灌了生理盐水。当刺激其中一只青蛙的迷走神经（迷走神经的作用是减弱心脏的收缩）时，另一只青蛙的心脏也受到很大的阻碍。很明显，神经刺激是被溶于玻璃管盐水中的某种化学物质传递过去的。后经英国生理学家戴尔博士证实，这种物质叫乙酰胆碱，是一种有机化合物。而勒韦使用的方法即交叉循环的方法。1936年，勒韦博士与戴尔博士共同获得诺贝尔生理学医学奖！

着重要作用，广泛涉及神经系统、心血管系统、呼吸系统、消化系统、泌尿系统、生殖系统、免疫系统等。如针刺"内关"、"间使"等穴位治疗冠心病的作用中，能够激发垂体－肾上腺皮质系统的功能活动，促进氢化可的松等肾上腺皮质激素的释放，从而减轻实验性冠状动脉缺血性心肌细胞坏死程度和坏死面积，降低死亡率。针刺"水沟"穴抗休克的作用中，可以阻止休克家兔肾上腺髓质儿茶酚胺的减少；电针大鼠的"水沟"、"承浆"等穴，可以使休克大鼠垂体后叶加压素释放增加，切除肾上腺或切断垂体柄后则针刺的升压效应随之消失。另外，失血性休克的动物在针灸治疗后血糖、血浆皮质酮、血清肌酸磷激酶和5-羟色胺的升高以及心钠素分泌的减少都说明在针灸抗休克的治疗作用中有神经－体液调节的参与。

总之，经穴－脏腑相关研究是经络研究中的一个重要方面。目前已经积累了相当丰富的资料，虽然有些研究结果还有分歧，但大量事实表明，经穴和脏腑之间确有相对的特异性联系。在此基础上，研究者又对一些最有代表性的穴位（内关、足三里等）进行了深入的研究，比较系统地论证了针刺上述穴位的效应机理。不仅为阐释针刺临床疗

@相关知识链接

经穴－脏腑相关的其他微妙途径

有人在局麻下以γ-探测仪同时监测心、胃、肺、肾的γ射线脉冲数（探头置于各该内脏的表面），观察在内关（心包经）、足三里（胃经）、孔最（肺经）和太溪（肾经）注射NaI（^{125}I）时，上述内脏γ射线强度的变化，发现注入穴位中的示踪剂（^{125}I）能迅速迁徙至各脏器。但其到达的速度、时间和强度却因注射的穴位不同而有所不同。心脏与心包经穴位的关系最密切，胃则与胃经穴位的关系最密切，肺和肾也基本与肺、肾两经的关系密切。上述实验结果从体液途径的角度显示了经穴脏腑的相关性与特异性，尽管血液和淋巴是体液运行的共同通道，但脏腑和经穴之间还是存在着某种微妙的关系。

效提供了确凿的实验证据，也为进一步阐明经脉与脏腑的关系奠定了基础。当然，也不能不看到，经穴和脏腑的相关联系是一个十分复杂的问题。按照中医的理论，经脉之间、脏腑之间，还有表里、生克、交会、转注等复杂的关系，在针灸临床上也强调要根据辨证论治的原则取穴和配穴。但这些复杂的关系，在大多数的实验研究中都还没有充分加以考虑。动物实验的条件与人体也不尽相同，因此，有些研究结果也难免有一定的局限性，有些问题还有待进一步剖析验证。

小 结

1. 本着"肯定现象，掌握规律，阐明本质，提高疗效"的思路，国内外学者从经脉现象入手，开展了经络的现代科学基础研究。经脉现象（经络现象）是指机体由于某种原因引起的、沿古典经脉循行路线出现的各种生理、病理现象，包括循经感传、循经皮肤病、循经性神经血管反应、循经感觉障碍等。其中循经感传是最为多见的经脉现象。所谓循经感传是指用一定方法刺激穴位时，人体出现酸、胀、麻等"得气"感觉，从受刺激的穴位开始，沿古典医籍记载的经脉路线传导的、能通过大脑感知的现象。循经感传在人群中普遍存在，特征是感传路线基本循经，感觉性质以酸、麻、胀、痛为主，速度为 1 ～ 10cm/s，宽度通常为带状，0.5 ～ 5.0cm，深度因部位而异，方向可向心、可离心，也可双向传导，机械压迫、局部降温、局部注射液体可阻滞或影响感传，感传具有明显的效应且相对稳定。温度、时间、刺激方法和强度、机体的某些因素均可影响感传。提高循经感传的出现率可提高针刺临床疗效。循经感传的机理主要有"中枢兴奋扩散观点"、"外周动因激发学观点"、"外周中枢统一观点"，各种观点皆有一些依据，但都需进一步深入研究。

2. 应用生物物理学的方法在经脉循行线上检测到经脉具有与周围非经线处不同的特性，包括经脉的电特性、热学特性、光学特性、声学特性、磁学特性、沿经同位素迁移现象等。经脉的客观检测和显示为经脉的存在提供了有力的证据。

3. 目前对经络的看法大体上有以下 3 种观点：①经络是以神经系统为主要基础，包括血管、淋巴系统等已知结构的人体功能综合调节系统；②经络是独立于神经、血管、淋巴系统等已知结构之外，但又与之密切相关的另一个功能调节系统；③经络可能是既包括已知结构，也包括未知结构的综合功能调节系统。经络假说有经络与神经体液综合调节相关、经络与血管淋巴管相关、经络 - 皮质 - 内脏相关、二重反射假说、轴突反射接力联动假说、第三平衡系统及脉管外组织液流动说等。

4. 穴位探测是根据机体在生理及病理条件下，穴位部位具有某些生物物理特性而发展起来的一种客观显示穴位、辅助诊断疾病的检测技术。穴位探测主要是基于穴位的电学特性和热学特性。穴位具有低电阻特性，可提高腧穴定位的准确性，可用于针刺反应的客观显示，协助临床诊断；生理状态、测定部位、环境变化等可影响穴位电阻的探测。穴位具有温度特征，即容易出现与周围皮肤温度不同的温差点，可用于临床选穴和显示针效，协助临床诊断；生理状态、环境变化可影响穴位温度的探测。

5.穴位的结构是以皮肤、皮下组织、神经、血管、淋巴、筋膜、肌肉、肌腱等已知的结构为主，未发现目前尚未认识的特殊结构，可以认为穴位的结构是一个由多种组织构成的立体构筑。以上结构在穴区分布有一定的特异性，全身不同部位的穴位中，上述组织的种类、数量和组合形式差别很大。

6.穴位的功能主要表现为感受刺激和反映病证两个方面。穴位可感受多种形式的刺激，穴位对不同形式刺激的感受阈值不同，也有不同的适应性。穴位感受刺激，并产生酸、麻、胀、重等多种针刺感觉，同时产生相应的治疗效应。不同穴位的针刺效应不同，体现出穴位功能特异性。穴位具有反映病证的功能，常见穴位病理反应形式有感觉异常、组织形态的改变、生物物理特性改变、生物化学特性改变等。穴位病理反应有部位特异性，与脏腑之间有相对特异性，并与脏腑疾病进程有关。穴位病理反应可用于协助诊断疾病和帮助选取穴位。

7.经穴－脏腑相关反映了体表的经穴与脏腑之间的一种双向性、相对性的联系，主要包括两层含义：其一，脏腑生理或病理改变可以多种形式反映到体表相应部位的经穴上，表现出特定的症状和体征，此可称为脏腑－经穴相关；其二，刺激体表的经穴，又可对相应脏腑的生理功能和病理改变起到一定的调节作用，此可称为经穴－脏腑相关。

8.经穴－脏腑相关的机制比较复杂，从神经的节段支配，中枢神经、自主神经和体液机制角度开展了较多研究，取得了显著进展。研究发现，经络穴位的分布和主治与神经节段支配关系密切，有其相应、一致的规律性，躯干部穴位尤为明显。脊髓、脑干、下丘脑和大脑皮质等各级中枢存在着既接受来自内脏传入信息影响，又接受来自体表传入信息影响的神经元，或两方面传入的信息投射在同一部位的会聚现象。这些为穴位－脏腑相关提供了中枢神经系统基础。人体每个体节以神经节段为中心，通过躯体神经联系体表部位，通过自主神经与内脏建立联系。自主神经在经穴－脏腑相关中也占有非常重要的地位，是体表穴位和内脏有机联系的重要环节。研究穴位功能时发现，无论是感受刺激还是反映病证均表现出两种现象，即穴位的功能既有其快速、特异、专一、特定、局部的一面，又有较为缓慢、普遍、广泛、非特异、全身性的一面。如果说前一种现象的发生与神经系统的调节关系较为密切的话，那么，后一种现象的出现可能与体液因素关系密切。

复习思考题

1.什么是经脉现象？主要包括哪些内容？

2.1977年合肥会议提出的经络研究的思路是什么？请简要论述之。

3.什么是循经感传？简要论述循经感传的特征。

4.循经感传的感觉性质有哪些？与刺激方法、刺激部位有何关系？

5.哪些因素可阻滞循经感传？这对临床有何启示？

6.循经感传形成机理的研究有哪些观点？简要介绍分析之。

7. 何谓循经皮肤病？简要叙述其表现特征。

8. 目前对经络实质的看法有哪三种观点？

9. 经脉电学探测主要有哪些特征？

10. 经脉热辐射主要有哪些特征？

11. 简述经络的二重反射假说和轴突反射接力联动假说。

12. 穴位探测最主要的作用是什么？

13. 根据穴位的生物物理特性，有哪几种穴位探测的方法？其中你对哪种探测方法感兴趣，有何建议？

14. 穴位在感受刺激方面有哪些特点？

15. 简述穴位与肥大细胞的关系。

16. 什么是穴位的病理反应？其种类和规律有哪些？

17. 什么是经穴－脏腑相关？主要表现为哪几个方面？

18. 简要论述经穴－脏腑相关机制。

19. 简要论述经穴－脏腑相关的神经节段机制。

20. 脑干参与了经穴－脏腑相关过程，试概述其机制。

21. 简述自主神经在经穴－脏腑相关中的作用机制。

22. 简述体液因素在经穴－脏腑相关中的作用机制。

第三章　针灸作用技术的科学基础

Scientific Basis of Acup-Moxibustion Treatment Technology

　　针灸作用技术的科学基础是针灸作用原理研究的重要内容。刺法灸法属于针灸技术，是针灸学最具特色的内容之一。在针灸技术中，以针感（得气）的研究最为深入，掌握针感产生的过程，对提高针刺的应用水平具有重要意义。近年来，灸法的研究也取得了一些新进展。此外，穴位注射、刺络放血、穴位埋线也开展了相关的机理研究，要求了解。

　　关键词　针感的产生　针感的传导通路　针刺手法　灸法　穴位注射
　　　　　　刺络疗法　穴位埋线

第一节 毫针刺法

毫针是针灸疗法中应用最多的针具，毫针针刺讲究"得气"，丰富多彩的针刺手法和刺法是以毫针为主操作的。

一、针感产生

针感（得气）是指针刺入人体腧穴后，受试者所产生的酸、麻、胀、重、痛、凉、热、蚁行和触电等感觉，以及施术者手下的沉紧感。由于感觉的产生主要依赖于大脑功能，因此，研究者从神经角度对针感的产生进行了比较系统的研究。神经活动的基本形式是反射，反射的结构基础是反射弧，反射弧由感受器、传入神经纤维、中枢神经、传出神经纤维和效应器组成。针感的产生及其效应的发挥，与以上多个环节密切相关。

（一）针感产生的结构

1. 针感点的定位 为了探寻产生针感的确切部位，常用某些方法标记"得气"部位。

（1）组织形态学方法 利用患者因病待截肢的肢体，在手术及麻醉前针感反应尚正常时，针刺穴位并测定针感，同时设法将颜色标记留在产生针感处的组织，待截肢后找出被标记的组织，对其进行组织形态学观察。目前从组织形态学的角度标记针感点的方法有美蓝法、墨汁法、蓝点法、改良蓝点法等。

（2）影像学方法 X线、CT、MRI是3种不同的成像技术（相关内容见第一章第三节），由于其空间分辨率较高，可用于针感点定位。方法是将针刺入相关穴位，得气

@相关知识链接

针感点标记法：美蓝法、墨汁法、蓝点法、改良蓝点法

美蓝法、墨汁法是用微量注射器直接注射无害染料进行标记，常用美蓝法。在未麻醉待截肢的肢体上选定穴位，用微量注射器替代毫针，进针后缓慢下插，待患者主诉有针感后即停止下插，注射1%美蓝1~2μl，将产生针感的针尖部位染成蓝色，术后取出有蓝点的组织块，进行组织形态学观察。

蓝点法、改良蓝点法根据铁离子-普鲁士蓝反应原理设计，即铁离子遇到亚铁氰根会产生蓝色的亚铁氰化物沉淀。在未麻醉待截肢的肢体上选定穴位，用尖端裸露的绝缘针替代毫针，进针后缓慢下插，待患者主诉有针感后即停止下插，向针尖通以30~50μA直流电，针尖部分会有部分铁离子电解出来，并沉淀于针尖周围的组织中，待肢体被截下后，用1%亚铁氰化钾-甲醛溶液灌流，沉淀于局部的铁离子遇到亚铁氰化钾会形成蓝色颗粒，从而显示出得气部位，再进行组织形态学观察。

后在体观察针刺部位的大体解剖结构。此法可观察活体组织结构，但不能对细微结构进行观察。图 3-1 ~图 3-3 为使用 MRI 或 CT 对穴位解剖结构及针感点的定位。

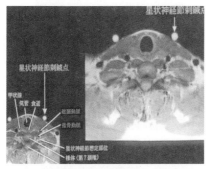

A.星状神经节针刺部（水平面）

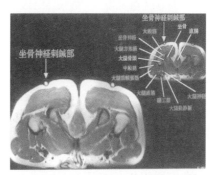

B.坐骨神经针刺部（水平面）

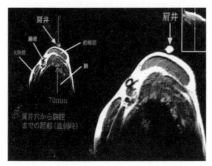

C.肩井针刺部（尖状面）

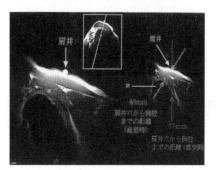

D.肩井针刺部（冠状面）

图 3-1　经穴部 MRI 成像

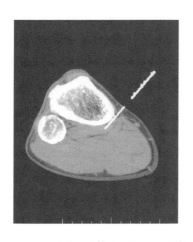

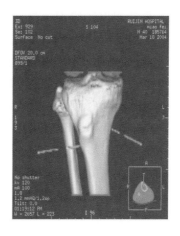

图 3-2　人体小腿部 CT 成像（图中线形高密度影为针灸针）

2. 针感点的结构

（1）针感点的分布　从蓝点定位看，针感点分布在皮下至骨膜的各层组织中（包括皮下组织、肌肉、肌腱和腱周组织、神经干、神经支、血管、关节囊和骨膜等），但

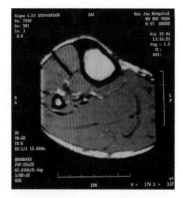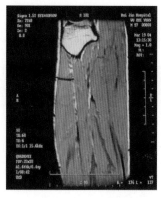

图 3-3　人体小腿部 MRI 成像（图中线形低信号影为针灸针）

大部分分布在深层组织。有研究显示，足三里、内关、犊鼻等 14 个穴位的 44 个针感点，其中，11 种不同性质的针感点可分别出现于自皮下到骨膜的各层组织，但分布在深层组织中者占 90%；偏历等 13 个穴位中的 30 个针感点只有 6 个是在皮下结缔组织中，其余均在深层组织内。

（2）针感点的结构　研究结果表明，穴位下的小神经束、游离神经末梢、血管和某些包囊感受器与针感的形成密切相关，它们共同构成穴位的感受装置。例如采用改良蓝点法对足三里、内关等穴的 16 个针感点进行组织学观察，发现在蓝点周围 $1 \sim 4mm^2$ 范围内可见的组织结构比例为：神经束 35.2%，游离神经末梢 14.8%，肌梭 4.5%，血管 45.5%。此外，有人用改良蓝点法对足三里、内关等穴的 44 个针感点周围 1.8mm 直径范围内的组织结构进行研究，发现神经干、支和小血管（管壁神经丛）的比例为 100%，游离神经末梢为 54%，肌梭为 37% 左右。其中神经干、神经支、血管和游离神经末梢与针感呈平行关系。当病变涉及血管、神经及末梢感受器时，针感很差；当病变损坏肌肉，而血管、神经及末梢感受器无明显病变时，针感良好。

此外，穴位针感点内血管壁上的自主神经和血管旁平滑肌也有可能参与针感的形成。如有人在针刺家兔"足三里"引起肠蠕动增强的效应中发现，先后切断后肢的皮肤、肌肉、坐骨神经和股骨，该针刺效应依然存在；只有切除该侧髂外动脉或用石碳酸在股动脉上环形涂抹 1 周后，该针刺即时效应才消失。组织学观察证明血管壁上的植物神经丛可能是这一针刺效应的传入途径之一。组织化学的研究也证实了穴区内小血管上确有自主神经纤维，其中有的属肽能神经纤维，它们与支配穴区的躯体神经及其游离末梢相吻合，形成了躯体神经与自主神经在血管丛的汇合区，这也可能是针刺穴位时产生针感的组织形态学基础之一。

（3）针感性质与组织结构　采用美蓝法标记针感点并记录患者主诉，通过对针感与直接刺激不同组织时产生的感觉进行对比研究，结果表明不同针感与不同组织结构相关，见表 3-1。

表 3-1　刺激不同组织时产生的感觉与针感的对比研究

受刺激组织	酸	麻	胀	重	热	痛	总人数
神经	6（10.71）	30（53.57）	13（23.21）	2（3.57）	1（1.79）	4（7.15）	56
血管	3（15.00）	4（20.00）	1（5.00）	0	0	12（60.00）	20
肌肉	5（33.33）	1（6.67）	6（40.00）	0	0	3（20.00）	15
肌腱	8（40.00）	3（15.00）	3（15.00）	0	0	6（30.00）	20
骨膜	10（58.82）	1（5.88）	2（11.77）	0	0	4（23.53）	17

注：数据为出现该感觉的人数，括号内数据为受试患者所占总例数的百分比（%）。

由上表可见，刺激神经多引起麻感，刺激血管多引起痛感，刺激肌肉多引起酸胀感，刺激肌腱、骨膜多引起酸痛感。另有研究发现，在同一神经干，用手术器械碰触或手术刀分解其鞘膜时产生麻感，用手搓捻时则产生重感，说明针感与刺激的性质相关。

总之，针感的形成与穴位下小神经束、游离神经末梢、血管和某些包囊感受器等组织密切相关。此外，穴位针感点内血管壁上的自主神经和血管平滑肌也有可能参与针感形成。针感可产生于各种组织之中，针刺作用于不同组织时产生的针感性质不同；同一组织内，由于针刺手法不同也可能产生不同性质的针感，这可能就是针刺同一穴位产生多种性质（酸、麻、胀、重等）针感的原因。

（二）针感与感受器

针感的产生与感受器、传入神经、中枢神经系统各环节密切相关。

1.针感的感受器　针感的感受器包括穴位感受装置中的小神经束、游离神经末梢、某些包囊感受器、血管壁上的神经装置等。针刺可能通过不同方式兴奋这些感受器：如直接兴奋感受器，或引起穴区肥大细胞和其他组织损伤，释放某些生物活性物质[如钾离子、氢离子、组织胺、乙酰胆碱、5-羟色胺（5-HT）、缓激肽和慢反应物质等]，使感受器去极化，将针刺刺激转换成相应的神经冲动，即针刺信号，该信号沿一定的外周和中枢路径逐步传入到脑的高级部位，最后形成针感。

不同部位的穴位内组织结构差异很大，其中所含感受器的类型也不同，究竟是哪种感受装置同针感性质相关，尚难以从单纯的形态学研究中找到答案。不过，通过形态学、穴位肌电和神经细束分离法等对其进行研究，有如下发现，见表3-2。

表 3-2　不同穴位的感受器

穴位部位	主要感受器
肌肉丰厚处的穴位（如合谷、内关）	肌梭、游离神经末梢、环层小体
肌腱附近穴位（如昆仑、曲泽）	环层小体
肌与肌腱接头部的穴位（如承山）	肌梭、腱器官
头皮处穴位（如百会、印堂）	游离末梢
关节囊处的穴位（如内膝眼、犊鼻）	Ruffini 小体

@相关知识链接

感受器及感受器分类

感受器是具有感觉神经末梢（即传入神经末梢）的特殊装置，它是能接受体内外各种环境变化所引起的刺激，并将不同形式的刺激转化为一定神经冲动的特殊结构。从这个意义上说，感受器也是换能器。感受器结构多种多样，有些感受器就是外周感觉神经末梢本身，如体表或组织内部与痛感有关的游离神经末梢；有些感受器是在裸露的神经末梢周围再包绕一些特殊的结缔组织被膜样结构，如分布在各种组织中与触压感受有关的触觉小体和环层小体等。

2. 针感与感受器电位　各种感受器都具有换能作用，即把作用于它们的各种形式的刺激能量转换成相应传入神经纤维上的动作电位（action potential），因此可以把感受器看成生物换能器。在感受器将刺激转换为神经冲动前，感受器细胞内会产生相应的电位变化，感受器电位（receptor potential）达到一临界水平时，与感受器相连的神经纤维就爆发动作电位。由于动作电位是在感受器电位的基础上产生，故感受器电位又称为发生器电位（generator potential），即动作电位的发生器。感受器电位的幅度随刺激强度的增加而增加，并能向邻近部位进行有限距离的传递。而动作电位是一个持续时间极短的脉冲式放电，其幅度一旦出现便达到最大值，也不随着传递距离加大而减少，呈现"全或无"的特点，这表明不同的刺激强度是以动作电位的数目和频率进行表达和编码的，而与动作电位幅度无关。因此，感受器在换能时兼有编码功能，即把刺激所包含的环境变化信息也转移到了动作电位的排列组合之中。

外来刺激作用于感受器细胞后，主要是通过具有特异感受结构的通道蛋白质或膜的特异受体把外界刺激转换成跨膜电信号，由此将不同能量形式的外界刺激转换成跨膜电位变化，见图3-4。

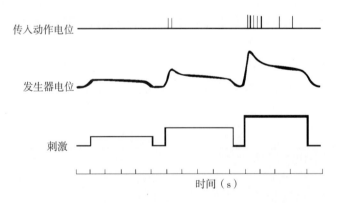

图 3-4　刺激强度与感受器电位、动作电位的关系

（随着刺激强度的增强，引起更大的感受器电位和更高频率的动作电位）

有关实验证实了针感的形成过程，在细心制备的动物神经纤维细束上，可记录到针刺穴位引起的单位电活动，或利用钨丝微电极在人体上可记录到对针刺敏感的感受单

@相关知识链接

神经动作电位的编码

正如电报在发报以前要将待传送的信息转换成某种电码序列一样，由任何传入神经传向中枢的信号只能是动作电位，而大脑皮层产生感觉的直接依据只能是经过编码的神经电信号，外界信息就包含在这些动作电位的组合和序列中。在某一感受系统内，刺激的强度不是由动作电位的大小和波形来编码，而是由传入神经纤维上动作电位的频率来决定，也就是说不同强度的刺激是以不同频率的电信号来编码和传递的。

位。说明针刺可引起感受器兴奋，产生针刺信号。

进一步研究表明，针刺可以兴奋深部组织中的牵张感受器和压力感受器。其中有的只是在运用捻转手法时才大量放电，有的则对提插手法更敏感。有相当一部分 C 类神经纤维（简称 C 类纤维）末梢对针刺或压迫很敏感，表现为大量放电，有的在留针时甚至在起针后仍在放电，持续数十分钟至数小时（图 3-5）。而这种长时间的后放电可能与针感的后效应有密切关系。

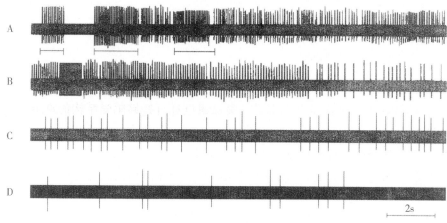

图 3-5　针刺引起 C 类神经纤维末梢放电
A 为针刺（——表示提、插、捻、转）时放电；B 为留针期间放电持续；
C、D 为起针后放电频率逐渐降低，但能保持一段时间

已知游离神经末梢对局部化学环境的改变很敏感，实验证明，当组织受到如针刺等创伤性损伤时能释放某些化学物质，能引起肥大细胞和其他组织损伤或破裂，释放出某些生物活性物质，如组胺、5- 羟色胺、缓激肽和慢反应物质等（图 3-6）。上述的 C 类纤维末梢之所以能在停止针刺刺激后继续发放冲动，可能是因为它们与皮肤中的游离神经末梢一样，不仅对针刺的机械刺激产生反应，而且对针刺刺激引起的化学环境改变也有反应。

不同的刺激手法可以使同一个穴位产生不同针感，不同的刺激方式刺激穴位引起的针感各异。其原因可能是针刺刺激作用于穴位局部，该局部存在多根神经及其连属的

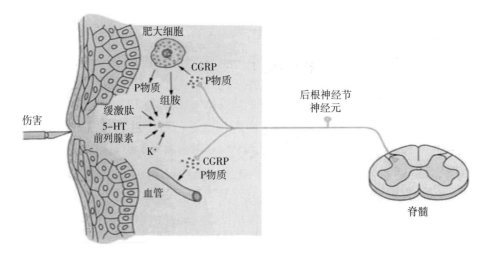

图 3-6　创伤性刺激引起局部化学释放

多个感受器，不同的刺激方式或刺激量激活的神经纤维种类和数量不同，而这些数目不同、粗细不同的神经纤维（或末梢）在兴奋时产生的冲动则以不同的编码传导到高级神经中枢，大脑皮层感觉区可以把不同编码的神经电信号解码为不同感觉类型，从而产生酸、麻、重、胀等复杂针感。

（三）针感的传导通路

针感之感知部位无疑是在大脑皮层，针刺穴位所产生的针感是如何从穴位处传到大脑皮层，进而产生针感的呢？这是非常复杂的问题。这里主要从针感的神经传导通路进行介绍。

1. 针感的外周传入神经纤维　大量研究工作证明，针感的主要传入神经是支配穴位的躯体感觉神经，部分穴位周围血管壁交感神经纤维的传入成分也可能参与了针刺信号的传入。

研究者用交叉灌流、血管架桥、神经切断等多种方法证明：足三里穴的传入通路主要是支配该穴区的腓神经，因为切断此神经后，其针刺镇痛的即时效应受到影响。

封闭人体合谷穴周围皮神经，对其针刺镇痛的影响不大，但封闭深部肌神经后该即时效应消失。针刺大鼠合谷穴的镇痛效应只在桡神经完整的情况下出现，说明合谷穴针刺镇痛效应的传入神经是深部的躯体神经。

研究者在急性心肌缺血动物模型上观察到：切断支配该穴区的正中神经后，针刺"内关"穴对缺血心肌的恢复效应明显下降。在切断眶下神经后，针刺"水沟"穴的抗休克或升压效应短期内不再出现。

此外，针刺人体穴位出现针感时，可在支配该穴位的神经纤维上记录到相关的放电反应。

不同类型的感觉由不同类型的神经纤维传导。关于针感传入的神经纤维类别问题，目前倾向于认为主要由中等粗细的Ⅱ、Ⅲ类纤维传递。有学者用循环阻断、普鲁卡因阻

@相关知识链接

周围神经纤维分类

一般来说，根据神经纤维的直径和传导速度，周围神经纤维可分为A类、B类和C类，感觉神经又可分为Ⅰ类、Ⅱ类、Ⅲ类和Ⅳ类，见表3-3。

表3-3　周围神经纤维分类

Erlanger/Gasserw 分类法				Loyd/Hunt 分类法			
纤维类型	纤维直径（μm）	传导速度（m/s）	功能	纤维类型	纤维直径（μm）	传导速度（m/s）	功能
A（α）	13～22	70～120	运动，肌肉本体感受器	Ⅰ	13	75	初级肌梭传入
A（β）	8～13	40～70	触觉、运动觉	Ⅱ	9	55	皮肤触觉传入
A（γ）	4～8	15～40	触觉、压觉、肌梭的兴奋	Ⅲ	3	11	肌肉压力传入
A（δ）	1～4	5～15	痛、热、冷、压觉	Ⅳ	1	1	无髓痛觉传入
B	1～3	3～14	植物性神经节前纤维	—	—	—	—
C	0.2～1	0.2～2	痛、热、冷、压觉，植物性神经节后纤维，嗅觉	—	—	—	—

滞、阳极阻滞和神经刺激等多种手段对比了各类神经纤维在针刺"足三里"穴镇痛效应中的作用，结果显示针刺"足三里"穴镇痛的向心冲动主要是由腓神经中的Ⅱ类纤维和部分Ⅲ类纤维传入中枢的。采用背根分离神经细束并记录背根电位的方法，在人体上用止血带压迫、硬膜麻醉、腰麻和电生理等刺激和记录方法也证实：人体针感冲动和针刺镇痛冲动主要由Ⅱ、Ⅲ类纤维传导。用逐步增强的三角波电脉冲依次兴奋并阻滞动物"足三里"穴区腓深神经各类纤维，比较兴奋不同类别纤维对针刺镇痛的影响，研究发现兴奋Ⅰ、Ⅱ类纤维时镇痛有效率为22.73%，仅兴奋Ⅲ类纤维时有效率为79.62%。阻滞Ⅰ、Ⅱ、Ⅲ类纤维，兴奋Ⅳ类纤维时动物挣扎，呼吸变化明显，说明过强刺激使Ⅳ类纤维兴奋时，该刺激本身就会引起难忍的疼痛和明显的痛反应。

但也有人认为针刺穴位可兴奋Ⅳ类纤维。兴奋Ⅰ、Ⅱ类纤维时的镇痛优良率为54.5%；兴奋Ⅰ、Ⅱ、Ⅲ类纤维时镇痛优良率提高为63%；若兴奋Ⅰ、Ⅱ、Ⅲ、Ⅳ类则效果更佳，优良率为86%，以上不同结果还有待深入探讨。不过针刺兴奋何种纤维还与刺激方法、针刺刺激所涉及的神经结构以及刺激强度有关。如实验研究证明：电针的针感以兴奋Ⅱ和Ⅲ类纤维为主，而手法运针所产生的酸、麻、胀、重感则主要由Ⅲ和Ⅳ类纤维传导。

近年来研究发现，交感神经及血管壁神经丛也参与针刺效应传导。例如，切除家兔一侧腰交感链，或切除一侧灰、白交通支都能减弱针刺同侧"足三里"穴的镇痛效应，而针刺对侧"足三里"穴则镇痛效应不受影响。观察电针"足三里"穴对皮质诱发电位的影响，发现单独切断坐骨神经的隐神经或单独阻断股动脉、股静脉管壁的神经传导，都不能使电针"足三里"穴对电刺激内脏神经引起皮质痛觉诱发电位的抑制作用消失；如果两种措施合并进行，则多数动物的这种抑制即时效应消失，只有少数动物存在轻微抑制作用；如再切断大腿全部躯体神经，并高位阻断股动脉、股静脉和闭孔动脉血管壁的神经传导，则电针对皮质痛觉诱发电位抑制的即时效应消失。观察针刺"足三里"穴所引起的肠蠕动效应，发现即便同时切断家兔的坐骨神经和股神经，针刺"足三里"穴所引起的肠蠕动效应仍然存在，只有在股动脉上涂抹饱和石碳酸之后肠蠕动才消失。以上结果说明，针刺足三里穴的效应传入，除穴位的躯体神经外，交感神经、血管壁神经丛及其周围的神经结构均有可能参与针刺冲动的传入。

在研究手十二井穴刺络放血的传入途径中发现，切断正中神经、桡神经、尺神经后针刺效应仍然存在，当封闭血管壁上的植物神经后，十二井穴刺络放血的即时效应消失，提示针刺效应的传入也与植物神经有关；但15分钟后针刺效应又逐渐出现，提示针刺效应的传入途径是一个非常复杂的过程，与神经系统密切相关，但也存在其他可能的机制。

2. 针感的中枢传导通路（transmit pathway） 针刺信号经脊髓等各级中枢上传入脑，在大脑皮层形成感觉，针感在中枢神经系统内的上行通路包括脊髓上行神经纤维和脑内通路。

（1）针感的脊髓上行通路 按照现代神经生理学的方法，躯体信号在脊髓内是沿两条途径上行入脑的，一条是背索通路（dorsal funiculus tract），另一条是脊髓丘脑通路（spinothalamic tract），见图3-7、图3-8。

@相关知识链接

背索通路

来自肌肉、肌腱、关节等处的大部分粗大有髓鞘纤维（主要是Ⅱ类纤维），经后根进入脊髓后，由同侧后索上行至延髓下部，在薄束核和楔束核更换神经元，换元后的第二级神经元再发出纤维交叉到对侧，经内侧丘系抵达丘脑的后腹核以及相关的特异感觉接替核。这个上行系统又称为后索（脊髓部分）或内侧丘系（脑干部分）。这条通路主要参与躯体精辨感觉的形成（图3-7）。

脊髓丘脑通路

脊髓丘脑通路（图3-8）可分为3条不同的路径：脊髓丘脑前束、脊髓丘脑侧束和脊髓网状束。传导触觉和痛觉、温度觉的纤维进入脊髓，在后角更换神经元，换元后的第二级神经元再发出纤维在中央管前交叉至对侧，在脊髓的前外侧1/4部分形成前外侧系的上行纤维，其中传导痛觉、温度觉的纤维走行于脊髓丘脑侧束，而传导触-压觉的纤维走行于脊髓丘脑前束，这些纤维中的一部分抵达丘脑的特异感觉接替核，另一部分投射到丘脑的中线区和髓板内非特异感觉接替核。除了脊髓丘脑前束和脊髓丘脑侧束的纤维外，还有一些纤维也和这两条束的纤维共同起源于脊髓背角，但它们从不延伸到丘脑。这些纤维终止于延髓和中脑区域的网状结构中，因而构成了脊髓网状束。

临床上后索损害疾病如脊髓痨，病损部位以薄束为主，两下肢深感觉近乎消失，而浅感觉无明显障碍，病损区的穴位针感无明显异常；后索切断后动物的针效也未受到明显影响，因此认为针刺信号主要不是沿这条通路传导的。但与对照区相比，针刺脊髓

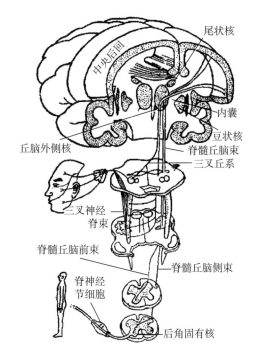

图 3-7　深感觉传导通路，背索－内侧丘系

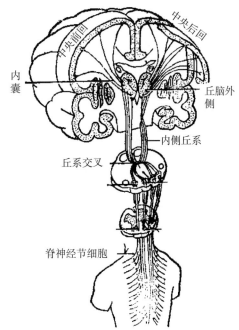

图 3-8　脊髓丘脑通路

病患者病变区穴位的"得气"感不易持续，当停止运针时，针感和针下肌电迅速消失，提示了与精辨感觉有关的后索似乎与"得气"的维持有关。

　　研究人体针刺信号传导的脊髓神经通路，主要通过针刺神经系统病变患者的病变所涉入区域的穴位，观察得气情况（表 3-4）。动物实验发现，切断动物脊髓背索并不影响针刺效应，但是切断或损毁两侧腹外侧索后，针刺镇痛效应或对内脏机能的调整即时效应消失。因此目前倾向认为，针刺穴位传入冲动在脊髓内换元后其二级冲动主要经腹外侧索、脊髓丘脑前束、脊髓丘脑侧束向高位中枢传递。

表 3-4　部分神经系统病变患者的得气情况

疾病名称	主要病变部位	深感觉	浅感觉	病变区的穴位得气情况	结果提示
完全性脊髓横贯损伤	整个脊髓平面	脊髓横断水平下完全丧失	脊髓横断水平下完全丧失	无针感	针感信号由脊髓上传到高级中枢
脊髓梅毒	脊髓后索的薄束	双下肢几乎消失	基本正常	基本正常，能得气但不易持续，停止运针则手下感很快松空，针感和肌电迅速消失	针感信号主要不由此通路传导，但后索参与维持针感
脊髓空洞症	脊髓前连合，影响经前连合交叉的痛觉、温觉神经纤维	—	节段性痛觉、温觉障碍	明显下降，与病程程度平行，针刺痛觉、温觉完全消失区的穴位无针感和针下肌电活动，但只要存在较轻微的痛觉，就有迟而弱的针感	针感信号与痛温觉传导路径密切相关
脊髓肿瘤引起的布郎卡综合征	脊髓丘脑束、脊髓后索	病灶水平以下的同侧深感觉障碍	病灶水平以下的对侧浅感觉障碍	针刺病变以下两侧穴位，痛觉、温觉减退区针感比深感觉减退区迟钝	针感信号与痛温觉传导路径密切相关

续表

疾病名称	主要病变部位	深感觉	浅感觉	病变区的穴位得气情况	结果提示
脊髓灰质炎后遗症、肌萎缩性侧索硬化症	脊髓运动系统	正常	正常	正常	脊髓运动系统不影响针刺得气

此外，进入脊髓后角的针刺信号还可对前角或侧角神经元产生影响而发动躯体 – 内脏或躯体 – 躯体反射，经交感纤维或 γ – 传出纤维分别对相同或相邻节段区域内的痛反应和内脏活动进行调节、控制。

综上所述，针感信号进入脊髓后作用于背角细胞，主要经腹外侧索向上级中枢传递。

（2）针感的脑内通路　针感信号经脊髓上行入脑后，必须行达丘脑，只有经过丘脑更换神经元上行到大脑皮层后才能最终形成针感，如丘脑感觉神经细胞的轴突与皮层联系中断时，患者不能定出针感的位置。

3. 针感的外周传出通路　针刺穴位后，针刺信息由外周传入通路进入中枢各级有关脑部，经中枢整合调制后，通过传出途径对脏腑器官活动和痛反应进行调节和控制。已有实验证明，针刺效应的外周传出途径与神经反射性通路和神经 – 体液途径有关。

（1）神经反射性通路　由外周神经传入的针刺信息，通过各级中枢整合调制后转换为传出神经冲动，其神经冲动沿脊髓背外侧索下行至有关节段，对脊髓背角、中间外侧角及前角神经元发生作用，作用后的神经冲动再沿相应的躯体运动神经或植物神经传至各自的效应器，引起其机能活动的各种变化。实验发现，针刺穴位引起心率减慢、血压下降、胃肠运动和分泌功能增强等效应的传出途径，可能与迷走神经、胆碱能纤维有关；而针刺穴位产生心率加快、血压升高、胃肠运动及分泌功能减弱等效应的传出途径，可能与交感神经有关，全身经穴按交感神经支配区域可划分为14个穴段，见表3-5。

表3-5　全身经穴交感神经支配区域

穴段	外周交感性神经的主要脊髓节段	主要功能代表穴位
头面穴段	$T_1 \sim T_{3(4)}$	神庭
颈肩穴段	$T_1 \sim T_5$	人迎
上肢后侧穴段	以 $T_2 \sim T_9$ 的上几个节段为主	外关
手穴段	$T_2 \sim T_9$	合谷
上肢前侧穴段	以 $T_2 \sim T_9$ 的下几个节段为主	内关
胸穴段	$T_1 \sim T_5$	膻中
上背穴段	$T_1 \sim T_5$	肺俞
上腹穴段	$T_6 \sim T_9$	中脘
下背穴段	$T_6 \sim T_{12}$	胃俞
下肢外侧穴段	以 $T_{10} \sim L_3$ 的上几个节段为主	足三里
足穴段	$T_{10} \sim L_3$	行间
下肢内后侧穴段	以 $T_{10} \sim L_3$ 的下几个节段为主	三阴交
下腹穴段	$T_{10} \sim L_3$	关元
腰骶穴段	$T_{10} \sim L_3$	肾俞

（2）神经－体液通路 针刺效应的发挥有赖于机体神经－内分泌系统结构和功能的完整与完善。它是生物信息从外环境到内环境，直至在分子水平发挥效应的重要基础。神经－体液调节是通过神经反射性通路引起内分泌腺功能的变化，引发相应节段内神经递质和生物活性物质的分泌、释放，由此产生的激素等物质经血液循环到达全身各部，对相应的脏器和组织发生影响。

下丘脑是针刺信号发生作用的重要部位，针刺信号可以激发该部位神经细胞的两种功能，即对机体的神经调节作用和内分泌调节作用，此处可以分泌多种引发生物效应的激素，通过体液传递途径使针刺对机体产生各种调节作用。

如针刺有关穴位可引起白细胞总数增加、机体免疫功能变化等效应，而切除肾上腺、脑垂体后，可明显影响针刺效应，此类反应大都范围广泛、作用缓慢而持久。针刺对机体各组织器官的调整作用大多与调节多种内分泌腺的分泌功能相关。

（3）脊髓 γ－传出系统 这一系统随躯体神经到达相应支配区穴位下的肌梭，引起梭内肌收缩、肌电发放和局部的肌紧张等。

（四）手下感的形成

针刺得气时除患者出现酸、麻、胀、痛等针感外，还有医者运针时感觉到的指下沉、紧、涩、滞等，统称为手下感。

1. 手下感的产生 临床实践证明，针刺手下感明显者主要发生在肌肉丰厚处穴位，如合谷、内关、足三里等，而四肢井穴等肌肉组织菲薄处手下感不明显。组织学研究结果证明，肌肉丰厚处穴位的针感感受装置主要是肌梭，因而认为手下感是由针刺引起穴区肌肉收缩形成，且主要是由于梭内肌收缩引起。

针刺信息由外周传入神经通路进入中枢，经中枢整合后，一方面形成患者针感，另一方面其神经冲动沿脊髓背外侧索下行至有关节段，通过脊髓 γ－传出系统随躯体神经到达相应支配穴位下的肌梭，使梭内肌收缩，并发放肌电（穴位肌电），同时引起穴位下局部肌纤维的收缩，后者经针柄传达于施术者指下，即形成沉、紧、涩、滞等手下感。

2. 穴位肌电及其特点 针刺时，由穴位处引发的肌电信号称穴位肌电。施术者手下有得气感时，大多可以从针刺处引到肌电。

肌电是肌纤维兴奋的标志，肌纤维的兴奋导致肌肉的收缩。针尖对肌肉的机械刺激可直接引起一串肌电发放，称为插入电位（inserting potential）。这种电位发放的持续时间只有十分之几秒，而针刺穴位得气过程中肌电发放持续的时间最短也有 10 多秒，长的可达 5～6 分钟，显然得气时的肌电活动不是此种插入电位。针刺得气时穴位处肌电活动幅度和密集程度比肌肉主动收缩时小得多，故很容易把两者区分开来。针刺得气效应中，穴位处出现的肌电信号之频谱集中在低频段，如 55～165Hz 附近；不同的人或同一个人的不同穴位之间，肌电的幅度差异很大，通常在 80～300μV 之间，少数在 400μV 以上；肌肉主动收缩时引出的肌电信号的频谱范围在 0～1000Hz

之间，肌电幅度可达 100～300mV。腰麻和全身麻醉后针刺不再引起穴位肌电活动，说明得气时的肌电活动是有中枢神经系统参与的反射活动，这种反射活动的感受装置可能为小神经束、游离神经末梢等组织结构，其效应器可能是由细纤维支配的梭内肌。

3. 针感、手下感与穴位肌电的关系　在肌肉组织丰富的穴位，针感、手下感和针刺部位的肌电活动三者的有无和强弱常有规律性的联系。在一般情况下，手下感为松空时多无肌电发放；有肌电发放时，手下多有沉紧感；当手下感强烈时，肌电发放增多，幅度加大；当手下感减弱时，肌电发放也变得较少、较小。不同的手下感和不同的针感之间有时互相对应（图 3-10）。

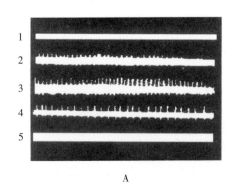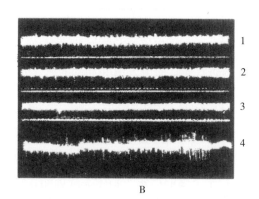

图 3-10　针刺得气时针处的肌电活动

A.手下感和穴位肌电的关系：取左侧曲池穴，手下感分为松空、轻度、重度三级。肌电分别同以下手下感对应：1 松空，2 轻度，3 重度，4 轻度，5 松空。

B.针感和肌电的关系：取左侧合谷穴。肌电分别同以下针感对应：1 强，2 中，3 弱，4 受试者主动收缩的肌电发放，针感越强，振幅越高。时间标记 1 秒，校正电压 100μV

分布在头顶、耳郭、手指等处的穴位肌肉少，针刺时，医者不能产生真正的手下得气感，但受试者仍有明显的针感。脊髓有病变时针感和针处肌电活动可能分离，如脊髓侧索受损，痛觉消失区无针感或针感很差，但可有肌电；脊髓后索受损，穴位深部感觉障碍区有针感，但在留针期间针感迅速减弱或消失，而肌电则不出现或呈断续状态。有必要指出的是，即使在正常人肌肉丰厚的穴位，针感与针处肌电有时也会出现分离。因此，以穴位肌电作为衡量针感的指标是不可靠的。

正常情况下，针感、手下感与针处肌电活动的关系可能是针刺的机械刺激直接或间接地使某些传入神经末梢或感受器兴奋，它们发放传入冲动，引起患者酸、麻、胀、重等感觉并反射性地引起针处的肌肉收缩，使施术者手下产生沉紧的感觉；同时，加强针刺的刺激作用，使更多的感受器兴奋，能够起到增强和维持针感的作用。针感的产生机理见图 3-11。

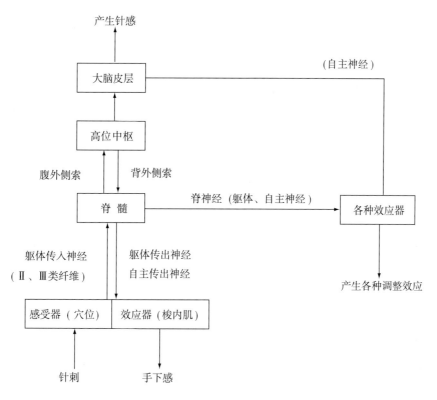

图 3-11　针感产生过程示意图

二、针刺手法

针刺手法是一门实践性很强的技术，是影响针刺疗效的关键因素。广义的针刺手法是指针刺操作整个过程中的施术方法，包括进针前的准备、进针后的操作以及出针等；狭义的针刺手法是指从进针后到出针前的操作方法。

（一）针刺手法量化

从力学角度看，针刺手法是一种机械运动，可简单划分为扭力、提插力和摆动力。不同的刺激量作用于人体可产生不同的效应，称为针刺的量效关系。有人将针刺手法分解成刺激强度、频率、累积时间和刺激深度等，初步肯定了针刺手法确实存在着量效关系。因此，各种针刺手法均存在如何确定刺激量的问题。临床实践中，手法主要靠

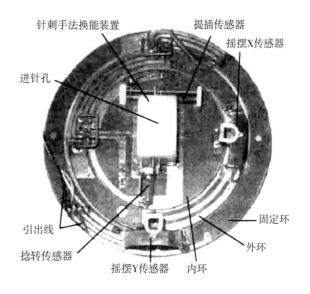

图 3-12　针刺手法传感器结构图示

施术者手下的感觉或个人经验结合受试者对针感的主观描述来确定针刺量，带有片面性和主观性。

近年来研制成功的针刺手法参数测定仪（图3-12）及针刺手法测试系统，通过电阻传感器技术采集针刺手法参数，经A/D转换成数字信号，应用计算机软件对所收集的信息进行智能化处理，能够比较全面、客观地分析针刺手法参数，并对手法进行量化评估。该系统可以为针刺手法的教学和量化研究及专家手法储存提供一种科学手段，为探讨研究针刺手法参数与针刺效应之间的规律提供了一种新方法。

也有学者应用传感技术和生物力学原理，研制出一套能在人体上检测各种针刺手法并能进行施针者和受试者相互作用力的测试系统。应用安装在针灸针体上的力和力矩微型传感器系统，测量临床针刺过程中针体上的受力数值和波形，并对均匀捻转、均匀提插、捻转补法、捻转泻法、提插补法和提插泻法等多种手法进行系统的研究与分析，初步实现了在针刺过程中对针上作用力的量化与客观化的实时检测，见图3-13。

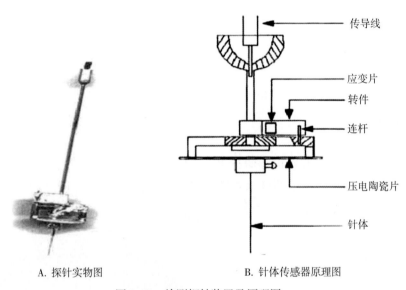

A. 探针实物图 B. 针体传感器原理图

图3-13 检测探针装置及原理图

（二）针刺手法效应

1. 外周效应

（1）针刺局部 通过观察不同捻转圈数（8～64圈）和不同捻转幅度（180°～720°）的针刺手法对离体小鼠背部施针局部皮下结缔组织中成纤维细胞支架重塑反应的影响，发现其在形态学上存在差别（图3-14）。使用超声成像技术观察不同参数的捻转提插手法对施针局部组织位移的影响，发现随着刺激量的加大，组织位移明显增加；增加捻转次数对提针、插针时的组织位移和插针后弹回的组织位移均有显著影响。以健康成人志愿者为对象，应用光纤传感技术测量针刺穴位，发现"得气"时针体受力明显升高（图3-15）。

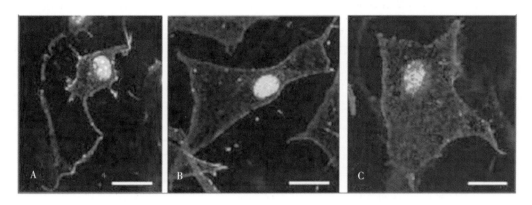

图 3-14 不同参数捻转刺法对成纤维细胞形态的影响

A. 捻转 8 圈、捻转角度 180°、深度达真皮层

B. 捻转 8 圈、捻转角度 360°、深度达真皮层

C. 捻转 32 圈、捻转角度 180°、深度达真皮层

Rhodamine-phalloidin 组织染色，Sytox Green 核染色，共聚焦显微镜 40 μm

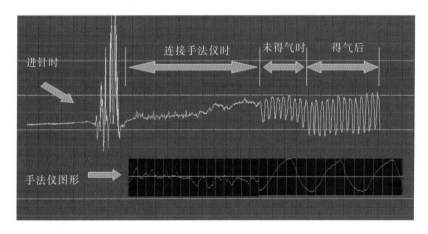

图 3-15 针刺穴位发现得气时针体受力明显升高

另有学者于小鼠"足三里"穴施针刺补泻手法，观察针刺后能量代谢酶的变化。取小鼠针刺部位骨骼肌及胃组织，采用酶组织化学显示法对葡萄糖–6–磷酸脱氢酶（Glucose–6–Phosphate Dehydrogenase，G–6–PDH）、腺苷三磷酸酶（adenosine triphosphatase，ATPase）进行定量分析。结果发现，行补法后针刺局部和胃组织能量代谢酶活性增加，能量生成增加，ATP 分解利用也增加，显示组织器官功能增强；行泻法后 G–6–PDH 和 ATPase 酶活性有不同程度下降，能量生成减少，ATP 分解利用受到一定程度的抑制，代谢减弱。说明针刺对机体部分组织的能量代谢有一定影响，而针灸的补虚泻实作用可能

是通过针刺补泻手法参与调节物质和能量代谢过程而实现的。

（2）皮肤温度 有人用热补（烧山火）、凉泻（透天凉）手法针刺人体合谷穴后，观察双侧商阳穴和同侧少泽穴的皮肤温度变化，发现热补手法使穴区皮温先下降后上升，凉泻手法使穴区皮温下降；而平补平泻法除针刺即时皮温下降外，和对照组一样，穴区温度基本稳定（图3-16～图3-18）。提示热补、凉泻手法不仅可引起人体主观上有热或凉的感觉，同时也可客观反映在皮肤温度的变化上。另外，还发现女性较男性

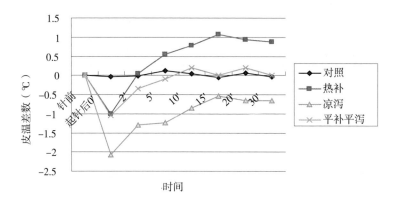

图 3-16　同侧商阳穴皮肤温度（平均值）的变化

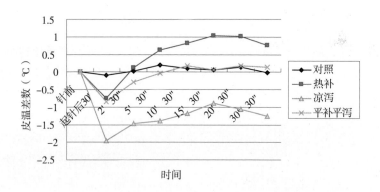

图 3-17　对侧商阳穴皮肤温度（平均值）的变化

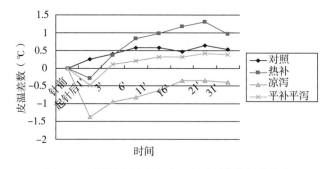

图 3-18　同侧少泽穴皮肤温度（平均值）的变化

反应强而持久，凉泻手法尤为突出；在言语诱导下，热补手法引起的热感和凉泻手法引起的凉感的阳性率超过无言语诱导近 1 倍。但由于观察例数不多，还有待进一步研究。

　　应用在体捻转手法仪实时观察不同刺激参数的捻转手法对机体皮肤温度的实时影响，在 50 名健康人的外关穴施行大、中、小刺激量的捻转手法，以中冲穴皮温作为观察指标进行实时监测与分析。结果表明：不同刺激量捻转手法的皮温从捻针至留针 10 分钟出现了降温和复温两个时相。不同刺激量的捻转手法对健康机体的皮温影响存在着不同程度的差异（图 3-19）。

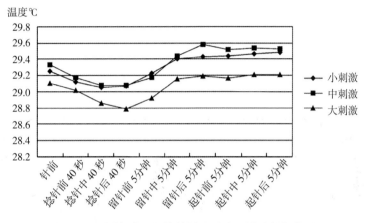

图 3-19　不同刺激量的捻转手法对皮温影响的折线图

　　（3）脏器功能　用捻转手法针刺家兔"足三里"穴，结果发现重捻转组（150～200次/分，4～6转/次）引起小肠运动减弱；轻捻转组（30～40次/分，<2转/次）引起小肠运动增强。有人用强（捻转角度>360°，频率120～180次/分）、中（捻转角度180°～360°，频率60～120次/分）、弱（捻转角度45°～180°，频率<60次/分）三种不同的刺激量针刺双侧内关、足三里，观察对左心搏血量的影响，发现三种手法都能增强心气虚患者左心搏血量，强、中刺激与针前比较有明显差异，以中等刺激最为明显。不同针刺手法效应的差别见表 3-6。

表 3-6　不同针刺手法效应的差别

观察指标	不同术式	针刺效应
家兔心脏单相动作电位	捻转	使 APD10 和 APD90（复极至 10%、90% 的过程）延长
	提插	使之明显缩短
家兔胃运动	捻转	均表现为抑制效应，即频率下降、波幅降低，但两种术式之间存在作用程度上的差别，捻转术式的快捻和慢捻之间在作用程度上也显示出差异
	提插	
慢性胃溃疡大鼠溃疡指数和血清胃泌素水平	热补针法	热补针法降低溃疡指数及升高血清胃泌素水平的作用优于捻转补法
	捻转补法	
脑梗死患者上下肢肌力恢复及痛阈	快速捻转法（230～250转/分）	快速捻转组疗效明显优于慢速捻转组和留针不捻转组，后两组比较统计学上无明显差异
	慢速捻转法（60转/分）	
	仅留针不捻转	

2. 中枢效应　用功能磁共振成像（functional magnetic resonance imaging，fMRI）观察补法和泻法针刺足三里穴对大脑的作用。发现补法与泻法在相应脑区的激活强度及持续时间方面有显著差异，补法组相应脑区的激活强度均明显大于泻法组。

另有学者通过手法针刺合谷穴观察"得气"与脑功能激活的关系，结果发现针刺合谷穴引起脑功能激活的程度与"得气"情况有关，针刺"得气"存在个体差异，相应脑功能的激活情况也有所不同。前额区、丘脑、纹状体、扣带回后部及岛叶功能区随着得气强度的增加而激活有明显增强的趋势。

观察不同频率的均匀捻转手法针刺健康人体足三里穴引起的脑电变化，分析脑功能网络连接图（图 3-20）发现，针刺后脑功能网络连接较针刺前增强，表明大脑各核团之间的信息交流进一步加强。

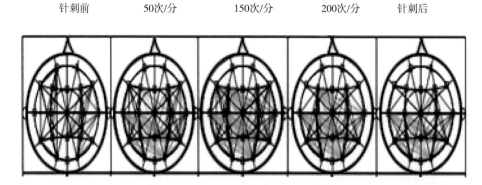

针刺前　　　50次/分　　　150次/分　　　200次/分　　　针刺后

图 3-20　不同手法针刺健康人体"足三里"穴引起脑功能网络连接图
注：蓝线代表左侧大脑半球各导联之间的联系，红色表示右侧大脑半球各导联之间的联系，
绿色代表左右大脑半球各导联之间的联系，紫色代表右侧大脑半球与中线之间的联系，
黑色代表右侧大脑半球与中线各导联之间的联系

（三）针刺手法机理

1. 与交感神经相关　有人认为针刺手法调节体温的可能机制主要是通过调节交感神经的紧张度来控制血管的收缩与舒张状态，进而控制血管管径的大小、血流量的充盈程度、血流速度，从而改变人体的体表温度。其中针刺补法可使交感神经紧张度降低、管径增大、血流量增加、血流速度加快，从而使体表温度升高，而泻法则效果相反。其次，针刺还可使一些能控制血管收缩与舒张状态的代谢物质含量发生改变，从而达到调节体表温度的作用。针刺引起的温度变化的机制是否涉及感觉传入系统、体温调节中枢及中枢发热介质、中枢解热介质，仍需进一步研究。

2. 不同针刺手法引起的传入神经纤维类别不同　见表 3-7。

表 3-7 不同手法引起兴奋的神经纤维类别不同

针刺术式	可引起兴奋的神经类别
提插	兴奋皮神经中 A 类纤维的 α、β、δ 三类纤维，兴奋肌神经 Ⅰ、Ⅱ、Ⅲ类纤维，兴奋Ⅳ类纤维的机会约占实验次数的 1/2
捻转	兴奋皮神经中 A 类纤维的 α、β、δ 三类纤维和 C 类纤维，兴奋肌神经 Ⅰ、Ⅱ、Ⅲ、Ⅳ类纤维
摇针	兴奋皮神经中 A 类纤维的 α、β、δ 三类纤维，兴奋肌神经 Ⅰ、Ⅱ、Ⅲ类纤维，兴奋Ⅳ类纤维的机会约占实验次数的 1/2
刮针	兴奋皮神经中 A 类纤维的 α、β、δ 三类纤维
弹针	兴奋皮神经中 A 类纤维的 α、β、δ 三类纤维
扣针	兴奋皮神经中 A 类纤维的 α、β、δ 三类纤维和 C 类纤维

3. 不同针刺手法引起的神经电信息编码不同 图 3-21 所示内膝眼穴慢适应感受器（SAR，持续压迫感受器或不同感受野放电反应可有规律地持续 10 秒以上）和时相型感受器（PR，对压迫的反应变化较快，一般只持续数秒）对提插捻转、单纯提插、单纯捻转 3 种不同手法的反应形式，由图可见，提插捻转时 SAR 的发放频度高峰主要在 16、15、8、9，频度谱呈多峰型，PR 高峰在 1.2；单纯提插时，SAR 高峰在 4、5、14，频度谱呈双峰型，PR 高峰在 1.0；单纯捻转的 SAR 高峰在 0、1、2，与单纯提插比较高峰明显右移，PR 高峰则突出于 0。穴位同一感受器或不同感受器对不同针法发放的频率谱表明，不同的针法有不同的编码信息传入到中枢神经系统。

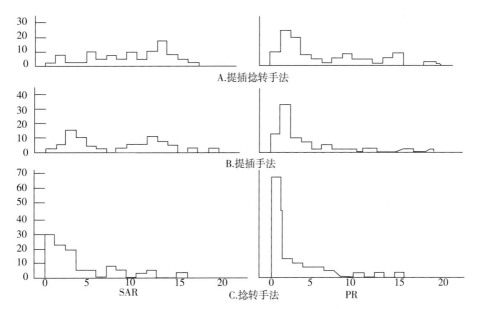

图 3-21 SAR 和 PR 在 3 种手法运针时的发放频率谱示意图

注：横坐标示每次针刺的发放数，纵坐标示该发放数出现的频度（％）

图 3-22 为用电生理技术在正常大鼠背根神经引到的四种针刺手法的神经细束放电。图 3-23 为经小波能量熵和单位时间窗放电频率归一化后发现，不同针刺手法针刺"足三里"引起的正常大鼠背根神经细束放电序列编码的针刺电信号在时域和频域上有其各自的特征，相互之间存在一定差异，初步实现了针刺手法特质的科学刻画。

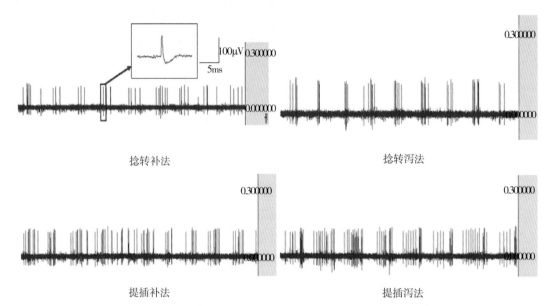

图 3-22　不同针刺手法针刺"足三里"引起的正常大鼠背根神经细束放电

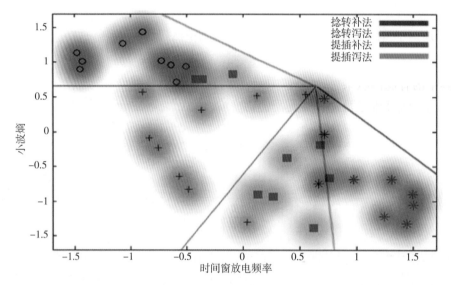

图 3-23　不同针刺手法针刺"足三里"引起的背根神经放电小波能量熵和单位时间窗
放电频率归一化后的联合分布图

三、巨刺缪刺

《黄帝内经》总结了上古以来的刺法，有九刺、十二刺和五刺等。现研究较多的主要有巨刺、缪刺。

（一）巨刺

巨刺法首见于《黄帝内经》，《灵枢·官针》曰："凡刺有九，以应九变……八曰巨刺。巨刺者，左取右，右取左。"巨刺指机体一侧有病，而在对侧选取经穴治疗的方法。

"巨刺"的原理复杂，其中从神经系统研究较多。其效应是各级神经中枢整合和相互作用的结果。脊髓、脑干网状结构、丘脑非特异性投射系统及大脑皮层是"巨刺"效应产生的重要结构。

1. 脊髓

（1）中间神经元的中介作用　大多数脊髓后根纤维都止于中间神经元，这些中间神经元的轴突除分布在本脊髓节段外，还可直接跨过中线，发出升降支上行或下行多个节段后止于对侧灰质；或发出升降支进入白质，上下行多个节段后再进入灰质，与相应节段内的神经元形成突触。因此，针刺信息可以通过后根纤维进入脊髓，通过中间神经元的轴突，调节对侧同节段内或上下几个节段内神经元的活动，从而调整对侧对应部位或远隔部位的功能。因此，在"巨刺"法的应用中，无论是在病变部位对应的对侧取穴，还是在上下交叉对应的部位取穴（如肩关节痛，针刺对侧下肢的髀关穴），均可产生疗效。

（2）某些后根纤维的直接作用　有些后根纤维可以直接跨过中线止于对侧的后角，这就意味着针刺一侧的穴位可以通过这类纤维，直接作用于对侧后角的神经元，从而影响对侧的感觉功能。

（3）脊髓上行传导束对高位中枢的影响　已知针刺信号是沿着传导痛、温觉的腹外侧索上传到高位中枢，腹外侧索的上行纤维有脊髓网状束、脊髓顶盖束和旧脊丘束等。其中的脊髓网状束可以终止于双侧脑干网状结构中，且神经解剖学已证明有些后根纤维的二级纤维是可以加入到同侧的脊髓丘脑束上行的。因此，针刺信号可以通过脊髓腹外侧索中的脊髓网状束和旧脊丘束对脑干及高位中枢产生双侧影响，这就使得高位中枢的本身或通过下行调制系统不仅能够对针刺侧的躯体和内脏机能产生影响，而且也可对非针刺侧的躯体和内脏机能产生影响。

2. 脑干网状结构

脑干网状结构是多种感觉冲动汇集之处，能接收到所有上下行传导的信息，包括针刺信息。实验已证明，脑干网状结构是针刺镇痛和调整功能的重要部位之一。神经解剖学证明，有些投射到脑干网状结构的上下行纤维是双侧的，且脑干网状结构神经元的轴突发出长的升降支及侧支到脑干中的运动性核团和感觉性核团。其中降支又发出交叉和不交叉的上行纤维止于某些"非特异性"的丘脑核团或大脑和小脑，对它们的广泛区域产生重要的影响。在这样的结构基础上，针刺信息在脑干水平的影响不仅是双侧的，而且是弥漫广泛的，这就可以解释为什么"巨刺"不仅适用于运动系统的疼痛性疾病，而且适用于中风引起的偏瘫及某些五官内脏病。

3. 丘脑

丘脑的非特异性核团包括中线核、板内核、丘脑网状核以及腹前核的一部分。板内核中的束旁核是痛信号传递的重要驿站之一，中央中核是痛觉调制中枢之一。针刺信号可以通过中央中核抑制束旁核的痛放电，又可以通过高位（如尾核、皮层）或低位核团（如中缝核）对束旁核产生抑制性影响。丘脑的非特异性核团与下位的脑干网状结构、脊髓以及上位的大脑皮层有着广泛的纤维联系，其中来自脑干网状结构的纤维是双侧的，来自脊髓丘脑束的信号也可投射到双侧的板内核。因此，可以认为丘脑非特异性投射系统是"巨刺"效应产生的又一重要结构基础。刺激丘脑非特异性核团需要一个较长的潜伏期，反应时限也较长，能使数平方厘米范围内的皮质产生易化（兴奋）。"巨刺"法的刺激必须达到一定的强度才能有效，尤其对于疼痛性疾病，这可能与高强度针刺可缩短兴奋非特异性核团的潜伏期有关。

4. 大脑皮层的作用 神经解剖学表明，在皮层体感Ⅱ区（SⅡ区）有双侧身体的代表区，在皮层体感Ⅰ区（SⅠ区）内侧为对侧身体代表区，而同侧的SⅡ与SⅠ、SⅠ与运动区、SⅡ与运动区之间均有联合纤维，同时，一侧的SⅠ区与对侧的SⅠ和SⅡ区、SⅡ区与对侧的SⅡ区之间也有联合纤维。因此，在正常条件下，一侧半球的任何信息，几乎都会通报给对侧，针刺信息也如此。因而针刺信息对大脑皮层的影响是双侧的。由于大脑的多数联合纤维是两半球同位区的联系，少数是异位区的联系，所以左右对应部位的交叉取穴法与上下左右交叉取穴法虽然均可产生效果，但从大脑皮质联合纤维的投射特点来看，前者能更迅速地产生疗效。

@相关知识链接

交叉迁移现象

肌肉在经过一定时期的点刺激训练后力量可以得到增长，有趣的是，训练一侧肢体不仅可使受训练肌肉增长力量，同时也可以使未受直接训练的对侧肢体肌肉的力量增长，这种现象在生理学中被称为变叉迁移现象。

（二）缪刺

缪刺与巨刺均为一种左病取右、右病取左的针刺方法，二者的区别在于针刺的浅深、病位的深浅及病邪中经或中络的不同，缪刺多针络脉或四肢末端穴位。

1. 缪刺同巨刺均为左右交叉取穴，故缪刺在各级神经中枢的作用原理与巨刺相同。

2. 由于缪刺刺络，进针浅，故外周感受器与巨刺不同。缪刺刺激的主要是神经末梢，故刺激后感知能力较强，经中枢整合后，影响范围较大。而络脉与体表小血管关系密切，其管壁有大量的植物神经末梢，接受刺激后可调整全身血管活动，从而影响对侧血管，故可治疗对侧血管活动异常的相关疾病。

3. 机体一侧有病时，体表电位可产生变化。当健侧感受器受到刺激时，可经过中枢整合，进而改善病侧的电位微环境而起到治疗作用。

第二节　灸　法

一、施灸材质

灸用的材料古今均以艾为主，但在临床上也常针对不同病证采用其他材料施灸，如灯心草、桑枝均可以用于火热灸，而斑蝥、毛茛、白芥子、甘遂等可用于非火热类灸法。本部分主要对艾进行介绍。

（一）艾的形态

有学者对中国产艾蒿与日本产艾蒿的形态进行了对比分析，发现两者肉眼几乎很难区分，中国产的颜色较深，日本产颜色较淡且偏白；通过电镜扫描观察发现，虽然艾叶里都带有密集的毛茸，但日本产毛茸密集度更高，两者毛茸形状相同（图3-24），均为扁平弯曲状，且毛茸直径无差异，日本产光滑杂物少，中国产毛茸表面有附着物（图3-25）；中国和日本产艾绒都可以见到 T 字形毛茸（图3-26）；中国产艾绒可见表面刺状突起或扁平状突起的腺毛（图3-27）。

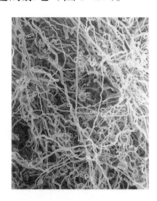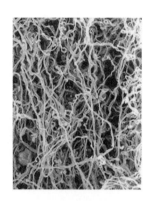

图 3-24　日本与中国产艾绒的扫描电镜观察（×200）（左为日本产，右为中国产）

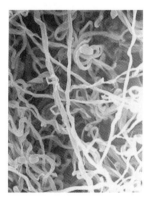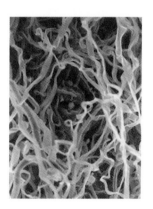

图 3-25　毛茸形状的扫描电镜观察（×1000）（左为日本产，右为中国产）

（二）艾的成分

因产地、制作过程不同，艾的成分和燃烧温度也存在差异。研究者对各种艾中的元素含量进行了分析研究，发现无论中国产还是日本产艾蒿，均含有 K、Si、P、S、Cl、Ca、Ti、Mn、Fe、Cu（图3-28），中国产艾蒿的 Fe 含量大于日本产艾蒿，各种艾蒿间的最高燃烧温度无差异。质量好的艾蒿达到最高温度时间短，质量差的艾蒿燃至 45℃

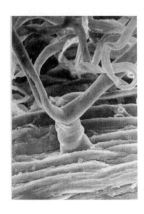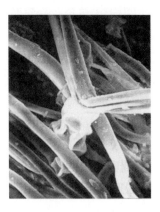

图 3-26　艾绒毛茸的电镜观察（×1000）（左为日本产，右为中国产）

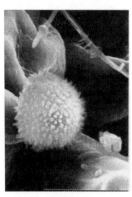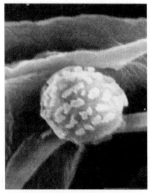

刺状突起　　　　　　　　　　　　扁平状突起

图 3-27　中国产艾绒腺毛的电镜观察（×1000）

以上所需时间较长。

　　艾的主要成分是精油，有一定挥发性，燃烧时可大量释放。从艾中提取出有机成分并加以鉴定，认为艾的有机成分是庚三十烷（$C_{37}H_{36}$）、少量的焦油、奎尼酸、侧柏酮、桉油醇和黄酮类化合物，还含有儿茶酚胺系缩合型鞣酸等。鞣酸在优质艾中含量甚少，在劣质艾中含量多。比较经提取处理和未经处理的两种艾的燃烧温度时间曲线，发现若没有 $C_{37}H_{36}$，艾的燃烧将出现困难。有研究对艾叶挥发油的成分进行了分析，从 2007 年、

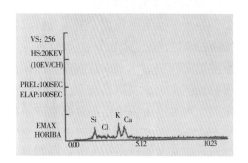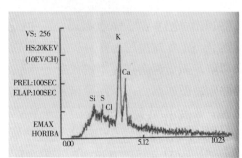

图 3-28　日本与中国产艾绒的毛茸中均检出 K、Si、Cl、Ca 等元素（左为日本产，右为中国产）

2008 年、2009 年不同年份的蕲艾叶中检出了相同成分，且含量较高，如桉叶油醇、侧柏酮、菊槐酮、樟脑、龙脑、4- 萜烯醇、石竹烯、石竹素、刺柏脑等（图 3-29）。可初步推断，年份越久，艾绒比例越高，易挥发成分的含量相对越少，难挥发成分含量越多，如刺柏脑、石竹素等是相对难挥发的成分，即陈年精细艾绒剩下的成分，可能是艾灸时的有效成分。

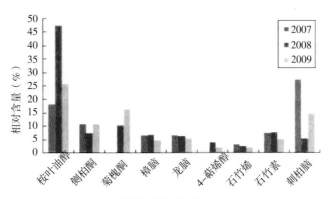

图 3-29　不同年份蕲艾叶各成分相对含量

　　近年来，除对艾成分方面的研究外，一些学者也研究了艾燃烧生成物的化学作用，认为在灸疗过程中，虽然艾叶进行了燃烧，但其药性尚存。日本学者分别用甲醇提取艾和艾的燃烧生成物，发现提取物有清除自由基和过氧化脂质的作用，而且艾的燃烧生成物作用较强。有学者通过研究认为灸疗能引起施灸局部皮肤中过氧化脂质显著减少，这并非由灸热引起，而是艾的燃烧生成物所致。艾的燃烧生成物可附着在皮肤上，通过灸热由损伤的皮肤处渗透进去，起到某种治疗作用。

（三）艾的光谱

　　艾的光谱是靠近近红外并以远红外为主的光谱，含有少量的可见光。艾条燃烧所产生的"热力"大都是从 600nm 左右的红光到 2500nm 的中红外直至远红外区，其谱形、强度及峰值在整个施治过程中都处于不断变化中，而现行的各种仿艾灸仪及各类红外频谱治疗仪的发光谱一般都为远红外某特定区段上的稳定辐射。艾燃烧时可产生一种十分有效并适宜于机体的红外线，其辐射能谱在 0.8 ~ 5.6μm 之间，艾燃烧时的辐射能谱不仅具有热辐射——远红外辐射，而且还具有光辐射——近红外辐射，艾灸能谱是以近红外辐射为主，且峰谱在 1.5μm 附近。根据物理学原理，一般远红外线能直接作用于人体的较浅部位，靠传导扩散热量；而近红外线较远红外线波长短、能量强，可直接渗透到深层组织，穿透机体的深度可达 10mm 左右，并能通过毛细血管网传到更广泛的部位，为人体所吸收。研究还认为，艾灸时的红外线辐射，既可为机体的细胞代谢活动和免疫功能提供必要的能量，又可为能量缺乏的病态细胞提供活化能，有利于生物大分子氢键偶极子产生受激共振，从而产生"得气"感。同时可借助反馈调节机制，纠正病理状态下紊乱的能量信息代谢，调控机体免疫功能。

@相关知识链接

红外光谱

在光谱中波长760nm～400μm的波段，称为医用红外线，根据波长不同又可分为近红外线和远红外线两部分。近红外线波长从760nm～1.5μm，这段波长的红外线穿透能力强，透入人体组织较深，并且有明显的光电作用和光化学作用，一般来说穿透深度可达10mm以上。1.5～400μm这段波长的红外线穿透能力较弱，只能透入人体组织0.5～2mm。远红外照射能加强分子和分子中的原子旋转或震动，并能引起分子动能的改变，从而产生热。根据物理学原理，一般远红外线能直接作用于人体的较浅部位，靠传导扩散热量；而近红外线较远红外线波长短、能量强，可直接渗透到深层组织，穿透机体的深度可达10mm左右，并通过毛细血管网传到更广泛的部位，为人体所吸收。

有人比较了传统艾灸和隔物灸的红外辐射光谱，研究发现，传统艾灸与隔物灸的红外辐射强度和光谱曲线形状均有很大差异，而隔附子饼、隔姜和隔蒜三种传统间接灸的红外光谱与人体穴位红外辐射光谱最接近，它们在治疗中除艾和隔物的药理效应及艾灸的热辐射物理效应外，间接灸和穴位的红外"共振辐射"可能起到另一种重要的作用。研究还发现，由于替代物灸的红外辐射特性发生了很大改变，所以从光谱特性而言，替代物灸是不能真正替代传统艾灸的。

二、作用要素

（一）灸温

1. 温度幅值　人体主要是通过三种不同类型的感觉末梢器官感受不同的温度等级：冷感受器、温感受器和痛感受器。它们对不同温度的反应不同。对每个人来说，可根据不同类型的感觉末梢相对刺激程度确定不同等级的温度觉。例如，在20℃时只有冷觉感受器（克劳终球）受到刺激，在40℃时只有温觉感受器受到刺激，而在33℃时冷觉和温觉末梢均受到刺激，在50℃时痛觉感受器受到刺激（图3-30）。但个体间温度幅值存在一定的差异。不同灸法的温度幅值不同，有研究表明，直接灸温度幅值大于隔盐灸，隔盐灸大于隔附子饼灸，隔附子饼灸大于隔姜或隔蒜灸。

2. 升降速度　当一个温度感受器突然受到稳定温度变化的刺激，最初会产生较大的反应，但在第一分钟后这种反应会很快衰减，并在其后0.5小时或更长时间进一步发生缓慢衰减。也就是说，温度感受器对稳定温度变化具有很大的适应性，但温度感受器除了能对稳定状态的温度变化产生反应外，也能对温度的不断变化而产生明显的反应。因此，当艾灸温度不断上升或下降时都会引起温度感受器的显著反应。有人研究认为温度感受器受到代谢率变化刺激，温度每改变10℃，可使细胞内化学反应速率提高约2.3倍。也就是说，温度感受不是由直接物理刺激引起的，而是由受温度影响的化学性刺激作用于末梢所引起。由于温度升降时程越长，即升降速度越慢，灸的效应越好，所以临床干预疾病的发生和发展可采用隔物灸。

3. 作用面积　温度的作用面积是影响艾灸的温热刺激的因素之一，艾灸的温度刺激强度与艾灸的作用面积及温度感觉空间的总和有关。当整个身体感受到温度变化时，其分辨微小温度变化的能力最高，如温度变化同时影响整个体表部分时，小至 0.01℃ 的快速温度变化即可被感知。相反，如果受作用皮肤表面只有 1cm² 大小时，即使比上述温度高 100 倍的温度变化也不能被感知。研究表明，在一个小的体表面积里，冷觉和温觉末梢数量是非常少的。例如，在前臂上冷点平均为 13 ~ 15 个 /cm²，而温点只有 1 ~ 2 个 /cm²。因此，当受到温度变化刺激的部位很小时，就很难确定温度等级，而当较大面积的身体部位受到温度变化刺激时，整个部位发出的温度觉信号可被总和起来。

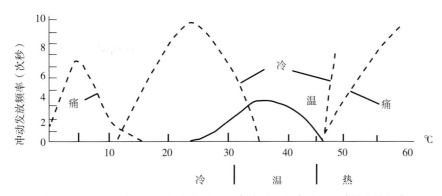

图 3-30　在不同温度时冷感受器、温感受器、痛感受器的冲动发放频率

4. 持续时间和间隔时间　每壮持续时间与每壮温度升降速度有一定关系，而每壮间隔时间则与整个温度刺激的梯度有关，因而也是予以考虑的刺激参数之一。

（二）灸量

现代研究表明，灸的作用强度与药物一样，在一定范围内随着灸量增加而增强。艾炷的大小、施灸时间不同，其所产生的效应有一定差别。如灸法所致的循经感传研究中，当艾灸至一定壮数时，感传开始出现，随壮数增加，感传由线状逐渐加宽呈带状，速度逐渐加快。又有人研究不同灸量对"阳虚"动物脱氧核糖核酸合成率影响的研究，将实验动物分为艾灸命门穴组和羟基脲组，艾灸命门穴 3 壮组的脱氧核糖核酸合成率与羟基脲组相比较，无显著差异；但艾灸命门穴 5 壮组与羟基脲组相比较，则有非常显著的差异，其脱氧核糖核酸合成率明显升高。然而灸量与灸效的关系，并非都是灸量越大灸效越好。有学者在艾灸大椎穴促进伤寒杆菌凝集素或溶血素产生的动物实验中发现，灸 2 壮作用明显，而灸 6 壮则作用较差，见表 3-8。又如艾灸至阴穴纠正胎位不正的效果，一般都以第一次和第二次艾灸较明显，而第三次以后效果则较差。因此，在针灸临床上必须根据具体情况采用不同的灸量。

表 3-8　不同灸量效应的差异

观察指标	灸　量	灸　效
循经感传	用底面积 $6mm^2$、高 8mm 的艾炷施灸	平均 19.6 壮出现感传，随壮数增加，感传由线状逐渐加宽呈带状，速度逐渐加快
"阳虚"动物脱氧核糖核酸合成率	艾灸"命门穴"3 壮	与羟基脲对照组比较，疗效无显著差异
	艾灸"命门穴"5 壮	与羟基脲对照组比较，疗效明显优于对照组
促进伤寒杆菌凝集素或溶血素产生	2 壮	作用明显
	6 壮	作用较差

艾灸的壮数不同，其所兴奋的皮肤感受器也不完全相同。哺乳类动物皮肤上有两类主要的、高阈的、被认为是接受伤害性刺激的传入单位，即高阈机械感受单位（具有数个分散点组成的感受野和小的有髓或无髓轴突）和多型性伤害性感受单位（具有小带状感受野及无髓轴突）。多型性伤害性感受单位在针刺或加热等刺激达到伤害性水平时易于激动，而高阈机械感受单位只有 11% 为第一次短时加热至 50℃～ 55℃时所激发，其余在出现反应前需 2 ～ 6 次的加热。也就是说，高阈机械感受单位常由于重复热刺激而变得敏感，并可能在连续治疗过程中发挥作用。

（三）灸时

灸时，即施灸时间的长短，是灸法疗效的重要作用要素。如观察不同灸时对免疫功能的影响，灸 15 分钟可显著提高阳虚小鼠 T 淋巴细胞酯酶阳性率，灸 5 分钟、25 分钟作用不明显；灸 5 分钟、15 分钟、25 分钟均可显著提高阳虚小鼠淋巴细胞转化率，但三者之间差异无统计学意义。灸 5 分钟效果不佳，可能是因为刺激时间过短，刺激量不够，达不到治疗效果；灸 25 分钟虽有一定效果，但并不比灸 15 分钟效果好，进一步说明当刺激达到一定量时，机体的反应可能出现饱和状态。

（四）灸质

艾灸的治疗效应与灸质密切相关。有学者采用热敏电阻温度计与计算机联机实时监测的方法，以耐痛阈确定施灸强度，对比观察着肤灸、隔姜灸、悬灸、聚光灸及氦氖激光灸对人体穴位皮肤、皮下与肌层温度的影响，结果表明氦氖激光灸对穴位温度影响微弱，其余灸法都可明显改变穴位自皮肤至肌层的温度，并各具规律与特征。以皮温而言，着肤灸与隔姜灸的变化呈单峰或峰 - 峰型，悬灸与聚光灸呈平台型。

观察不同灸质对家兔胃电活动的影响，发现艾条灸对家兔胃电频率、振幅的增强具有明显抑制作用，而烟条灸似对胃电频率、振幅有抑制倾向。另有学者采用荧光检测方法观察了不同灸质、灸量对利血平化"脾阳虚"大鼠外周和中枢 5- 羟色胺（5-HT）等神经递质及其代谢产物含量的影响，结果显示，艾条弱刺激能使血中组胺、5-HT、5- 羟吲哚乙酸（5-HIAA）明显升高，而烟条灸仅能使血中组胺升高，其他物质变化不明显。

三、作用机理

（一）物理作用

1. 温热作用　艾灸的温热刺激是其产生疗效的原因。在施灸过程中，患者的第一感觉就是温热感，随着施灸时间的延长和热量的逐渐积聚，患者可感到灼痛。灸热刺激是通过温热刺激引起生理性炎症反应，具有维持机体稳态的作用。灸法的温热刺激可以调整施灸局部表皮及真皮下的温度和血浆渗透压，使局部血液循环加快。持续施灸能激活多种酶的活性，使血液中白细胞、淋巴细胞、血红蛋白含量增加并长期维持，且能增强免疫功能。研究发现，艾灸之热以施灸点为中心，向周围及深部扩散（图 3-31）。有人用 50mg 艾炷在小鼠埋有热电偶接点的皮肤上施直接灸，结果表明，每次施灸时艾燃烧的最高温度均不同，其变化与测定部位有关；皮下与肌层内的温度变化与表皮不同，说明艾灸刺激不仅涉及浅层，也涉及深部。用单壮（2mg）艾炷灸小鼠腹部也证实了这一点，结果显示，施灸点皮肤表面温度高达 130℃，而皮内温度仅达 56℃左右。温针灸刺激大鼠股二头肌，从局部皮温达 42℃开始，肌细胞间质液的 pH 值随温度上升向碱性侧移动，这种移动仅在刺激初期发生，长时间刺激及短时间反复刺激则移动减少；施灸 30 分钟后，局部血管通透性增强达顶峰，此现象可能与肥大细胞脱颗粒的经时性变化有关。

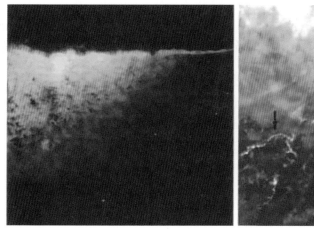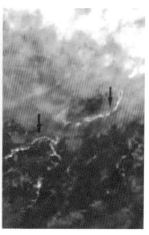

图 3-31　施灸点的荧光显微镜像

以施灸点为中心艾灸之热向周围及深部扩散，图中箭头所示为神经末梢

有研究采用电生理学方法，观察延髓背侧网状亚核神经元（SRD）放电，系统研究热灸刺激的基本要素。结果表明，在一定范围内 SRD 的放电频率分别与刺激温度和刺激面积呈线性增加的关系。因此，热灸刺激必须达到一定的面积和一定的温度才能起到治疗作用，但也并非面积越大越好，温度越高越好。绝大多数情况下，当温度到达 50℃时，继续升高温度，热灸刺激的作用不再增加；当刺激面积到达 9.616cm^2（直径 3.5cm）时，继续增加刺激面积，热灸刺激的作用不再增加。

灸刺激可诱导局部肌肉产生热休克蛋白，施灸可增加对 PPD（含有热休克蛋白的纯蛋白衍生物）有特异反应的淋巴细胞，故认为在施灸部位产生的热休克蛋白可作为免疫原而激活免疫系统。

2. 辐射作用 由于艾条灸燃烧时温度较高，释放大量热能，并产生光热辐射，故其产生的红外线光谱具有波长短、能量强的特点，它的红外辐射强度较穴位辐射强度高 1000 倍左右，穿透机体的深度可达 10mm，可渗透到表皮、结缔组织、血管、神经，或直接渗透到深层组织，并通过毛细血管网传到更广泛的部位，而为人体所吸收。艾灸时的红外线辐射既可增强细胞的吞噬功能、改善血液循环、消除肉芽水肿，又可为机体细胞代谢活动、免疫功能提供必要的能量，也能为能量缺乏的病态细胞提供活化能，从而进一步调整机体的免疫功能和神经功能，促进疾病的恢复。

（二）药化作用

艾的成分复杂。直接灸时，艾燃烧的生成物可附着在皮肤上，通过灸热由皮肤处渗透进去，起到某种治疗作用。间接灸时，除了艾的作用外，所隔之姜、蒜受热时其姜辣素和大蒜素也发挥一定的作用。另外有研究发现隔盐灸时，盐中的 K^+ 可透过皮肤使皮下 K^+ 活性明显增高，而隔 $MgCl_2$ 灸、隔附子饼灸等则无 K^+ 增高的效应；另在观察隔药灸治疗桥本甲状腺炎时，发现加活血化瘀和益气温阳中药粉末组的灸效在改善甲状腺肿大、结节质地和调整患者免疫功能等方面均明显优于仅加益气温阳中药组。

然而也有学者认为艾的药性对某些指标的影响起不到重要作用。例如，经研究观察到化脓灸、隔药饼灸、温针灸和经穴灸疗仪等不同灸法对淋巴细胞转化率等免疫指标均产生相同或相似的影响。出现以上两种相反的研究结果，可能与灸法复杂的药性作用机制有关，这可以从艾灸临床治疗的疾病范围广泛得到佐证，因此，应对灸法的药性作用机理进行多途径、多水平和多靶点的深入研究。

此外，研究发现，灸治过程中除了艾叶燃烧所放出的热量起作用外，艾烟中的成分也发挥了作用，艾烟的挥发性成分为氨水、乙醇、乙二醇、醋酸、乙酰胺、丙酸、环己烯、甲基呋喃、丁酰胺、3- 甲基 – 丁酰胺、季酮酸、戊硫醇、2- 甲基戊硫醇、斯德酮、正己基胺、萘、葵酸、乙内酰尿、三甲基对二氮杂苯、嗅代氮杂环丁烷。艾烟弥漫在空气中，对细菌、病毒、真菌有一定的抑制作用。

（三）创伤作用

直接灸中的化脓灸会在皮肤表面造成损伤而形成灸疮，灸疮亦称灸花，是指施灸所造成的浅表的无菌化脓性炎症。古人在灸治中十分重视灸疮，以此判断疗效，认为只有灸疮起发，才达到了治病的目的。如《针灸资生经》曰"凡著艾得疮发，所患即瘥，不得疮发，其疾不愈"，《针灸易学》甚至强调"灸疮必发，去病如把抓"。现代研究表明，45℃是人们首先感受疼痛的平均临界值，也是组织开始被热损伤的温度。直接灸时的温度远远高于平均临界值，引起局部组织无菌性化脓，使机体处于应激状态，升高白细胞及吞噬细胞的数量，增强机体抗病能力。同时，穴位感染化脓后，细菌在体内产生内毒素，刺激某些脏器或激活有关细胞释放出免疫物质，调节机体的免疫功能。

（四）综合作用

研究表明，灸法的作用是由艾灸燃烧时的物理因子和化学因子，与腧穴的特殊作用、经络的特殊途径相结合，而产生的一种"综合效应"。施灸时可调整神经－内分泌－免疫网络，发挥综合调节作用。如果将艾条距皮肤 2cm，施灸 7～10 分钟，使腧穴的局部组织造成轻微创伤，患者便开始感到灼痛。因此，有人认为艾灸的作用机理是疼痛和艾燃烧时所产生的物理因子和化学因子作用于腧穴处的痛、温觉感受器，产生动作电位，通过 Ⅲ 类、Ⅳ 类传入神经纤维，将刺激信号传入中枢，经过中枢整合作用，形成传出信号，调控机体神经－内分泌－免疫网络系统，使机体的内环境达到稳定状态，起到防病治病的作用。

第三节　其他刺灸法

一、穴位注射

穴位注射（point injection）是将药液注入穴位以防治疾病的一种治疗方法。它将针刺刺激和药物的性能与对穴位的渗透作用相结合，发挥其综合效应。

（一）穴位注射的效应

穴位注射的药效具有高效、迅速的特点。有研究表明：穴位注射的药效优于口服、肌内注射；穴位注射的疗效与等量药物静脉注射相比，相当于或者超过药物静脉注射。

用胰岛素、戊四唑、去甲肾上腺素、阿托品、速尿、可乐定、东莨菪碱、肾上腺素、戊巴比妥钠等 9 种药，在小鼠、大鼠、家兔不同经脉进行穴位注射（不加任何针刺手法），以各药主要药理或毒理反应强度和速度为指标，结果发现，与等量药物静脉注射相比，9 种药物穴位注射的疗效相当或者超过药物静脉注射。

（二）穴位注射的规律

1. 药物特异性　对比观察卡介菌多糖核酸（斯奇康）与生理盐水穴位注射辅助治疗常年性变应性鼻炎的疗效，结果表明二者均有疗效，但斯奇康穴位注射效果较生理盐水好；观察穴位注射复方当归注射液等 4 种注射液对佐剂性关节炎大鼠的镇痛作用，结果显示 4 种药物均有疗效，其中蜂毒注射液和复方当归注射液对佐剂性关节炎镇痛作用较好。

2. 穴位特异性　有研究将同剂量呋塞米分别注于小鼠"委中"、"内关"、"三阴交"及静脉，结果显示"委中"穴注呋塞米后排钠利尿作用强度与静脉注射没有明显差异，但明显强于"三阴交"与"内关"注射药物组。以腹腔注射酒石酸锑钾引起疼痛的小鼠为模型，在小鼠"足三里"、"内关"、"委中"、皮下及静脉注射同剂量可乐定，结果发现，

"足三里"给药组的镇痛作用明显大于"内关"、"委中"及皮下注射组,与静脉注射组相仿。有实验将同剂量胰岛素注于小鼠"内关"、"足三里"及静脉,结果发现注药后5分钟,内关组与静脉注射组降血糖的百分率相仿,远大于足三里组。可见不同穴位在注射相同剂量药物后可产生不同药效。

思考、探索、启迪: 穴位药物注射药效强度的相对特异性与药物归经有无关系?对药物归经的研究有何启示?

3. 与血药浓度的关系 内关穴注射胰岛素后5分钟,血清、肝脏内的放射脉冲数明显低于静脉注射组,与足三里组、皮下注射组无明显差异,但降糖作用却与静脉注射组相仿,远强于皮下注射组、足三里组;在注射药物后15分钟、30分钟,内关组血清、肝脏内放射活性仍低于静脉注射组,但降糖作用相仿,此时放射活性与足三里组相仿,降糖活性也与足三里组相近。分别在静脉、肌肉、三阴交、内关注射呋塞米研究其排钠利尿作用时也发现,在给药后30分钟,三阴交组排尿量与静脉注射组相仿,但血药浓度远低于静脉注射组,排尿量明显高于肌内注射组与内关组,但血药浓度略低于肌内注射组和内关组。研究发现大鼠"内关"穴位注射肾上腺素后血流动力学参数变化与静脉注射相似,但血药浓度明显低于静脉注射组。上述实验显示穴位注射的疗效不直接取决于药物在局部吸收后的血药浓度。

思考、探索、启迪: 穴位药物注射药效与血药浓度并非直接相关,这对经络研究有何启示?

(三)穴位注射的机理

穴位注射的作用是药物和针刺穴位的双重作用,但具体机理尚未明了。

有研究表明,穴位注射的作用与细胞外间质有关。细胞外间质如胶原蛋白等是细胞外一种惰性填充物,具有活跃的生物活性,它不仅参与细胞的运动增殖和分化等,而且介导细胞与细胞、细胞与生物分子间的作用,从而在胚胎发育和各种生理及病理过程中发挥重要作用。用胶原酶对内关穴预处理,破坏胶原蛋白活性能完全阻断内关穴注射胰岛素的降糖作用;用胶原酶对足三里预处理也能完全阻断足三里穴注射庆大霉素对胃肠蠕动的抑制作用。另外,使用Zn^{2+}、Cr^{3+}、V^{5+}等微量金属无机物预注于腧穴能显著地加强某些穴位注射药物的效应,而且同样具有特异性,提示穴位注射效应的相对特异性可能与不同穴位的离子构成或类半导体属性不同有关。

二、刺络放血

刺络放血(blood-letting puncture)古称"刺络",是根据不同疾病,用一定方法刺破体表浅表络脉(浅表静脉)放出少量血液以防治疾病的一种外治法。

研究认为,刺络放血的机理复杂,是对血管和血液特异性的双重刺激。血管活动存在复杂的神经调节、体液调节和自身调节,血液的变化可影响全身。因此,刺络放血的作用机理可能与调节机体的神经 – 内分泌 – 免疫网络有关，现有的机理研究以循环系统的研究为主。

（一）影响局部微循环

研究表明，刺络放血可改善局部微循环，减轻局部水肿，抑制缩血管因子和致痛因子的释放，促进局部组织氧和营养物质的供应，从而起到消肿和止痛等作用。

（二）改变血液流变学

刺络放血可对血液流动动力学产生影响，可改善血液黏度，使营养通路血流量增加，细胞活力增强。研究表明，中风后患者脑内血流速度的变化表现为加速或减速，而手十二井穴刺络放血对脑血流有双向调节作用，可使血流加速者减慢，使血流缓慢者加速。

（三）调节体液循环

体液循环在机体内具有非常重要的作用。其中组织液的生成和回流受毛细血管压、胶体渗透压、组织液压和组织液胶体渗透压 4 种力量的影响，任何一种力量的改变都会引起体液交换障碍，出现水肿。刺络放血后，可以直接使局部水肿消退，从而改善体液循环。

三、穴位埋线

穴位埋线法（thread-embedding therapy）是指将可吸收性外科缝线植入穴位内，利用线对穴位的持续刺激作用防治疾病的方法。

穴位埋线需用针具刺入穴内，埋入外科缝线，产生针刺效应，即可产生酸、胀、麻、重的感觉。由于埋线针具较毫针粗大，其刺激感应也更强烈。因外科缝线留置在穴位，占有一定空间，可对周围组织产生压力，从而刺激局部感受器而产生酸、麻、胀等针感。

穴位埋线法用的线为可吸收性外科缝线，以羊肠线居多。羊肠线是用羊的肠衣加工制作而成，乃异种组织蛋白，埋入穴位后，可使肌肉合成代谢增高，分解代谢降低，肌蛋白、糖类合成增高，乳酸、肌酸分解代谢降低，从而提高机体的营养代谢；且将其埋植于人体内，如异种组织移植，其中的抗原可使人体淋巴细胞致敏，致敏细胞即配合体液中的抗体、巨噬细胞等反过来破坏、软化、分解、液化羊肠线，使之变为多肽、氨基酸等，最后被吞噬吸收，同时产生多种淋巴因子，这些抗原刺激物对穴位产生的生物化学刺激，使局部组织产生无菌性炎症，甚至出现全身反应，从而提高人体的应激能力，促进病灶部位血管丛增加，血流量增大，使血管通透性和血液循环得到改善。此外，穴位埋线可激发人体免疫功能，如有人经实验证实，穴位埋线对大鼠脾淋巴细胞转化功能有显著增强作用，对巨噬细胞的吞噬能力亦可显著提高，且能使脾虚大鼠的脾重（指数）与胸腺重量（指数）升高。

小 结

1. 针感是指针刺入人体腧穴后，受试者所产生的酸、麻、胀、重、痛等感觉，以及施术者手下的沉紧感。针感产生的结构定位法有组织形态学法和影像学法，组织形态学的方法包括：美蓝法、墨汁法、蓝点法、改良蓝点法。针感点大多分布在深层组织，穴位下的小神经束、游离神经末梢、血管和某些包囊感受器与针感的形成密切相关，它们共同构成穴位的感受装置。且不同性质的针感与不同的组织结构有关，刺激神经多引起麻感，刺激血管多引起痛感，刺激肌肉多引起酸胀感，刺激肌腱、骨膜多引起酸痛感。

2. 针感的产生和神经系统关系密切，穴位处的各种感受器是产生针感的基础。研究认为，针刺是通过直接刺中穴位感受装置中的神经末梢等，引起感受器的兴奋；或针刺使部分受损伤的组织释放一些化学物质，使感受器去极化，将针刺刺激转化成相应的神经冲动，即针刺信号，该信号沿一定外周和中枢路径逐步传入到脑的高级部位，最后形成针感。

3. 针感的传导通路非常复杂，涉及神经、体液等多方面，其中神经系统在针感传导中具有非常重要的作用。研究表明，针感的外周传入通路主要是支配穴位的躯体感觉神经，也与植物神经有关。关于针感的传入纤维的类别，认为主要由中等粗细的Ⅱ、Ⅲ类纤维传递。针刺穴位的传入冲动进入脊髓后作用于脊髓背角细胞，主要经腹外侧索（脊髓丘脑前束、脊髓丘脑后束）向上级中枢传递。针感信号经脊髓上行入脑后，必须到达丘脑，经过丘脑换神经元，最终上行到大脑皮层形成针感。另一方面其神经冲动沿脊髓背外侧索下行至有关节段，通过脊髓 γ-传出系统随躯体神经到达相应支配穴位下的肌梭，使梭内肌收缩，并发放肌电（穴位肌电），同时引起穴位下局部肌纤维的收缩，后者经针柄传达于施术者指下，即形成沉、紧、涩、滞等手下感。

4. 针感的外周传出通路主要有神经反射性通路、神经-体液通路和脊髓 γ-传出系统。

5. 针刺手法研究有助于针刺手法的客观化、标准化。各种针刺手法测试和显示装置的研究推动了针刺手法研究。不同的针刺手法产生的效应不同：在外周，不同的补泻手法可对针刺局部、温度及脏器的功能产生不同的影响；在中枢，不同频率的提插捻转可引起脑功能的不同变化。其机理可能与交感神经的兴奋以及不同针刺手法引起的传入神经纤维类别和神经电信息编码不同有关。

6. 巨刺为一种左病取右、右病取左的针刺方法，其治疗原理较为复杂，从神经系统研究较多，认为其效应的产生是各级神经中枢整合和相互作用的结果。脊髓、脑干网状结构、丘脑非特异性投射系统及大脑皮层是巨刺效应产生的重要结构。缪刺与巨刺在各段中枢的作用原理相同，但由于缪刺刺络脉，其外周感受器与巨刺有所不同。

7. 灸条燃烧所产生的"热力"是从 600nm 左右的红光到 2500nm 的中红外直至远红外区，其谱形、强度及峰值在整个施治过程中都处于不断变化之中。艾灸的作用要素为灸温、灸量、灸时、灸质，其中灸温又与体表温度的幅值、温度升降速度、温度作用面积、艾灸壮数、每壮持续时间和间隔时间等有关。艾灸的作用机理与艾灸的药化作用、物理作用（温热作用、辐射作用）、创伤性作用及艾灸的综合作用有关。

8. 穴位注射疗法发挥了药物和穴位两方面的作用。穴位注射的药效与静脉注射相当，药效强度具有穴位特异性，似与血药浓度不存在线性关系，这些现象值得深入研究，其对探索经络本质和药物归经有颇多启迪。刺络放血疗法具有改善局部微循环、改变血液的性状和流速、调节体液循环等作用。穴位埋线是利用埋入穴位的可吸收线发挥持续刺激作用来防治疾病的方法，其具有促进机体的营养代谢、提高人体的应激能力、改善血液循环、激发免疫功能的作用。

复习思考题

1. 穴位针感的形成与哪些结构有关？
2. 针刺时可能通过哪些方式兴奋感受器？
3. 针感的外周传入神经纤维和脊髓上行通路是什么？
4. 手下感和穴位肌电是怎样形成的？穴位肌电有何特点？
5. 针刺手法效应与哪些因素有关？
6. 针刺补泻手法的外周和中枢效应有哪些？
7. 巨刺与缪刺产生的机理是什么？
8. 艾的主要有效成分是什么？
9. 试述艾灸的作用因素。
10. 艾灸作用的机理有哪些？
11. 试述穴位注射药效强度的穴位相对特异性。
12. 刺络放血对循环系统有何影响？

第四章　针灸作用效应的科学基础

The Scientific Basis of Acup-Moxibustion Effect

　　针灸作用效应的科学基础是针刺作用原理的主要方面，是实验针灸学的主要内容。通过对针刺作用效应和机理的研究，基本明确了针刺镇痛、针灸对机体各系统及免疫的多方位、多环节、多水平、多途径调节作用的科学基础。此章内容与临床联系密切，可结合有关病证学习。

　　另外，现代研究表明，神经－内分泌－免疫网络调节是实现针灸作用效应的基本路径。但对不同系统、不同病证，可有所不同，应在总体把握"共性"的基础上，针对不同的系统、不同的病证，学习掌握其作用原理的"个性"。

关键词　针刺镇痛　内源性阿片肽　闸门学说　神经－内分泌－免疫调节

第一节　针刺镇痛作用及机理

疼痛（pain）是一种与组织损伤或潜在损伤相关的不愉快的主观感觉和情感体验。作为正常的防御反应，疼痛对保护机体正常生命活动极为重要，而过度或长期的疼痛却会引起多种并发症，严重影响人们的生存质量。国际疼痛研究会（International Association for the Study of Pain，IASP）早在 1999 年就提出了"疼痛不仅仅是一种症状，也是一种疾病"的概念。美国等国家及地区已将疼痛列入继呼吸、脉搏、体温和血压之后的人类第五大生命指标。据调查，门诊患者中约有 40% 的患者伴有疼痛症状，其中慢性疼痛发病率高达 30%～40%，但仅有不到半数的疼痛患者得到了合理的镇痛治疗。现代医学对疼痛的治疗主要以非甾体类抗炎药和阿片类镇痛药等药物治疗为主，但长期使用会对机体产生不同程度的毒副反应和成瘾性。1996 年世界卫生组织意大利米兰会议推荐的 64 种针灸适应证中就有 32 种与疼痛有关，目前临床上疼痛性疾病依然是针灸主要适应证之一。随着临床和实验研究的不断深入，对针刺镇痛和针刺麻醉的作用、影响因素及其作用机理亦有深入了解。

一、针刺镇痛作用

针刺镇痛（acupuncture analgesia）是指用针刺防止和治疗疼痛的一种方法。针刺镇痛作用是运用各种针刺方法来缓解或解除疼痛。针刺疗法是治疗各类疼痛的常用手段之一，具有"效佳、无害、简便"的独特优势，这也是促使针灸国际化的最主要原因。针刺镇痛作用有以下特点：

1. 适用于治疗不同类型的疼痛　针刺既可治疗三叉神经痛、牙痛、急性腰扭伤等急性疼痛，也可以治疗颈椎病、腰腿痛、肩周炎、风湿性关节炎、类风湿性关节炎等所引发的慢性疼痛。此外，针刺对癌性疼痛、内脏痛、牵涉痛等疼痛病证也有一定的治疗作用。

2. 镇痛作用具有多重性质　针刺既能缓解急性痛，又能缓解慢性痛；既能抑制体表痛，又能减轻乃至消除内脏痛和牵涉痛；既能提高痛阈和耐痛阈，又能减轻疼痛引起的不良情绪反应；既能降低痛觉分辨率，又能提高报痛标准。

@相关知识链接

疼痛分类

疼痛的分类复杂而不统一，有以临床表现分类的，也有以病理类型分类的。

局部性疼痛（local pain）：病变部位的局限性疼痛，多为感受器或神经末梢受到刺激而引起。

放射性疼痛（radiating pain）：神经干、神经丛、神经根或中枢神经受到病变的刺激，疼痛由局部扩展到受累感觉神经支配区，如肿瘤或椎间盘突出压迫脊神经根、脊髓空洞症引起痛性麻木等。

@相关知识链接

扩散性疼痛（spreading pain）：疼痛由一个神经分支扩散到另一分支，如手指远端挫伤可扩散至整个上肢疼痛。

牵涉性疼痛（referred pain）：由于内脏与皮肤传入纤维会聚到脊髓后角神经元，内脏病变疼痛可扩散到相应体表节段。如心绞痛可引起左侧胸前区及左臂内侧痛，胆囊病变（如胆囊炎、胆结石症发作时）引起右肩痛。

对于临床而言，病理性疼痛是主要的研究对象，根据起因的不同又可分为炎性痛和神经病理痛，它们在躯体和内脏组织均能产生。

炎性痛（inflammatory pain）：由创伤、细菌或病毒感染以及外科手术引起的外周组织损伤导致炎症时所发生的疼痛，包括痛觉过敏、触诱发痛、自发痛和继发痛。

神经病理痛（neuropathic pain）：由创伤、感染或代谢病引起的神经损伤而造成的疼痛。

炎性痛和神经病理痛临床表现是相似的，但是它们的产生机制则有根本的区别。

3. 起效快并有累积效应　针刺可在较短时间内获得镇痛效应。如针刺合谷穴能在 5 分钟内有效提高人体的痛阈，约 40 分钟左右达到高峰；高频（100Hz）电针能在 2~3 分钟内产生镇痛作用。另一方面，针刺镇痛存在累积效应。临床上间隔一定时间重复进行治疗不仅可以提升针刺镇痛作用，且能延长针刺镇痛效应的持续时间。如电针治疗实验性坐骨神经痛，治疗 2 周的镇痛效果要优于治疗 2 天的效果。但这种累积效应在正常人体和动物身上表现并不明显，甚至可能会诱导针刺耐受现象的出现。

4. 毒副反应小　针刺作为一种体表物理刺激疗法，主要通过激活机体自身的疼痛调制系统而达到镇痛效果，不存在明显的毒副反应。

5. 镇痛个体差异性　针刺镇痛在临床试验和实验研究中均表现出明显的个体差异性。如临床镇痛效应因人各异，有 1/5 左右的实验动物也对电针镇痛无效，研究发现可能与体内吗啡分解酶的存在有关。也正因为这个原因，针刺镇痛在临床上的应用受到较大程度的限制。

6. 镇痛程度有限性　针刺镇痛并非能产生类似于麻醉药的完全镇痛作用，在很大程度上只是缓解疼痛。研究发现，针刺正常人合谷穴可使痛阈平均升高 65% ~ 95%，停针后痛阈呈指数曲线形式缓慢恢复到针前水平，半衰期为 16 分钟左右。针刺镇痛与药物镇痛的主要差别在于，药物镇痛可以通过增加药量来实现完全镇痛，而针刺镇痛则不能。

7. 机体整体调控性　针刺镇痛作用不是由于针刺对身体某个部位或功能发挥单独的调控作用而产生，是基于针刺对机体各个部位和系统整体调控的结果。临床观察发现，电针在治疗由颈椎病、腰腿痛、肩周炎等慢性疾病所诱发疼痛的同时还可促进病变向着健康方向转归，所以针灸镇痛作用具有多靶点性和明显的多效性。

二、针刺镇痛机理

（一）针刺镇痛的神经通路

1. 针刺信号外周传入途径　针刺信号是通过穴位深部的感受器及神经末梢的兴奋传入中枢。研究表明针刺所兴奋的神经纤维的种类包括 Aα、Aβ、Aδ、C 四类，一般认为病人能够接受的针刺强度主要是 Aβ、Aδ 类纤维兴奋，因此针刺是用较弱的刺激达到镇痛目的。但也有研究表明 C 类纤维的传入在针刺镇痛中起重要作用，动物实验发现低强度电针（非伤害性刺激）引起的镇痛范围小，而高强度电针（伤害性刺激）引起的镇痛范围大，针刺刺激如果达到兴奋 C 类纤维的强度，即可能是以一种伤害性刺激的方式来抑制另一种伤害性刺激的传入，达到镇痛的目的。

@相关知识链接

"闸门控制"学说

　　"闸门控制"学说（gate control theory，GCT）于1965年由梅尔扎克（R. Melzack）和沃尔（P. D. Wall）首先提出，是经典的脊髓痛觉调制学说。最初的GCT认为在脊髓背角存在着一种调控疼痛的"闸门"机制，疼痛的产生取决于因刺激而兴奋的传入神经纤维种类和"闸门"的开闭状态。粗纤维兴奋时，可直接使脊髓背角投射神经元（T细胞）放电，另外可使脊髓背角胶状质（substantia gelatinosa，SG）细胞兴奋，再通过突触前抑制方式，间接地使脊髓背角T细胞放电减少或停止，达到关闭"闸门"的目的（疼痛缓解）；细纤维兴奋时，也直接使T细胞产生排放，而且，其侧支又抑制SG细胞，取消后者对T细胞的突触前抑制，使T细胞放电增加，达到开放"闸门"的目的（疼痛产生）。随着神经生理学研究的不断深入，发现原有GCT学说与不少实验研究和临床现象相矛盾，故创立者对"闸门控制"学说进行了修改，主要体现在以下三个方面：一是SG区所具有的复合机能，生理学的研究明确了SG存在兴奋性和抑制性两类神经元；二是在SG对T细胞的作用方式上，存在突触前和（或）突触后抑制以及兴奋性的联系；三是强有力的脑干下行抑制系统可作用于SG细胞，在新的模式中体现了这一机制，并强调了脑对脊髓的下行控制。

2. 针刺信号中枢传导路径　针刺引起的传入冲动进入脊髓背角后，主要交叉到对侧脊髓腹外侧束上行，与痛、温觉的传导途径相似。针刺信号在上行传导过程中，一方面通过脊髓内节段性联系影响邻近节段所支配的皮肤、内脏活动以及邻近节段的痛觉传入，更主要的是上行到达脑干、丘脑和大脑皮层等部位，通过激活高位中枢发放下行抑制冲动来发挥镇痛效应。

（二）针刺镇痛的神经生理机制

1. 针刺信号与疼痛信号在各级中枢的整合　著名神经科学家张香桐院士曾提出，针刺镇痛是针刺信号与疼痛信号这两种不同感觉传入在中枢神经系统的各级水平相互作用并进行整合的结果。

（1）脊髓水平的整合　针刺信号沿着外周传入神经进入脊髓，与来自疼痛部位的伤害性信号发生相互作用。用微电极在脊颈束或背角Ⅴ层细胞可记录到伤害性刺激引起的高频持续放电，这类痛敏细胞放电可以被电针刺激穴位或电刺激神经干所抑制。实验还提示，针刺传入信息和伤害性刺激部位的传入信息在脊髓中的相互作用，有比较明显的节段关系。当针刺部位和伤害性刺激传入纤维到达相同或相近的脊髓节段，则针刺的抑制作用就较明显；如果这两种传入纤维分别到达相距较远的脊髓节段，则针刺的抑制作用相对较弱。临床上用颧髎穴针刺麻醉做额部手术，用扶突穴针麻做甲状腺手术，由于穴位与手术部位处于相同或相近节段，都取得了较好的镇痛效果。这种发生在相同或相近节段的整合作用，可能是在邻近疼痛部位进行局部取穴的生理基础。

在同神经节段水平，针刺只要兴奋穴位的A类纤维就有明显的镇痛效应，但在异神经节段的穴位或对侧穴位用同样的刺激强度则无效，其机制为粗纤维的传入在脊髓对痛敏神经元起抑制作用，从而关闭了伤害性信息向高位脑中枢传递的闸门，产生节段性的抑制疼痛的效应。用足以兴奋较细的Aδ和C类纤维的穴位进行电刺激可提高全身痛阈，而以激活C类纤维的阈值刺激时，才能明显抑制伤害性反射活动。

（2）脑干水平的整合　针刺信号沿着腹外侧索进入延髓网状结构的巨细胞核，引起该核团的放电。疼痛的伤害性刺激信号也可到达此部位，这两种信号可以会聚于同一核团，甚至是同一细胞，经过相互作用，疼痛引起的反应受到抑制。直接刺激延脑巨细胞核的尾端部分，可以抑制丘脑内侧核群的痛细胞放电，这一效应与电针足三里穴的抑制效应十分相似。用微电极在中脑中央灰质、中脑内侧网状结构中央被束区及三叉神经脊束核，都可记录到对疼痛等伤害性刺激呈长潜伏期和长后放电的反应，这种反应可被电针四肢穴位或面部有关穴位所抑制，抑制的出现与消失均是逐渐发生的，这可能是远道取穴（远隔疼痛部位取穴）的生理基础之一。

（3）丘脑水平的整合　用微电极在丘脑内侧核群，特别是束旁核、中央外侧核一带，记录到一种由伤害性刺激引起的特殊形式放电反应，电针足三里穴等可以抑制这种痛敏细胞放电，其抑制过程发生缓慢，停止电针后，抑制的后效应也较长，这种针刺对痛敏细胞放电的抑制有可能是经过丘脑中央中核的。因为每秒4~8次的电脉冲刺激中央中核，可明显地抑制束旁核细胞的痛敏细胞放电，有时抑制时程可长达5分钟之久。

（4）大脑皮层的整合　痛觉和针感都是进入意识领域的感觉，必然会投射到大脑皮层，并进行相互作用和整合。大脑皮层的下行调制作用对针刺镇痛的影响主要表现在两个方面：一是对伤害性刺激的调控，如刺激感觉运动Ⅰ区，其下行纤维通过释放乙酰胆碱对丘脑束旁核的伤害感受功能产生抑制作用；另一方面，对针刺镇痛效应的下行调节，如电刺激感觉运动Ⅱ区，可通过伏隔核和缰核兴奋中缝大核产生镇痛作用，破坏该区，则电针对中缝大核的抑制作用减弱。

2. 针刺激活脑内一些有关的痛觉调制结构 用电刺激及损毁（电解、切除或用药物破坏等）某些中枢结构或引导某些结构电活动，研究这些结构在针刺镇痛中的作用。实验结果表明，损毁脑内的某些结构如尾核头部、丘脑中央中核、中脑中央灰质及中缝核等，对动物痛阈无明显影响，但却显著地减弱了针刺镇痛效应。针刺穴位或用中等强度电刺激外周神经，可影响上述核团的细胞电活动。在针刺镇痛原理研究中，人们还发现针刺信息能在边缘系统一些结构（如海马、扣带回、隔区、杏仁、视前区、下丘脑等）中对伤害性刺激引起的反应进行调制，这可能就是针刺可以减弱痛的情绪反应的生理基础。

著名神经科学家韩济生院士对针刺镇痛的神经通路做了比较全面的总结，见图 4–1。

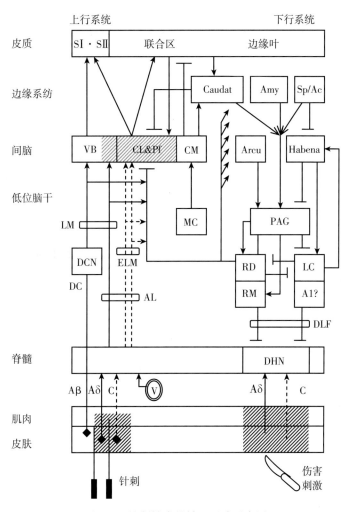

图 4–1 针刺镇痛的神经通路示意图

A1：去甲肾上腺素神经元胞体集中的核团（除 A1 区外，是否尚有 A5～A7 参与，尚待确定）；Ac：伏隔核；AL：前侧索；Amy：杏仁核；Arcu：下丘脑弓状核；Caudat：尾状核；CL：中央外侧核；CM：中央中核；DC：后索；DCN：后索核；DHN：脊髓后角神经元；DLF：背外侧索；ELM：丘外索；Habena：缰核；LC：蓝斑核；LM：丘系；MC：巨细胞核；PAG：中脑导水管周围灰质；Pf：束旁核；RD：中缝背核；RM：中缝大核；SⅠ：躯体感觉Ⅰ区；SⅡ：躯体感觉Ⅱ区；Sp：隔核；V：血管；VB：丘脑腹侧基底核群

（三）针刺镇痛的神经化学机制

1. 阿片肽在针刺镇痛中的作用   针刺镇痛时，脑内阿片肽释放增加，其中 β - 内啡肽和脑啡肽在脑内具有很强的镇痛效应，脑啡肽与强啡肽在脊髓内有镇痛作用。针刺激活脑内的内阿片肽系统，主要通过以下 3 个方面发挥镇痛作用：一是脊髓内的内阿片肽神经元释放相应递质，作用于初级感觉传入末梢的阿片受体，抑制传入末梢释放 P 物质，抑制脊髓伤害性感受神经元的痛反应；其次，脑内有关核团中内阿片肽能神经元兴奋，释放递质并通过有关神经元复杂的换元，参与下行抑制系统，起了抑制痛觉传递的作用；三是垂体 β - 内啡肽释放至血液内也起一定的作用。

已有实验证明：2Hz 电针主要激活脑和脊髓中的脑啡肽能系统和脑内的 β - 内啡肽能系统介导镇痛效应；100 Hz 电针主要由脊髓强啡肽能系统介导镇痛效应。见图 4-2。

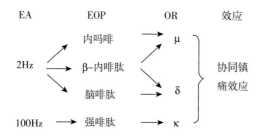

图 4-2   不同频率电针促进内源性阿片肽释放示意图
EA：电针；EOP：内源性阿片肽；OR：阿片受体

@相关知识链接

阿片肽家族

阿片肽家族包括内啡肽、脑啡肽、强啡肽、孤啡肽和内吗啡。脑啡肽、β - 内啡肽和强啡肽分别发现于1975年、1976年和1979年。强啡肽主要作用于 κ 型阿片受体，脑啡肽和 β - 内啡肽对 μ 和 δ 型阿片受体均有作用。新型的内源性阿片肽——孤啡肽（痛敏素）和内吗啡，分别于1995年和1997年被发现。孤啡肽受体广泛分布于外周和中枢神经系统，主要分布在下丘脑、中脑导水管周围灰质、蓝斑和脊髓背角等中枢部位，与痛觉的感受和调控有密切关系。孤啡肽的结构虽然和阿片肽特别是强啡肽A 非常相似，但其功能却与阿片肽有很大差别。孤啡肽作为一种新的阿片肽和以往发现的阿片肽在痛和痛调制过程中的作用大不相同。在脑内孤啡肽表现为抗阿片作用，能剂量依赖地对抗吗啡和电针镇痛。在脊髓孤啡肽不减轻吗啡产生的镇痛，在不同的条件下产生抗伤害或痛觉过敏作用。内吗啡作为内源性 μ 阿片受体激动剂参与电针镇痛。

2. 经典神经递 / 调质在针刺镇痛中的作用（图 4-3）

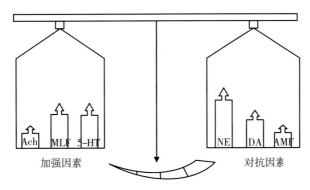

A. 当影响针刺镇痛的加强因素和对抗因素相等时，针刺镇痛效果处于一般水平

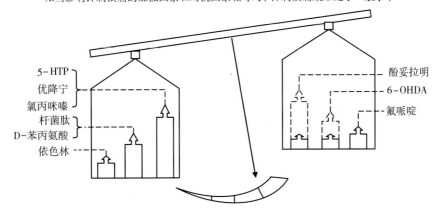

B. 当影响针刺镇痛的加强因素大于对抗因素时，针刺镇痛效果加强

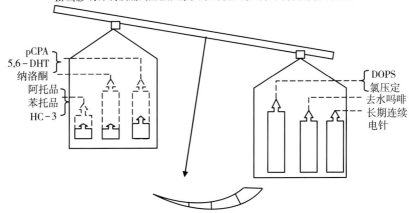

C. 当影响针刺镇痛的加强因素小于对抗因素时，针刺镇痛效果减弱

图 4-3　改变中枢介质的机能状态，影响针刺镇痛效应

（1）5-羟色胺　5-羟色胺（5-hydroxytryptamine，5-HT）既作为具有镇痛作用的神经递质又作为具有致痛作用的炎症介质，在参与中枢和外周痛觉调制中发挥着重要作

用。中枢 5-HT 参与镇痛，而外周 5-HT 参与致痛；针刺对不同部位的 5-HT 亦可产生不同的干预作用。针刺镇痛时，脑内 5-HT 的合成、释放和利用都增加，合成超过利用，因此脑内 5-HT 含量增加，而外周 5-HT 含量减少。参与脑内镇痛的中缝背核和中缝大核中含有丰富的 5- 羟色胺能神经元，损毁此两核团及投射纤维，或 5-HT 受体阻断剂阻断 5- 羟色胺能通路，都将减弱针刺镇痛效果。

（2）去甲肾上腺素　去甲肾上腺素（noradrenalin, NE）是节后交感神经和许多中枢神经元（如蓝斑、下丘脑）的重要神经递质，去甲肾上腺素上、下行纤维分别投射至脑和脊髓。激活脑内去甲肾上腺素能上行投射系统，对抗针刺镇痛；激活低位脑干发出的去甲肾上腺素能下行投射系统则加强针刺镇痛。研究证实，针刺镇痛的同时伴有脑内（主要是上行通路）去甲肾上腺素浓度的降低。

（3）多巴胺　针刺激活多巴胺能系统时，削弱或对抗针刺镇痛作用。研究发现，电针可显著降低完全佛氏佐剂（CFA）致炎性痛大鼠脊髓多巴胺（dopamine, DA）含量。研究进一步证实，多巴胺参加针刺镇痛的作用与其兴奋的受体类型密切相关。在脊髓水平，D2 受体参与痛觉的调制，兴奋 D2 受体时有镇痛作用并增强针刺镇痛；兴奋 D1 受体时显示不出参与痛觉调制作用，但阻断 D1 受体能抑制针刺镇痛。有研究发现，多巴胺是下行疼痛抑制系统中不可缺少的物质。

（4）乙酰胆碱　外周和中枢乙酰胆碱能系统被激活时增加针刺镇痛效应。有研究报道，侧脑室注射乙酰胆碱（acetylcholine, Ach）可抑制大鼠尾核痛兴奋性神经元（pain excited neurons, PEN）的电活动，使 PEN 痛诱发放电频率减少，潜伏期延长。针刺镇痛时脑脊液和脑内 Ach 含量明显升高，胆碱酯酶抑制剂能明显加强电针镇痛作用，Ach 合成抑制剂则明显抑制电针镇痛效应，在外周亦观察到类似结果。此外，电针镇痛时脑和脊髓背角内 Ach 更新率和代谢率加快。

递质与调质间的作用相互影响，如内阿片肽释放可以通过抑制去甲肾上腺素能神经元的活动而实现镇痛效应，而多巴胺系统对内阿片肽系统的释放有一定的抑制性作用。研究显示，由于各种因素导致中枢介质的机能状态的变化，对针刺镇痛效果有很大影响，这也充分体现了针灸对机体的作用是以机体的生理状态为基础的，是一种良性的调节作用，见图 4-3。

（四）针刺镇痛的分子机制

1.不同频率电针对中枢 c-fos 表达的影响　研究者采用 2Hz 和 100Hz 电针、以 c-fos 表达作为神经元兴奋标志，通过计数 fos 样免疫活性阳性胞核的方法观察 fos 蛋白，研究针刺镇痛的神经通路，取得了与用经典生理学和神经药理学方法研究相同的结果。研究表明：

（1）2Hz 电针使下丘脑弓状核中出现大量的 fos 样免疫活性阳性细胞，而 100Hz 电针信息很少到达此核；相反，100Hz 电针使臂旁核中出现大量 fos 样免疫活性阳性细胞，而 2Hz 电针未能引起该核团任何阳性反应。

（2）许多核团显示出了频率响应的特异性，下丘脑的许多核团都对 2Hz 有较好的响应性，没有一个核团对高频有较好的响应性，而脑干网状结构的许多核团都对高频有较好的反应。

（3）脑内的β-内啡肽能神经元主要集中在弓状核，少量集中在孤束核，后者发出的纤维可下达至脊髓，因此2Hz电针激活的β-内啡肽系统不仅在脑内，也可能在脊髓内发挥镇痛作用。

（4）脑干的中脑导水管周围灰质、中缝大核和中缝背核在内源性镇痛系统中起重要作用，无论是2Hz还是100Hz的电针都激活这些核团，它们可能是两者共用的最后通路。

（5）一般认为在刺激强度固定的情况下，频率越高则刺激越强，反应越大，但实验的结果并不支持这种假设。前脑的很多区域对高、低频率有同样强度的反应；在下丘脑和脑干的一些核团，2Hz电针引起的反应远远大于100Hz电针，表明不同脑区对不同频率信号有所偏好，也可称之为频率响应特异性。

（6）有研究者将电针刺激归结为应激刺激，实际上实验中所用的电针强度是有限的（最大不超过3mA），对比于强烈应激刺激所引起的立即早期基因（immediate early genes，IEGs）的表达，电针引起的反应要弱得多，中枢反应的范围也要窄得多。2Hz与100Hz的电针反应有如此明显的脑区差别，说明这不是一般的应激反应，而是有某种选择性的特定刺激。

2. 不同频率电针对中枢三类阿片肽基因表达的影响　研究者利用原位杂交技术，观察了电针对中枢前脑啡肽原（preproenkephalin，PPE）、前强啡肽原（preprodynorphin，PPD）、前阿黑皮素原（pro-opiomelanocortin，POMC）mRNA的影响。结果如下：

（1）2Hz电针促进PPE表达的作用大于100Hz电针。

（2）100Hz电针促进PPD表达的作用大于2Hz电针。

（3）2Hz电针在脑内作用广泛，但它只能促进PPE表达；100Hz电针在脑内作用范围较窄，主要促进PPD表达，但在某些脑区也可促进PPE的表达。

（4）两种频率的电针均未能诱导POMC mRNA的显著增加。研究提示不同频率电针针刺镇痛效应的差异与中枢相关基因的特异性表达有关，说明应用分子生物学理论和技术，可以从更深层次上阐明针刺镇痛的机理。

此外，近年来越来越多的研究表明，中枢P2X（配体门控离子通道）受体、N-甲基-D-天冬氨酸受体、辣椒素受体、离子通道、信号转导通路以及胶质细胞等均在不同程度上参与疼痛的产生和维持，针灸镇痛与干预上述分子的表达和活化密切相关。

（五）针刺镇痛耐受机制

针刺镇痛耐受（acupuncture analgesia tolerance）是在长时间或反复多次针刺过程中出现的针刺镇痛效应降低的现象。针刺镇痛耐受应为针灸耐受的一部分，针灸耐受（acupuncture and moxibustion tolerance）是指长时间或反复多次针灸过程中出现的针灸效应降低的现象。

1. 外周机制　正如第二章第二节所言，穴位感受器具有适应性，适应（adaptation）是所有感受器的一个功能特点。当某一恒定强度刺激作用于感受器时，虽然刺激仍在继续作用，但感受器对刺激的敏感性会逐渐降低，发放冲动的频率逐渐减少，感觉也随之减弱，这种现象称为感受器的适应。然而，穴位相当于针灸发挥作用的感受器，是激发针刺效应的初始环节。对同一穴位进行长期过度刺激，穴位本身逐渐适应刺激条件而对其不敏感，这可能是针刺耐受产生的原因之一。

2. 中枢机制 脑内存在介导电针镇痛的内源性阿片肽，也就可能存在其对立面的抗阿片肽。针对这一设想，经过多年的研究发现，中枢八肽胆囊收缩素（cholecystokinin-octopeptide-8，CCK-8）是决定针刺镇痛和吗啡镇痛有效性的重要因素，是形成电针耐受的主要神经递质之一。

CCK-8 具有抗阿片作用，CCK-8 的产生是机体对阿片作用的一种负反馈，也是一种自动的制约机制。研究表明，脑室内注射或鞘内注射 0.25~4.0mg CCK-8，可呈剂量依赖性拮抗吗啡镇痛和电针镇痛效应。CCK-8 抗血清可翻转电针镇痛耐受，可使电针镇痛无效群转变为有效群。放射性免疫测定 100Hz 和 15Hz 的电针刺激可促使大鼠脊髓灌注液中 CCK-8 免疫活性显著增加。电针后 CCK-8 的释放增加可能抑制了阿片肽效应。脑室内微注射 CCK-8 mRNA 反义寡核苷酸，使脑内 CCK-8 过表达，进而使镇痛有效大鼠转变为镇痛无效大鼠。此外，研究还发现，CCK-8 受体拮抗剂（L365，260）可显著翻转小鼠对 100Hz 电针的慢性耐受。更有专家提出是 CCK 受体表达水平而不是 CCK 表达水平，与高频电针镇痛的个体差异密切相关。以上研究结果说明，中枢 CCK-8 是参与针刺耐受的主要物质之一。

CCK-8 抗阿片的分子机制研究表明，无论在脑或脊髓，CCK-8 都有抗阿片作用，这种作用有受体特异性（抗 μ 和抗 κ，而不抗 δ 阿片镇痛作用）。CCK 受体与阿片受体除了在细胞膜上发生交互影响，还可以在细胞内 G 蛋白水平发生交互影响，继而在调节细胞内钙水平上发生相互作用，即阿片类物质抑制细胞外 Ca^{2+} 内流，而 CCK-8 可通过三磷酸肌醇（trisphosphate inositol，IP3）促进胞内钙库释放出游离钙，两者的作用恰恰相反。通过这些途径，CCK-8 对阿片镇痛发生对抗作用，并促进阿片耐受的发生。此外，有研究表明 N- 甲基 -D- 天冬氨酸受体亦参与针刺镇痛耐受的产生，但其内在机制尚不十分清楚，有待进一步研究。

三、针刺麻醉

针刺麻醉（acupuncture anesthesia）简称"针麻"，是根据针刺具有镇痛和调节人体生理功能的作用，在人体的某些穴位进行刺激达到痛觉迟钝或消失的效果，从而能进行手术操作的一种特殊麻醉方法。它是针刺镇痛运用的新发展。

针刺治疗疼痛是传统针灸学的宝贵经验，把针刺应用于外科手术的针刺麻醉则是20 世纪 50 年代的创新技术。1958 年上海市第一人民医院的研究者公开发表了《针刺替代麻醉为临床麻醉开辟了新道路》的临床研究成果，从而开辟了针刺麻醉和针刺镇痛研究这一新的研究领域，并为针灸走向世界奠定了基础。迄今为止，针麻经历了由当初的普遍应用到有选择地应用、从单纯针刺麻醉代替药物麻醉到针刺与药物复合麻醉的发展历程，其积累的资料为针灸学术的发展提供了宝贵的经验和教训。

现代麻醉技术是 19 世纪初发明的，极大地推动了外科学的发展，但现代麻醉对人体生理功能的干扰仍不可能完全避免，况且现代手术对病人生理功能的侵袭更非以往可与相比。针刺的镇痛作用使之成为保证这些手术成功进行的有效手段之一。如在新喉再造术中，针麻优良率达到 95%，发音功能、吞咽功能的成功率达 100%；在大脑功能区及深部肿瘤手术中，针麻成功率达到 98%；在肾移植手术中，针药复合麻醉优良率为 88%。由于手术中有效地减少了麻醉药对循环和呼吸功能的影响，术后泌尿时间明显提前。

（一）针刺麻醉作用与特点

经过多年的研究证明，针刺麻醉（或针药复合麻醉）具有 5 方面的作用：①镇痛作用；②抗内脏牵拉反应的作用；③抗创伤性休克的作用；④抗手术感染的作用；⑤促进术后创伤组织和重要脏器修复的作用。

针刺麻醉具有 4 方面的特点：①使用安全，适用范围广；②便于术中医患的配合；③生理干扰少，利于术后恢复；④简便、经济、便于推广。

从临床麻醉角度评价，针刺麻醉并不能完全达到临床麻醉的要求，尚存在以下几方面的缺陷：①麻醉不全；②肌肉紧张；③不能完全抑制内脏反应；④个体差异较大。但针麻在一些手术中所体现的优势却是不可否认的，所以针麻依然是临床麻醉的有效方法之一。

（二）针刺麻醉使用范围

自 1958 年以来，几乎各种手术如颅脑、五官、额面、颈部、腹部、四肢和垂危休克病例等都先后采用过针麻，其成功率一般可达 80%~90%，但是这种"广泛"的有效性，并未能促使针麻成为临床麻醉的常用方法，反而使其在临床的应用日渐减少，造成这一后果的主要原因是由于对针麻的作用规律未完全掌握，对针麻的作用范围没有作出科学的界定，导致针麻的临床滥用。由于针麻的自身特点和个体差异，它并不能完全消除手术中的疼痛，研究表明电针对于急性痛的镇痛作用大约相当于全量麻醉药镇痛的一半，如果仅用针麻而不配合药麻，针麻是难以真正推广的。

目前针麻和针药复合麻醉主要用于头面部、颈部、腹部、妇产科及四肢的手术，麻醉效果较好的手术有：甲状腺摘除手术、颞顶枕区及后颅窝手术、前颅凹颅脑手术、颈椎前路骨科手术、肺叶切除术、剖宫产、腹式子宫全切除术、输卵管结扎术、胃大部切除术、全喉切除术、上颌窦根治术、斜视矫正术、拔牙术等。针刺麻醉术对于心、肺、肝、肾等功能不良，以及年老体弱、病情危重，特别是对麻醉药物过敏而不能采用药物麻醉的患者，是一种较为理想的麻醉方法。

（三）针刺麻醉方法

1. 术前准备　针麻术实施前，必须从 3 个方面进行准备：一是术前预测；二是试针；三是患者的心理诱导。

（1）术前预测　是测定患者针刺诱导前后某些生理指标的变化，以此来预测针麻效果，作为选择麻醉的依据之一。术前预测不仅可以指导针麻临床实践，用科学方法选择适宜个体，提高麻醉效果，还对进一步探索针麻镇痛原理有一定的意义。机体在针麻下手术所产生的一系列生理、生化和心理改变，体现了针刺作用的整体性特点，针刺使机体调整功能得到最大的发挥，调动各方面镇痛因素，麻醉效果就好，反之则差。这种调整作用又与机体当时的机能状态有关，涉及许多方面的因素，所以术前预测有一定的难度。目前主要的方法有：①皮肤感觉－知觉阈测定，包括触觉阈、痛阈和耐痛阈、两点辨别阈等。②植物神经系统机能状态测定，常用的指标有皮肤温度测定、眼心反射测定、肾上腺素皮内试验、呼吸节律波、指端脉搏容积波、心率、皮肤电变化等。③其他如血液中相关的生物活性物质、体液的一些指标、通过相关量表测定的心理学指标亦与人体的痛反应能力相关，可以作为术前预测的参考。实际运用中，经常以多个指标进行检测，相互参考，以尽可能作出合理的判断。

（2）试针　是指在针麻效果术前测试的基础上，选择几个穴位进行针刺，以了解患者的针刺得气情况和对针刺的耐受能力，以便于手术时采取适宜的刺激方式和给予适当的刺激量。对于以往没有接收受过针刺的患者，经过试针后可以解除其对针刺的恐惧，以配合手术进行。

（3）心理诱导　是指为了获得较好的针麻效果而对患者进行积极的心理引导。因为在针麻手术中患者处于清醒状态，除痛觉迟钝外，其他机能均保持正常状态，积极的精神状态可通过大脑的调节功能，调动体内各器官组织以协同针刺的镇痛效应。这方面的措施包括向患者介绍针麻的益处及手术中配合的具体方法，以调整患者的情绪，建立良好的医患关系，使其有信任感等。

2. 针刺麻醉部位的选择　根据针刺选择的部位的不同，针麻可分为体针麻醉、耳针麻醉、面针麻醉、鼻针麻醉、头针麻醉、手针麻醉、足针麻醉等，临床应用以体针和耳针为主，其他方法配合使用。

（1）体针麻醉　通常选用四肢和躯干经穴组成"针麻处方"。处方主要遵循以下4个原则：①循经取穴原则：根据经络理论选取循行经过手术切口或其附近与手术所涉及的脏腑相关的经脉上的相应穴位，也可依据表里经等选穴，尤其是相关的特定穴。临床研究发现，输穴、合穴、原穴、络穴、郄穴和交会穴等特定穴的镇痛效应较好。②辨证取穴原则：根据患者的病情、手术所涉及的部位以及术中可能出现的各种证候选择相关的穴位。③同神经节段取穴原则：依据神经解剖学知识，选取和手术部位同一节段或邻近节段神经分布区的穴位。④经验取穴原则：选取临床易得气、针感较强、操作方便的穴位，如足三里、合谷、内关等。

（2）耳针麻醉　是指以选取耳穴为主进行麻醉的方法。选穴时主要遵循以下3个原则：①辨证选穴原则：根据中医理论选择与手术部位相应脏腑在耳穴中相应的部位。如大部分手术均取肺穴，是因为中医认为肺主皮毛；骨科手术取肾穴，是因为肾主骨；眼部手术取肝穴，是因为肝开窍于目。②耳穴理论选穴原则：根据耳穴理论选择与手术部位相对应的耳穴部位，如胃肠手术选耳穴胃肠等。③反应点选穴原则：选取手术部位或所涉及脏腑在耳郭上的反应点。此外，与体针一样，一些经验穴也是耳针麻醉时常用的，如神门、交感、脑干、皮质下等。

3.针刺麻醉的刺激方式　针麻的刺激方式依据所用器具的差异，主要有手针式、电针式、经皮电刺激式 3 种。

（1）**手针式**　是指针刺得气后，以手指运针的方法维持穴位一定强度的适宜刺激，获得持续的得气感。体针时，运针频率在每分钟几十次至两百多次之间，捻转幅度在 90°～360° 之间，提插幅度在肌肉丰厚处 10mm 左右；耳针时，只用捻转而不宜提插，捻转幅度为 180° 左右，频率为 120Hz 左右。手针式的优点在于可随时根据施术者的手下针感调整运针的方法和强度，以维持良好的得气状态。

（2）**电针式**　是指针刺得气后，将电针仪连接到针体上，利用其输出的脉冲电流刺激针刺部分，达到针刺麻醉目的。电脉冲的频率采用 2Hz 和 100Hz 等，其优点在于能获得相对稳定的刺激，可以对刺激量进行定量控制，但其不能体现手下的针感，不能及时调整针刺的角度和深度，且易产生针刺耐受。

（3）**经皮电刺激式**　是指用刺激电极贴在选好穴位的皮肤上（又称经皮穴位电刺激），再通以电流刺激而获得镇痛麻醉效果的方法。经皮电刺激式与电针式的区别在于，电针通过针灸针起作用，而前者不用针。由于经皮穴位电刺激具有与电针相似的镇痛麻醉效果，使用方便，无直接侵害，不影响手术过程，故容易得到外科医生和患者的配合。

（四）针药复合麻醉

针药复合麻醉（acupuncture–drug balanced anesthesia），或称针刺辅助麻醉（acupuncture assisted anesthesia），是以针刺麻醉与现代麻醉技术为互补，增加药物麻醉效应、减少麻醉药物副反应的一种新型麻醉方法。自 20 世纪 80 年代开始，针药复合麻醉逐渐成为针麻临床和研究的主流。目前，临床麻醉中单用一种麻醉药或一种麻醉方法的情况已不多见，更常用的是多种药物和方法相配合的复合麻醉（balanced anesthesia）。针刺作为一种有效的镇痛方法，也成为复合麻醉中的一个成分。这样的认识符合现代麻醉学的发展规律及潮流，针刺麻醉成为现代麻醉的有机组成部分，便于临床推广和应用。2007 年，国家科技部设立"基于临床的针麻镇痛的基础研究"的国家重点基础研究发展计划（973 计划）中医理论专项，其研究结果已进一步推动针药复合麻醉在临床中的广泛应用。

目前常用的针药复合麻醉方法有：

1.针刺复合局部浸润麻醉　简称针刺复合局麻，是在针麻基础上复合辅助用药（如哌替啶或芬太尼）、少量局部麻醉药（利多卡因或普鲁卡因居多），可使用药量减少，从而使局部组织水肿减轻、手术解剖关系更清晰，镇痛效果可满足手术需求，减轻手术并发症，提高手术质量。选用该麻醉方法多系针麻效果好或手术涉及牵拉反应、肌肉松弛少（轻）、临床推广较易的手术或全身情况极差的休克病人。至今用针刺复合局麻较多见的手术有：甲状腺瘤（囊肿）切除术、喉切除声门再造术、颅脑部分手术、颈椎间盘突出、寰枢椎脱位手术等。

2.针刺复合硬膜外腔阻滞麻醉　简称针刺复合硬膜外麻醉，是在针麻基础上再复合硬膜外麻醉，以胃、胆囊、子宫等手术多见。针刺复合硬膜外麻醉镇痛效果显著，达到在无痛状态下施行手术，可满足腹部手术对麻醉的基本要求；可使80%的病人硬膜外腔所需局麻药量减少30%～50%，同时增宽硬膜外麻醉阻滞神经节段2～3个，说明针刺与硬膜外麻醉具有协同互补特点；生理扰乱小，术中生命体征平稳，可安全顺利度过手术，如用于肾移植术病人，有助于维持术中循环功能稳定，可改善术中和术后早期移植肾的功能；对胆囊切除术的应激反应和免疫指标均有一定改善；经皮神经（穴位）电刺激复合硬膜外麻醉有近似针刺复合硬膜外麻醉的效果，为恐惧针刺的病人增添了新手段；针刺复合硬膜外麻醉后对淋巴细胞姐妹染色单体交换（sister chromatid exchange，SCE）和RNA/DNA比率进行检测，提示针刺复合硬膜外麻醉方法未引起细胞突变，说明远期也是安全的。

3. 针刺复合全身麻醉　简称针刺复合全麻，是在针麻基础上复合全麻（包括静脉或吸入全麻），系先针麻诱导10～30分钟，再开始全麻给药，麻醉效果满意。针刺复合全麻可增强麻醉效果，满足心、胸、颅脑手术对麻醉的基本需求；针刺复合全麻两者有互补、协同作用，使全麻用药量减少1/3～1/2；针刺对心脏手术病人的机体有保护作用，除对心脏手术病人围术期的循环、免疫、应激反应均有一定调节作用外，还能减轻心肌缺血再灌注损伤；针刺复合全麻用于普胸手术（食管、肺叶切除），术中生理扰乱小，循环较稳定，免疫指标有所改替；针刺复合全麻用于颅脑手术对患者的脑神经功能具有调节和保护作用；经皮神经（穴位）电刺激与全麻复合，两者亦有协同作用，亦可增强麻醉效果，为不宜选用针刺的病人提供了新的选择方法。

针药复合麻醉的优点有：①药物加强了针刺镇痛效果，多数情况下患者在手术中处于清醒但基本无痛状态。②针药结合，每个手术平均可节省麻醉药用量20%～50%。在减轻药物副作用的同时，相应地节省了同比例的药物费用，具有卫生经济学价值。③由于减少了麻醉药的使用，加上针刺本身的整体调整作用，手术中的循环、呼吸功能稳定，术后苏醒时间缩短，并发症减少，住院时间缩短。④某些特殊优越性，如针麻在甲状腺瘤切除术、喉切除声门再造术、心脏颅脑手术、肾移植手术中发挥的特殊作用。随着临床医学的发展，针药复合麻醉的这种特点将会受到更广泛的重视。此外，近年来研究证实，针药复合麻醉具有良好的围术期脏器保护效应。在特定手术全麻中需实施控制性降压，与此同时有可能会导致脑、心、肝、肾、胃肠等脏器不同程度的损伤，它可能是由于在降压期间的低灌注和升压后的再灌注及由此引发的组织灌注和氧代谢失衡所致；针药复合麻醉可通过抑制脑神经细胞凋亡、促进肾脏血流回升、减轻心肌损伤、提高肝脏功能和抗自由基能力、增强胃电振幅和促胃泌素、胃动素分泌等作用发挥良好的脏器保护作用。有研究证实电针等非缺血预处理措施对围术期心脑损伤具有良好的临床效果，观察到电针等预处理措施应用于心脏和颅脑手术病人，可明显减轻心脑缺血再灌注损伤，术后相关的并发症由3.7%降低为1.2%。

针药复合麻醉并不是简单地将针刺与麻醉药物的随意组合，而是以针刺为主，加上正常情况下不足以完成手术镇痛要求剂量的麻醉药的麻醉。目前的研究表明，具有肯定镇痛作用的一些药物，当它们与针刺结合应用时，却出现了分化。尽管多数药物与针刺具有协同镇痛作用，但也有相当的一些药物能拮抗针刺的镇痛作用，或对针刺镇痛没有影响。研究者依据药物对针刺镇痛效应的影响，将临床镇痛、麻醉药分为 3 类：一类是拮抗针刺镇痛效应的药物，称为针刺麻醉减效药，目前发现的有氯胺酮等 6 种；一类是能增加针刺镇痛效应的药物，称为针刺麻醉增效药，目前发现的有芬太尼等 16 种；一类是对针刺麻醉不产生影响的药物，称为针刺麻醉无影响药，已观察到的有舒必利等 3 种。

第二节　针灸调节各系统作用及机理

针灸作为一种非特异性刺激，可发挥整体调节作用。研究表明，针灸对机体的各个系统、各个器官的功能均能发挥多方面、多环节、多种水平、多种途径的调节作用。大量的临床和实验研究表明，这种调节作用与机体的神经 – 内分泌 – 免疫网络密切相关。

一、针灸调节各系统的作用

（一）针灸对运动系统的作用

1. 针灸对骨骼的作用　针灸可以提高骨密度，降低骨钙素及尿钙 / 尿肌酐比值，对于绝经后骨质疏松患者可以提高雌二醇含量。采用上午 10 时针刺肾俞、脾俞、足三里、太白、太溪穴，能提高绝经后骨质疏松症患者血清雌激素水平，降低尿钙 / 尿肌酐比值。针刺大杼、肾俞、足三里、关元等，能明显提高骨密度及雌二醇，降低骨钙素。针刺"命门"、"脾俞"、"足三里"、"大椎"穴能提高骨质疏松大鼠血清雌二醇及骨密度水平，降低尿钙 / 尿肌酐的比值。

2. 针灸对关节的作用　关节作为运动的枢纽，在长期运动过程中极易损伤。针灸对关节的调节作用主要表现在减轻或消除疼痛及改善关节的活动度。针灸治疗肩周炎可明显改善肩部 5 个动作（肩外展、肩中立位外旋、手到颈项、手到脊柱、手到嘴）的活动度，且镇痛效果明显；选用犊鼻、血海、梁丘、委中、阳陵泉治疗膝关节骨性关节炎患者，针灸能显著提高各项 Lysholm 膝关节运动功能评分。针灸在对关节的调节作用中，穴位选取以近部取穴法为主，但远部取穴也有良好的治疗作用，如耳尖穴、外关穴治疗踝关节急慢性损伤；采取综合疗法较单一疗法更有效，镇痛、消肿、改善关节活动度效果更明显。

3. 针灸对肌肉的作用　针灸对肌肉的调节作用主要体现在失神经支配（图 4-4）和慢性软组织损伤的治疗。针灸对中风后肌痉挛有明显的疗效，有效率达 40% ～ 90%，治疗方法包括常规针刺、针刺拮抗肌为主、针刺拮抗肌和主动肌、针刺配合药物、针刺配合康复等。针灸、药物同用对重症肌无力及格林 – 巴利综合征引起的肌无力有明显的治疗作用。针灸具有镇痛消炎、促进血液循环的作用，可促使局部组织修复，因而对慢性软组织损伤疗效显著。治疗上主要以局部穴位、阿是穴为主，采用单纯体针、火针或配合艾灸、火罐等，有效率可达 85% ～ 96%，而且综合疗法优于单一疗法。

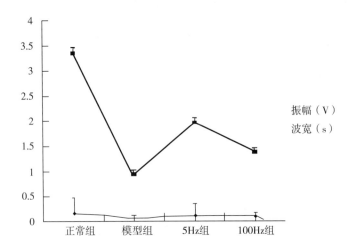

图 4-4　不同频率电针大鼠腓肠肌肌电图 – 运动单位电位（EMG–MUP）振幅、波宽比较

（二）针灸对神经系统的作用

1. 针灸对周围神经的作用　针灸对周围神经的作用主要体现在针灸刺激神经干所引发的肌肉、关节运动的生理调节作用，以及对周围性面神经麻痹、坐骨神经痛等外周神经功能受损性疾病的治疗作用。

（1）针刺刺激神经干的生理性调节　针刺神经干可引起其支配的多个肌肉的较强收缩，可引发关节运动，导致肢体抽动。针刺环跳穴时，刺中坐骨神经可引起整个下肢抽动。电针直接刺激腋神经、桡神经、正中神经、尺神经、股神经、腓总神经等神经干刺激点，能带动所有的支配肌群产生收缩，促使患肢出现与健侧相似的运动，或使独立收缩的肌肉在共同运动模式中增强收缩力，促使肌力恢复。

（2）针灸对周围神经损伤的治疗作用　周围性面神经麻痹，又称面瘫，常用腧穴有主穴：地仓、颊车、合谷、阳白、太阳、翳风、颧髎、下关；配穴：鼻唇沟变浅加迎香，抬眉困难加攒竹，人中沟㖞斜加口禾髎，颏唇沟㖞斜加承浆。采用严格的多中心、大样本随机对照试验，从国际通行的 House-Brackmann 量表、FDI 量表等客观评价指标来看，针灸治疗贝尔面瘫的最佳介入时机为急性期和静止期（发病后的 1 ~ 3 周），较在恢复期介入针灸效果好。用平补平泻法针刺地仓、颊车、阳白、下关、合谷等穴，肌电图观察显示，针刺能使原有的病理改变的肌电图随临床症状的好转而好转，使失去神经支配的肌纤维重新获得神经支配，使病损的神经功能逐渐得以恢复。针刺坐骨神经痛患者，神经局部血流量于针刺后 15、30 、45 分钟与针刺前比较均有显著增加，而对照组则无变化，提示针刺治疗效应可能与改善末梢神经血液循环有关。针刺肩髃、曲池、合谷等腧穴配合功能训练和肌内注射维生素 B_{12}，可改善瘀血阻络和脾胃虚弱型的上肢周围神经不完全损伤患者的肢体基本功能，提高运动、感觉神经的传导速度。针刺手足阳明、少阳经穴，或温针灸肾俞、脾俞、足三里等穴可使糖尿病累及周围神经病变出现的肢体麻木、疼痛、感觉异常明显减轻，肌无力和萎缩明显好转，腱反射和下肢音叉震动觉增强。

2. 针灸对中枢神经的作用　针灸对中枢神经的作用主要体现在针灸对大脑皮层功能的调节作用，以及对脊髓损伤、突发性耳聋等中枢神经功能受损性疾病的治疗作用。

（1）针灸对大脑皮层功能的调节　条件反射的高级中枢在大脑皮质。用食物性条件反射的唾液分泌量为指标观察针刺效应，可以看到当用咖啡因使犬的食物性条件反射唾液量增多时，电针坐骨神经或其近旁的穴位，可使唾液分泌减少，表明电针对其兴奋状态的大脑皮质功能有保护性抑制效应；当用溴化钠使食物性条件反射的唾液分泌减少时，电针可使之呈现先减后增的双向改变，并在较短时间内达到或超过正常水平，表明电针可解除大脑皮质的抑制过程；用兴奋与抑制过程"冲突"的方法，造成犬的实验性神经症，针刺双侧"翳风"穴可使犬的食物性条件反射定型恢复正常。上述结果表明，针刺能双向调节和改善大脑皮质神经条件反射的强度、均衡性和灵活性，从而促使大脑皮质病变部位功能的恢复。

时值是反映组织兴奋性大小的生理指标之一。在完整机体测得的时值在很大程度上受大脑皮质功能的影响，故称从属时值。测定从属时值可以间接反映大脑皮质的兴奋与抑制水平。有人以运动从属时值为指标，观察针刺合谷及其他配穴对大脑皮质功能的影响。健康人用溴化钠和咖啡因分别造成高级中枢的抑制与兴奋过程偏盛，此时针刺合谷、足三里穴，强刺激可使抑制过程增强者的抑制进一步加深（运动从属时值延长），轻刺激相反（运动从属时值缩短）；对兴奋过程增高者，轻、重刺激均起抑制作用。针刺手法烧山火可引起运动从属时值减少，透天凉则使运动从属时值增大，表明针刺手法不同，对大脑皮质功能调整作用也不相同。

脑电图能反映大脑皮质的自发电活动。针刺对正常人脑电图的影响各家报道不一，有的针刺合谷、外关等穴，使 α 节律增强，慢波增加为主，提示大脑皮质抑制过程加强；有的针刺合谷或足三里穴均呈现 α 波抑制、β 波增强现象，提示大脑皮质兴奋过程加强，出现这种现象可能与受试者针刺时大脑皮质的功能状态或个体脑电图类型相关。针刺对癫痫患者的痫性放电有三种即时影响：①异步化，即针刺后高波幅慢波或高波幅棘慢综合波减少或消失；②同步化，即针刺后出现短暂的高波幅慢波或慢波增多或出现棘慢综合波；③混合变化，即在同一病例中夹杂出现异步化和同步化。癫痫患者的针刺效应与机能状态、腧穴选择密切相关。脑电图异常程度越重，针灸对其脑电图影响越大，正常人针灸后则无变化；针刺神门、太冲、大椎、水沟、头针运动区等部位后，脑电图的改善较为明显。

诱发电位是指刺激传入在大脑皮质表面、硬膜上或头皮上所记录下来的，具有一定极性和时程的电位变化。针刺对大脑皮质诱发电位也有一定作用。在针刺治疗耳聋机制探讨中发现，针刺可加强豚鼠听觉诱发电位。用兔大脑皮质视觉诱发电位为指标观察不同强度电针刺激的效应，取"足三里"、"合谷"、"光明"等腧穴，观察到较强刺激呈抑制效应而较弱刺激呈易化效应。进一步的研究证明这种影响主要是通过网状结构非特异投射系统，改变了大脑皮质神经元的兴奋水平所致。此外，针刺对脑血管疾病的脑电图及体感诱发电位也有良好的调节作用。

（2）针灸对中枢神经损伤的治疗作用　脊髓损伤是由于各种原因伤及脊髓并可导致正常运动、感觉和自主功能改变的损伤性疾病，常遗留二便功能障碍。针灸是一种较有效的康复治疗方法，常选督脉和足阳明胃经穴以及夹脊穴，刺激方法多选针刺、电针刺激神经干，提倡综合疗法；针灸治疗脊髓损伤后神经源性膀胱功能障碍常涉及经脉为足太阳膀胱经、任脉、足太阴脾经，八髎、三阴交、中极、关元等经穴为主要腧穴，针刺、电针、点穴推拿、穴位注射等为刺激方法，多种因素共同影响着针灸对脊髓损伤的临床疗效。电针头穴及督脉穴、穴位注射、针药结合等针灸方法可有效改善帕金森病患者震颤、运动障碍等症状，延缓病程。针灸对中风后遗症的治疗作用详见本章"针灸对血管的作用"部分。

（三）针灸对内分泌系统的作用

1. 针灸对甲状腺功能的作用　甲状腺分泌甲状腺激素（thyroid hormones，TH），主要调节体内的各种代谢并影响机体的生长和发育。针灸既能治疗甲状腺功能亢进，改善易饥多食、畏热多汗、消瘦乏力、心悸等高代谢率症候群，缓解和消除突眼眼征和症状；也能治疗甲状腺功能低下，使黏液性水肿消退，并可使已肿大的甲状腺腺体显著缩小，同时使单位腺组织或腺细胞活动能力提高，还能纠正由于甲状腺肿造成的机体功能紊乱。针灸治疗对甲状腺功能和形态大小都有影响，但治疗后甲状腺形态的改变早于TH水平的变化。

针灸对甲状腺功能的影响与患者所处的功能状态、取穴和刺激时间等有关。对于甲状腺功能亢进者，针刺治疗后血清中三碘甲腺原氨酸、甲状腺素含量明显下降，血清促甲状腺素上升，甲状腺^{131}I摄取率显著降低，血浆环腺苷酸含量、环腺苷酸/环鸟苷酸比值明显下降，环鸟苷酸含量升高；对于甲状腺功能低下者，艾灸治疗后血清三碘甲腺原氨酸、甲状腺素含量明显上升，血清促甲状腺素含量明显下降，甲状腺^{131}I摄取率显著增高，血浆环腺苷酸含量、环腺苷酸/环鸟苷酸比值明显上升，环鸟苷酸含量未见明显变化；对于甲状腺功能正常者，针灸治疗前后血清三碘甲腺原氨酸、甲状腺素、促甲状腺素、甲状腺^{131}I摄取率、血浆环腺苷酸含量、环腺苷酸/环鸟苷酸比值、环鸟苷酸含量未见明显改变。电针健康家兔距离甲状腺近的穴位比远的穴位对甲状腺作用明显。不同时辰电针十二经原穴、络穴对正常人的三碘甲腺原氨酸、甲状腺素和促甲状腺素的影响存在着效应差异。不同针刺间隔时间影响甲状腺功能亢进患者的疗效，对反复发作性甲状腺功能亢进患者需每周针刺不少于两次才能取得较好疗效，对初发甲状腺功能亢进者每周针刺一次即可控制病情。

2. 针灸对肾上腺功能的作用

（1）针灸对肾上腺皮质的作用　针灸可调节肾上腺皮质激素分泌，改善肾上腺皮质功能。针刺风湿性心瓣膜病患者内关穴，可使原血浆皮质醇含量降低者升高，亦可使原血浆皮质醇含量升高者降低，而原皮质醇含量正常者仍在正常范围内波动，说明针刺对血浆皮质醇的含量具有双向调节作用。针刺能明显降低糖尿病患者、糖尿病周围神经病变患者及抑郁症患者促肾上腺皮质激素、皮质醇含量。针刺能使类风湿性关节炎大鼠降低的血清皮质醇含量升高，改善其关节肿胀情况。电针"足三里"和"三阴交"可显著提高急性手术创伤大鼠下丘脑促肾上腺皮质激素水平，增强下丘脑促肾上腺皮质激素释放因子 mRNA 的表达（图 4-5、图 4-6）。针刺"足三里"穴可使脾虚大鼠血清中降低的皮质醇水平升高。电针络穴可以极大地改变皮质醇激素的节律参数，如不同时辰电针正常青年人络穴后，血清皮质醇含量峰值相位后移 148.48°，并出现峰值和谷值倒置、拟合曲线的中值升高、振幅降低。

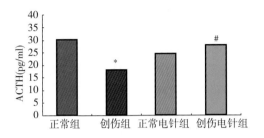

图 4-5　各组大鼠血清促肾上腺皮质激素比较

* 表示与正常组比较 $P<0.05$；# 表示与模型组比较 $P<0.05$

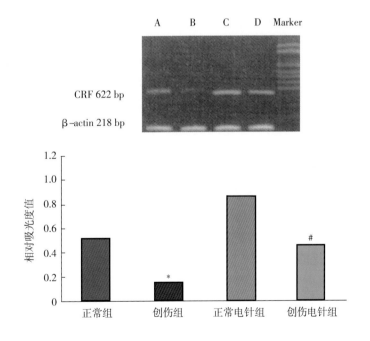

图 4-6　各组大鼠下丘脑促肾上腺皮质激素释放因子 mRNA 表达比较
* 表示与正常组比较 $P<0.05$；# 表示与模型组比较 $P<0.05$

针灸可以影响肾上腺重量，调节肾上腺皮质功能。肾上腺重量的改变可以粗略地反映肾上腺皮质功能的情况。当促肾上腺皮质激素分泌增加时，肾上腺皮质功能活动增强，并出现组织肥大和重量增加；当促肾上腺皮质激素分泌减少时，肾上腺皮质功能活动减弱，并出现组织萎缩和重量减轻。一方面，当肾上腺皮质功能活动异常增强、组织肥大时，针灸可减轻肾上腺重量，改善皮质功能。电针慢性应激大鼠"百会"、"足三里"穴，可明显降低双侧肾上腺指数，在一定程度上缓解慢性应激大鼠肾上腺的肥大，减轻大鼠肾上腺功能的损害。另一方面，针灸又可使肾上腺皮质变厚、重量增加，从而加强肾上腺皮质系统功能。电针去卵巢大鼠的"关元"、"中极"、双侧"子宫"及单侧"三阴交"穴后，可使大鼠双侧肾上腺明显增大。电针自然更年期模型大鼠"足三里"、"三阴交"、"关元"和"太冲"穴后，肾上腺皮质总厚度变厚，束状带显著变厚，皮质形态、功能都明显改善。针刺"肾俞"、"关元"、"后三里"穴能明显改善肾阳虚小鼠的肾上腺皮质的结构和功能，提高血浆中皮质激素水平，抑制肾上腺皮质的萎缩，促进细胞内的物质代谢和激素合成过程。电针"足三里"穴显著减轻了地塞米松所引起的肾上腺皮质萎缩，对肾上腺皮质的结构具有一定的保护作用。

针灸对肾上腺皮质功能的影响与留针时间有关。电针肾阳虚证家兔双侧肾俞、足三里穴，留针时间15分钟组皮质醇显著升高，疗效优于留针时间30分钟组和留针时间40分钟组，提示适当地缩短留针时间可以提高针刺治疗肾阳虚证患者的疗效。

（2）对肾上腺髓质的作用　针灸可调节肾上腺髓质激素的含量，对肾上腺髓质功能具有良性调节作用。针刺中风后遗症患者，随着针刺次数的增加，血浆肾上腺素和去甲肾上腺素的含量均有明显的下降趋势，偏瘫、肩关节痛、尿失禁等不同后遗症患者在针刺的不同阶段，两种激素含量变化不尽相同。针刺能明显升高躯体化障碍患者和女性更年期抑郁症患者血清降低的多巴胺和去甲肾上腺素含量，改善机体全身功能，从而起到抗抑郁、抗焦虑和治疗躯体化障碍的作用。针刺"四神聪"穴可使失眠大鼠升高的去甲肾上腺素和多巴胺含量降低。针灸不仅对外周血中的去甲肾上腺素含量有影响，对中枢去甲肾上腺素含量也有影响，如针刺自发性高血压大鼠双侧"曲池"、"足三里"穴后，血浆中的去甲肾上腺素含量下降、多巴胺含量上升，脑组织中的去甲肾上腺素和多巴胺含量上升。

针刺对生理和病理状态下的去甲肾上腺素昼夜节律都有效应，如电针正常家兔"足三里"穴即刻可使去甲肾上腺素昼夜节律波动消失，10天疗程后可使节律恢复；电针佐剂性关节炎家兔"足三里"穴即可使去甲肾上腺素改变的昼夜节律向正常整复，10天疗程后节律恢复得更加接近正常。

3. 针灸对胰岛的作用　针灸可以调节胰岛素（insulin，INS）的分泌及改善胰岛 β 细胞的功能结构。针灸对非胰岛素依赖型糖尿病患者胰岛 β 细胞的结构和功能改善有良性作用，对于 INS 分泌不足者，针刺后 INS 水平上升；INS 分泌过多者，针刺后 INS 水平下降。针刺能降低稳态模型评估的 INS 抵抗指数，提高 INS 敏感指数。针灸能够降低糖尿病大鼠血清 INS 水平，并可逆转胰岛 β 细胞形态与功能的异常。针刺能够改善 INS 靶细胞受体功能，增加红细胞和脂肪细胞 INS 受体结合位点数，增加靶细胞 INS 受体数目，提高 INS 靶细胞葡萄糖摄取能力，从而控制了血糖的升高，同时提高外周组织对 INS 的反应性。

但是针灸的降糖效应有一定的局限性，严重糖尿病患者需中、西药协同治疗。针灸对非胰岛素依赖型糖尿病患者疗效较好，能使其空腹血糖、餐后血糖以及葡萄糖耐量试验值均大幅度下降，而对胰岛素依赖型糖尿病患者疗效较差；针灸对病程短、轻中度病情患者疗效良好，对重度患者效果稍差；针灸对肥胖与中等体型的非胰岛素依赖型糖尿病患者疗效远较消瘦型患者好；胰岛素分泌高峰时（即餐后 0.5 ～ 1.5 小时）介入针刺治疗，疗效优于胰岛素分泌低谷时（餐前 1 小时内）针刺以及其他不择时针刺；针灸对降糖药物有协同作用，可减少药物用量，部分患者甚至可停用口服药。

针灸对糖尿病并发症也有不同的治疗作用。针灸治疗能使糖尿病患者血液流变学状态明显改善；能有效提高神经传导速度，控制和改善糖尿病周围神经病变肢体麻木、肌无力等症状，延缓或减轻由糖尿病所致的周围神经损害。此外，针灸对糖尿病性高血脂、肾脏病变、心血管病变、视网膜病变、胃轻瘫等的治疗在临床上也取得了较好的效果。如针刺可以降低非胰岛素依赖型糖尿病患者胆固醇、甘油三酯、低密度脂蛋白的含量，升高高密度脂蛋白的含量；调理脾胃针法（取曲池、合谷、足三里、阴陵泉等穴）能改善糖尿病肾病患者肾小球滤过率、肾血流、尿白蛋白水平，改善糖尿病合并冠心病患者心电图 ST 段下移的程度和左室舒张功能，提高心搏出量，提高非胰岛素依赖型糖尿病合并视网膜病变临床疗效，改善单纯性糖尿病视网膜病变患者的眼底状况，调节一氧化氮及内皮素分泌水平；针刺能明显改善糖尿病胃轻瘫患者上腹胀满、嗳气、恶心呕吐、上腹痛的症状，使胃蠕动增强，促进胃排空，且不同针刺强度与其疗效间存在着量效关系。

4. 针灸对甲状旁腺的作用 针灸对甲状旁腺功能的调节作用，主要体现在对甲状旁腺激素（parathyroid hormone，PTH）水平的调节。针灸能明显降低痉挛型脑瘫患儿和骨质疏松患者血 PTH 水平，改善患者的骨代谢。对尿毒症规律性血透伴 PTH 异常需服药患者，针刺曲池、足三里穴可使其 PTH 水平降低。

（四）针灸对循环系统的作用

1. 针灸对心脏的作用 针灸对心率、心律、心功能、心脏电活动及心脏生化物质的作用具有双向良性调节作用。

（1）针灸对心率和心律的调节 针刺对心率的调节效应与基础心率有关。针刺对正常人不同生理状态下的心率具有调节作用。针刺正常人内关穴，可使较快的心率（75次/分以上）减慢，过慢的心率（51次/分以下）加快，而心率在51～75次/分范围以内时，针刺多不起作用。当心率发生病理性改变时，针刺的调节作用更为明显。窦性心动过速患者针刺双侧内关穴，其心率常于针后3分钟内由150～200次/分降至70～80次/分，窦性心动过缓患者针刺双侧内关穴，其心率由针前40～60次/分升至70～80次/分。针刺对心率的调节效应与基础心率成正相关，即针前心率越快，针后心率减慢越明显，且效应出现越快，针后30分钟效应可达到高峰，并可持续2小时。用互动式针法（针刺内关配合呼吸）治疗心绞痛，能使心率下降，心脏舒张期延长，冠状动脉供血改善。在家兔静脉注射肾上腺素升高血压而反射性地引起心率减慢的模型上，针刺可使心率明显加快。电针"内关"、"曲池"穴，可将心率功率谱总变异性、心率功率谱低频成分与高频成分的比值稳定在缺血前水平，从而改善急性缺血的心率变异性。针刺"内关"穴能使心室晚电位阳性转为阴性的比率提高，从而降低患者室速、室颤的发生和病死率。

针刺对心率和心律的调整作用具有腧穴的相对特异性，如针刺内关和足三里穴作用较强，而且不同手法和刺激方法对针刺效果也有影响，如补法多引起心率减慢、泻法多引起心率加快。针刺疗效可因心律失常类型的不同而有所差异。如针刺可使部分早期或阵发性心房颤动患者的心律恢复至窦性心律，而对慢性心房颤动者疗效不明显。

（2）针灸对心功能的调节　针刺正常青年人内关穴对生理状态下的心脏功能不仅具有调节作用，而且具有穴位特异性。针刺内关穴可使冠心病患者的冠状动脉痉挛解除或使之扩张而增加其血流量，改善心肌缺血缺氧，增强左心功能，表现为心电图ST段恢复、T波提高，心率减慢，电机械收缩期、机械收缩期、缓慢充盈期、左室射血期延长，左室射血前期缩短，等容收缩期缩短，左室射血时间延长，每搏输出量、每分输出量、心射血指数增加等。对心脑血管功能异常患者，电针耳穴心区能加强患者的心脏功能，表现为每搏输出量、每分输出量、每搏指数、心射血指数增高，左室射血前期缩短，左室射血时间延长，与针前相比均有显著性差异。针刺内关穴可使实验性急性心肌缺血犬的动脉压、冠脉压、跨侧支血管压力梯度、冠脉血流量均显著增加，每搏和每分冠脉流量及每搏输出量、每分输出量逐渐增加，心率逐渐减慢，心射血指数和每搏指数增大，心肌纤维收缩成分缩短的最大速度、左心室内压上升速率峰值、左心室内压、左室舒张期终末压、主动脉血压均明显改善，外周总阻力和缺血梗死区血管阻力明显降低。电针内关穴可使急性心肌缺血大鼠心率、平均动脉压以及心功能如左室舒张末压增大、左室收缩压、左室压变化最大速率、左室收缩成分缩短速度、心力环总面积等指标明显改善，除心率和平均动脉压外，其效应能被延髓头端腹外侧区微量注射一氧化氮合酶抑制剂 N- 硝基左旋精氨酸所减弱或取消（图 4-7、图 4-8）。针刺对风湿性心瓣膜疾病患者的心肌收缩力也有改善作用，针刺双侧内关穴，采用捻转手法，针后心肌收缩力有明显改善。

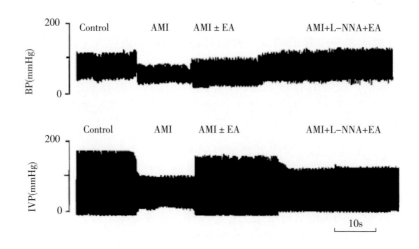

图 4-7　各组平均动脉压和心室内压的比较
Control：对照；AMI：急性心肌缺血；EA：电针；L-NNA：N- 硝基左旋精氨酸
BP：平均动脉压；IVP：心室内压

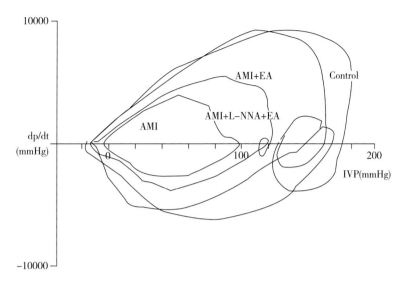

图 4-8　各组心力环总面积比较
Control：对照；AMI：急性心肌缺血；EA：电针
L-NNA：N-硝基左旋精氨酸；IVP：心室内压

（3）针灸对心脏电活动的调节　电针内关可改善心肌缺血后出现的动作电位幅度减小、平台期与复极期缩短等异常变化，从而防止梗死后心律失常的发生。电针心包经经穴能显著促进心肌缺血后心电图 ST 段及平均动脉压的恢复，抑制缺血心肌边缘区心肌单相动作电位幅度的衰减，加快动作电位复极时程、复极总时程的恢复。急性缺血后心肌细胞静息电位、动作电位振幅、动作电位 0 相除极最大速率均明显降低，动作电位复极时间延长，电针内关穴对这种电变化有抑制作用。电针内关穴还可抑制心肌缺血引起的有效不应期的变化，明显改善不应期离散度，有益于心肌兴奋状态同步化，改善心肌电稳定性。

（4）针灸对心脏生化物质的调节　针灸可以增强心脏氧自由基清除能力；调节心脏的能量代谢；降低血脂和血流黏度，改善微循环；保护缺血边缘的濒危心肌，缩小梗死范围，减轻损伤程度。

①针灸增强氧自由基清除能力　氧自由基（oxygenfreeradicals，OFR）主要包括超氧阴离子自由基、羟自由基和过氧化氢，能与蛋白、核酸、脂质及其他分子如透明质酸等反应并破坏其分子结构。心肌缺血时，低氧血症使细胞内有氧代谢迅速转化为无氧代谢，产生大量乳酸，细胞内酸中毒使细胞膜 Na^+-K^+-ATP 泵失活，正常膜离子交换丧失，钙离子大量内流，使黄嘌呤脱氢酶转化为黄嘌呤氧化酶，通过此途径生成大量的 OFR，导致心肌细胞膜的脂质过氧化反应，产生过氧化脂质及其降解产物丙二醛，同时超氧化物歧化酶活性降低，造成 OFR 堆积，使心肌细胞肿胀、破裂、死亡。同时心肌细胞结构破坏，细胞内的肌酸激酶、乳酸脱氢酶大量释放。运用温通针法针刺内关治疗后，血清和心肌组织超氧化物歧化酶活性增强、丙二醛降低，说明针刺能提高血清及心肌组织的抗氧化能力，减轻脂质过氧化损伤，从而达到保护心肌的作用。观察针刺和缺血预处

理后对猪缺血心肌损伤的保护作用，表明针刺刺激能明显增强预适应拮抗心肌缺血再灌注造成的心肌损伤，针刺和预适应对心脏保护有协同作用。对冠心病患者的血清超氧化物歧化酶活性和过氧化脂质含量进行针刺前后的比较，针刺治疗后超氧化物歧化酶活性明显升高，过氧化脂质含量明显降低。以上研究提示针刺具有较强的抗氧自由基损伤和抗脂质过氧化损伤的作用。

②针灸调节能量代谢　改善能量代谢障碍是防治心肌缺血的重要环节之一。采用氧电极测氧法检测心肌耗氧量，结扎动物冠脉后，缺血区心肌耗氧量增加，冠脉血流量减少，冠脉阻力逐渐增高，心肌氧供给降低。电针内关等穴后，可使其冠脉血流量增加，冠脉阻力下降，心肌血氧供应增加，最大冠状动、静脉血氧含量差减小，心肌耗氧量降低，有效地缓解和调整了心肌对血氧供求失衡的病理状态。电针犬"内关"可降低缓激肽冠脉灌注所致缺血区心肌的耗氧量，延缓氧分压下降时间及其降低程度，防止酸性代谢产物蓄积，从而有效地减轻了心肌的损伤程度和心肌细胞的中毒状态，有利于心肌收缩力的恢复。针刺能使因缺氧而受损的心肌细胞线粒体嵴结构恢复，从而有利氧化磷酸化的进行和高能磷酸键与腺嘌呤核苷三磷酸（adenosine triphosphate，ATP）的合成，保证了心肌能量代谢的正常进行和心肌的能量供应。

调节腺苷酸代谢：心肌缺血时缺血边缘区心肌组织 ATP、二磷酸腺苷（adenosine diphosphate，ADP）含量明显降低，并形成电紊乱，电针内关穴可使缺血边缘区 ATP 和 ADP 含量均升高，同时电稳定性明显改善，表明电针可能改善了缺血边缘区的供血状态和能量代谢，有助于稳定心肌电活动，维持心肌正常的舒缩功能，提示 ATP 可能是电针内关穴治疗心肌缺血的物质基础。同时针刺内关对缺血心肌的延迟保护作用也是通过增加心肌组织中 ATP 合成，抑制氧自由基的产生，扩张血管，从而减轻心肌缺血造成的损伤而实现的。

调节糖原代谢：糖原是反应急性心肌缺血的灵敏指标，缺血缺氧时心肌糖原含量与心脏功能成正比。急性心肌缺血时，糖原大面积耗竭，磷酸化酶也明显降低和脱失，针刺后缺血心肌糖原合成酶、糖原和磷酸化酶同时增加，三者呈同样的分布形态，说明糖原合成和分解是同步进行的，糖原含量的增加对缺血心肌有保护作用。心肌缺血时心肌细胞明显损伤，线粒体排列紊乱；而针刺后线粒体及肌原纤维排列较整齐，有效地减轻了心肌损伤程度和心肌细胞中毒状态，从而有利于氧化磷酸化的进行和高能磷酸键与ATP 的合成，保证了心肌能量代谢的正常进行和心肌的能量供应，研究表明针刺可抑制这种损伤，从而有利于供给心肌细胞活动所需的能量。

③针灸降低血脂和血流黏度，改善微循环　针刺可使冠心病患者血中胆固醇、甘油三酯、纤维蛋白原（凝血因子Ⅰ）、血细胞比容、全血黏度比和血浆黏度比及血小板聚集率下降，从而有效地降低血液的高黏聚状态，减小血流阻力和凝聚性，促使血流加快，增加血氧含量，明显改善微循环的有效灌注。同时，微循环的改善也表现在甲皱微循环的管襻输入支口径增大，输出支与乳头下静脉丛扩张，瘀血减轻，甲皱微循环及球结膜微循环血流速度加快，泥沙状流比针前减少，微小动脉扩张，血细胞聚集程度减轻等，从而可减轻缺血心肌的损伤程度和损伤面积以促进恢复。

④针灸对心脏组织形态的作用　针刺能保护缺血边缘的濒危心肌，缩小梗死范围，减轻损伤程度。在急性心肌缺血时，毛细血管管壁发生皱缩和破损，甚至崩解；毛细血管附近常可见到心肌细胞内肌原纤维的阴暗带变浅或消失，Z带呈屈曲状，线粒体积聚、肿胀，有的发生线粒体嵴断裂和血小板脱颗粒。心肌结构的这些变化都与周围毛细血管的损伤程度密切相关，毛细血管损伤越重，心肌细胞内的超微结构破坏也越重。电针内关穴后，心肌缺血区出现较多开放的、功能活跃的毛细血管，毛细血管内皮细胞损伤的现象明显减少，疏通了微循环，从而保证心肌与新鲜血液能及时地进行物质和能量交换，且电针内关后心肌的横纹和肌原纤维的明暗带清晰可见，多数线粒体未见肿胀和积聚成堆现象发生，血小板也没有出现脱颗粒，提示针刺内关可保护心肌细胞使其在急性心肌缺血期间不受损伤。缺血再灌注后心肌肌丝溶解、坏死，肌丝走向紊乱，细胞核浓缩，染色质靠边，线粒体水肿，肌浆网扩张，针刺内关后可见肌纤维走向正常，少量线粒体空泡变，肌丝无明显坏死、溶解。

2. 针灸对血管的作用　针灸可以调节血管功能，改善微循环，促进侧支新生血管形成。

（1）针灸对血管功能的调节　针刺可治疗头部血管扩张所致的血管神经性头痛，痊愈率达72%，有效率达97%。针刺治疗冠心病心绞痛，患者心绞痛症状和心电图均见明显改善，证实针刺有解除冠心病患者冠脉血管痉挛、改善冠脉循环等作用。针刺健康人足三里、曲池、合谷、外关、内关等穴均可引起小腿血管容积变化，且以针刺合谷、足三里等穴效应为强，轻刺激健康人足三里、曲池、合谷等穴可引起血管收缩反应，重刺激则引起血管扩张反应。由此可见，不同穴位针刺引起的血管舒缩反应及程度不同，且同一穴位不同的针刺手法对同一部位血管引起的反应也不同。

（2）针灸对毛细血管和微循环功能的调节　针刺对风疹、瘾疹及局部的过敏性炎症或血管神经性水肿有较好的疗效，其作用机制之一就是针刺对毛细血管通透性有双向性、良性调整作用。针刺健康人外关穴，在用补法行针及出针后，其甲皱微循环毛细血管口径增大，但用泻法则见其缩小。用乙酰胆碱或组胺造成组织内毛细血管壁通透性增高，或用松节油皮下注射形成局部炎症（充血、肿胀、渗出）时，针刺可抑制上述变化而显示抗炎、消肿、减少渗出的治疗效应。反之，用肾上腺素等引起皮肤毛细血管通透性降低时，针刺可使之升高。针刺对毛细血管通透性的调整作用与机体原有功能状态有关，当滤过蛋白为总蛋白量的11%～30%时（说明血管通透性正常或略高），针刺对毛细血管通透性影响不大；当滤过蛋白量为总蛋白量的0～10%时（提示通透性偏低或过低），针刺可使之提高；当滤过蛋白量占总蛋白量的31%～60%时（提示通透性过高），针刺可使其降低。这一调整作用也有穴位特异性，如针刺"足三里"可使大鼠背部实验性肉芽囊肿炎症区毛细血管通透性降低，但针刺"十七椎"时反使其升高。针刺"曲池"、"足三里"可增加正常犬及家兔的脑微循环血流量，扩张微动脉，增加血流速度；针刺"水沟"、"内关"可引起微动脉收缩，血流速度减慢，脑微循环血流量降低；针刺"地机"对脑微循环的影响较小。

（3）针灸促进侧支新生血管形成　针刺内关、人迎、大椎等穴可促进缺血区心肌侧支循环，增加缺血区供血，缩小梗死范围，改善心肌功能。大量慢性心脏病患者冠状动脉管腔逐步狭窄或闭塞，最终导致心肌缺血。血管生长因子参与冠状动脉粥样硬化侧支循环的形成，通过代偿血管增生，包括血管平滑肌细胞、内皮细胞、细胞外质的增殖、分化、迁移、生存或凋亡，即功能性侧支血管生成，自然地部分适应局部心肌缺血。相关的血管生长因子包括血管内皮生长因子（vascular endothelial growth factor，VEGF）、碱性成纤维细胞生长因子、转化生长因子 $-\beta 1$ 等。用免疫组化法观察急性心肌梗死模型大鼠缺血心肌中碱性成纤维细胞生长因子、转化生长因子 $-\beta 1$ 的表达，发现碱性成纤维细胞生长因子在血管周围、血管壁及腔内均有分布，但表达低，而针刺内关组新生血管比较完整，碱性成纤维细胞生长因子仅在血管壁及血管腔内有分布，且表达量高，提示针刺内关通过促进碱性成纤维细胞生长因子的产生而促进血管生成。与碱性成纤维细胞生长因子相反，针刺内关对转化生长因子 $-\beta 1$ 的产生却是一种抑制作用，因此，针刺内关可促进碱性成纤维细胞生长因子生成、抑制转化生长因子 $-\beta 1$ 增加，使血管生成占主导，从而促进侧支血管新生而改善心肌缺血；另外，针刺内关可促进 VEGF 和 VEGF mRNA 增多、VEGF 较快地趋向血管内皮，使内皮细胞分裂、增殖，从而促进血管新生。针刺对静脉注射高分子右旋糖酐、结扎双侧颈总动脉和阻断大脑中动脉所致脑缺血及脑微循环障碍动物，可增加其脑微循环血流量，解除大脑中动脉阻断后的脑血管痉挛，促进侧支循环建立。

3. 针刺对血液成分的调节　针灸对血液中红细胞数目，白细胞的计数、分类及吞噬作用，血小板计数和凝血过程，以及多种化学成分如血浆蛋白、血氨、非蛋白质、血脂、血糖、电解质、酶活性及其他生物活性物质等均具有双向良性调整作用。

（1）针灸对红细胞、血红蛋白的调节　针灸对血液中红细胞数目和血红蛋白含量具有双向良性调整作用。

①针灸对正常红细胞数量的影响　针刺正常人的足三里、合谷穴，可见红细胞总数一过性增多，血红蛋白含量上升，但维持时间不久，即恢复正常。隔蒜灸治疗可使难治性肺结核患者的红细胞数目及血红蛋白明显升高。急性阑尾炎患者针刺后可出现网织红细胞逐渐增多，针后第五日则逐渐恢复。

②针灸对贫血患者红细胞数量的影响　针灸对各类贫血患者红细胞数目的调节更为显著而持久。对于缺铁性贫血患者，针刺膈俞、膏肓、足三里穴后，网织红细胞剧增，病理性异染红细胞色调复常。针灸治疗脾亢性全血细胞减少症，也可使红细胞和其他血细胞明显升高。针灸对疟疾感染引起的小儿贫血也有良好的治疗效果。疟疾所致贫血患儿在药物治疗同时取穴三阴交、足三里、太溪、合谷进行针灸治疗，并检测外周血中红细胞、网织红细胞计数及血红蛋白含量，发现患儿血红蛋白和红细胞明显升高，且针药组升高速度明显快于对照组。针刺膏肓穴治疗恶性贫血，在针灸治疗后第五日红细胞由针前的 1×10^{12}/L 上升至 3.37×10^{12}/L。穴位注射治疗再生障碍性贫血可使患者的红细胞、血小板数目明显增加。

③针灸治疗红细胞过多症　针灸治疗红细胞过多症也有疗效，针刺膈俞、气海、三阴交、肝俞穴后，高原性红细胞增多症患者的红细胞数目减少、血红蛋白含量下降。

④针灸对红细胞沉降率的影响　针刺或电针正常人或动物的足三里、合谷穴，可引起血沉增快，2～8天方可恢复正常。电针狗的坐骨神经，更可使血沉加速2～6倍。而对某些血沉增快的炎症患者，针灸治疗后，除临床症状明显改善外，血沉却比治疗前明显减慢。穴位注射可使类风湿性关节炎患者的血沉明显减慢。难治性肺结核患者经隔蒜灸治疗后，血沉明显减慢，并有部分患者血沉恢复正常。

针灸对血沉的影响与治疗方法、病程长短及治疗时间有一定联系。如艾条悬灸大椎、曲池、阴陵泉、丰隆、曲池穴，可使风湿病患者血沉降低，并明显优于单纯针刺治疗。针刺加火罐治疗也可使风湿性关节炎患者的血沉降低，与单纯针刺相比，疗效更为明显。风湿病活动期患者，艾灸大椎、阳陵泉穴后，血沉可明显减慢，其中病程短、连续治疗多次的患者效果尤为显著。

⑤针灸对红细胞膜流动性的影响　针灸也可影响红细胞膜的流动性，并呈现相对的穴位特异性。电针内关可显著提高红细胞膜的流动性，而电针足三里穴则无影响。但如果同时电针足三里和内关，则表现出非常明显的协同作用。

⑥针灸对红细胞变形能力的影响　针灸可使红细胞的变形能力（red cell deformability，RCD）发生改变。以日本快速老化痴呆模型小白鼠SAM-P/8为实验动物，观察到8月龄小白鼠进入老年期并出现痴呆症状，RCD明显下降，针刺双侧"内关"、"太冲"、"水沟"穴，能够明显提高其RCD水平。

⑦针灸对血红蛋白含量的影响　神阙穴贴敷治疗小儿厌食症疗效明显，治疗后患儿临床症状明显减轻，血红蛋白含量明显提高。"井穴"刺血能明显降低发热家兔体温，并维持红细胞总数、血红蛋白含量的稳定。在脊柱皮肤进行铺灸，也可使类风湿性关节炎患者的血红蛋白有不同程度的升高。

（2）针灸对白细胞的调节　针灸对白细胞的计数、分类及吞噬作用具有较好的调整作用，对中性粒细胞增多症以及化疗所致白细胞减少症具有较好的治疗作用。详见本章第三节。

（3）针灸对血小板的调节　针灸对血小板计数和凝血过程具有双向良性调整作用。

①针灸对血小板减少症的影响　对血小板减少性紫癜患者，针刺肝俞、脾俞、合谷、足三里等穴可使血小板计数增高。肿瘤放疗后血小板数目明显降低，激光穴位照射、隔药饼灸、穴位贴敷均可使血小板数目显著提高。针灸对血小板的影响与针灸时间有一定的关系。在巳、申、亥时辰针灸三阴交穴治疗脾阳虚证，对其疗效进行观察，发现虽然在这三个时辰针灸均可提高脾阳虚家兔血小板计数，但疗效存在一定的差异，即巳时治疗效果最佳、申时次之、亥时最差。

血小板减少多与自身免疫和血小板生成障碍有关，针灸可以调节自身免疫，促进血小板的生成。在对化疗小鼠骨髓切片进行观察时发现，针灸可明显促进化疗小鼠骨髓中巨核细胞分裂增殖、成熟，从而产生血小板。

②针灸对血小板增多症的影响　针刺大椎、血海、足三里等穴可使脾切除后血小板增多症患者的血小板逐渐下降至正常范围。在背部走罐刮痧，产生痧斑，可明显改善血小板过多、血液黏稠度过高现象。其机理可能是走罐刮痧使皮肤毛细血管破裂，从而

造成皮下凝血，消耗部分血小板，机体在对凝血吸收的过程中调动溶血机制，使血液黏稠度降低，改善血液循环。

③针灸对血小板质量和功能的影响　运用透射电镜技术观察针灸对急性心肌缺血家兔心肌缺血区血小板超微结构的影响，家兔急性心肌缺血后，缺血区血小板呈不规则形状时有脱颗粒现象发生，而在电针"内关"穴后，血小板未出现脱颗粒现象。针刺治疗Ⅲ期高血压合并脑血栓形成的患者，可明显降低其血液凝固性，有利于溶栓过程。

不同灸量对不同诱导物诱发的血小板凝集影响各异。总量 5mg、10mg 艾炷灸小鼠期门穴 3 小时后，花生四烯酸诱导的血小板凝集亢进；总量 15mg 艾炷施灸 24 小时后，凝集减少。胶原引起的血小板凝集，在 5mg 艾炷施灸后 1.5 小时出现抑制倾向；15mg 施灸后 1～5 小时延迟时间有缩短倾向；多次灸则无上述现象出现。不同治疗次数对血液凝固及纤维蛋白溶解活性的影响也不相同。总量 15mg 艾炷灸 1 次后 1 小时，纤维蛋白溶酶原含量明显下降，灸 1 次后 3 小时，部分凝血激酶时间轻度缩短，而纤维蛋白原含量和凝血因子的活性几乎无变化；灸 5 次后，凝血酶原时间明显缩短，部分凝血激酶时间无变化；灸 10 次后纤维蛋白溶酶原含量增加；灸 15 次后纤维蛋白原含量上升，凝血因子的活性轻度下降。

（4）针灸对血液化学成分的调节　针灸对血液中多种化学成分如血浆蛋白、血氨、非蛋白质、血脂、血糖、电解质、酶活性及其他生物活性物质等均具有双向良性调整作用。

①针灸对血浆蛋白的调节　急性阑尾炎患者针灸治疗前白蛋白明显减少，α 和 β 球蛋白明显增加；针灸治疗后随着炎症的消除，这些变化渐趋正常。疲劳、衰弱患者针刺治疗后，随症状的改善，血浆白蛋白上升而球蛋白下降。慢性肝炎肝纤维化患者，采用小剂量干扰素穴位注射联合中药治疗后，血清白蛋白升高、球蛋白降低，而且与大剂量干扰素治疗的效果相近。

②针灸对血氨及非蛋白质的调节　正常人电针或针刺后血中非蛋白氮水平多数出现升高，但对血中非蛋白氮水平过高的孕妇，针刺合谷、三阴交、关元、曲骨等穴后，高者针后下降，而低者上升。针刺犬的近正中神经与坐骨神经则可见其血中非蛋白氮、尿素、肌酐等上升，而尿酸下降。慢性肾功能衰竭患者，在血液透析同时进行隔药灸，选用大椎、命门、肾俞、脾俞等穴位，不仅可以减轻长期透析出现的透析后综合征，肌酐含量也较治疗前有显著下降。

③针灸对血脂的调节　针刺三阴交、足三里、丰隆等穴可使高血脂患者血脂明显下降。高脂血症患者针刺太冲、足三里、内关等穴后，血清胆固醇明显下降。高血压患者针刺治疗后，总胆固醇含量下降。艾灸关元、丰隆穴后，高脂血症患者血清胆固醇、甘油三酯降低，高密度脂蛋白升高。中风偏瘫患者针灸治疗后，总胆固醇、甘油三酯、低密度脂蛋白均明显下降，而对高密度脂蛋白无明显影响。2 型糖尿病高脂血症患者针灸治疗后，不仅能明显降低低密度脂蛋白、胆固醇、甘油三酯，还可显著升高高密度脂蛋白。

针灸的降脂作用与腧穴选取和刺灸法密切相关。分别采用益肾调督法取穴和普通取穴，对缺血性中风偏瘫患者进行治疗，治疗后两组的总胆固醇、甘油三酯及低密度脂蛋白均明显下降，但益肾调督取穴组降低总胆固醇、甘油三酯及低密度脂蛋白幅度明显大于普通取穴组。不同的治疗方法降脂作用也有一定差异。赤芍注射液穴位注射后，可使中风患者的血脂中胆固醇、甘油三酯、载脂蛋白 b 水平降低，高密度脂蛋白及载脂蛋白 a1 水平增高，其降脂效果明显优于单纯针刺疗法。高脂血症患者温针治疗后，胆固醇、甘油三酯和低密度脂蛋白 c 皆较治疗前降低，高密度脂蛋白较治疗前升高，载脂蛋白 a1 升高，载脂蛋白 b100 无明显改变，治疗效果也比单纯体针治疗明显。此外，针灸对正常人和家兔的甘油三酯和胆固醇的作用不如患者显著。

④针灸对血糖的调节　正常人出现运动疲劳征后进行针刺，可使血糖有一定幅度的升高。针刺素髎穴可使休克患者血糖水平明显升高。用胰岛素造成家兔或犬低血糖状态后，针刺或电针可使其血糖明显升高；而对糖尿病患者针灸则有降低血糖的作用。取膈俞、脾俞、足三里等穴，可使 2 型糖尿病患者的空腹血糖、尿糖明显减少；在三阴交穴注射黄芪注射液，可使 2 型糖尿病患者的空腹血糖及餐后 2 小时血糖明显降低。用肾上腺素造成高血糖状态后，针刺或电针可使血糖明显降低。

针灸对血糖的调节与针刺手法关系密切。针刺足三里穴，行烧山火手法使血糖和血枸橼酸(糖代谢的中间产物)含量上升；行透天凉手法则使之下降，但平补平泻手法则无影响。

⑤针灸对血液电解质、酶活性及其他生物活性物质的调节　针灸对血液中电解质也有一定的调整作用，如钙、磷、钠、镁、钾等，特别是对血钙作用较明显。针灸治疗因血钙过低引起的痉挛，可使患者临床症状消失，血钙明显增高。营养不良合并佝偻病的患者针刺四缝穴后，血清中钙、磷含量均上升，碱性磷酸酶活性降低。针灸对血钾的影响目前认识还不完全一致。电针内关穴后可明显提高急性心肌缺血早期室颤阈值，但会出现一过性低血钾。针刺可使阳虚患者血浆钾浓度显著下降，以降低神经及痛觉感受器的兴奋性，有利于这些患者的镇痛针麻效果。以手足阳明经及足厥阴肝经的腧穴为主治疗偏头痛，治疗后血清镁显著升高。针灸对血液中乳酸、丙酮酸、柠檬酸、组织胺、转氨酶及胆碱酯酶也有一定的调整作用。针刺家兔"足三里"、"环跳"等穴，可使血中乳酸、丙酮酸显著增高。急性胰腺炎患者针刺后，血清淀粉酶明显降低。针刺治疗阑尾炎可因增强血液胆碱酯酶的活性而使血内乙酰胆碱含量下降。针刺治疗后，可使急性菌痢模型猴血浆中组织胺浓度显著下降。针刺治疗运动疲劳征，针刺后血乳酸浓度、血清乳酸脱氢酶、肌酸肌酶显著降低。

针灸的上述作用效应与机体状态和刺灸法密切相关。灸"足三里"穴对健康家兔血中 5- 羟色胺、组织胺含量无明显影响，而对脾阳虚大鼠血中 5- 羟色胺则有明显的调节作用，且弱刺激优于强刺激。穴位注射可降低胆石症动物模型血清谷丙转氨酶、血清碱性磷酸酶的升高幅度，其效果明显优于单纯针刺。针灸治疗传染性肝炎，用呼吸补法或轻刺激手法多使其转氨酶增高，用泻法则使之下降。强刺激艾条灸可使正常家兔全血组胺含量明显升高，强刺激小艾炷灸则使组胺含量下降；弱刺激艾条灸及大艾炷灸则对家兔全血组胺含量变化的影响不大。

（五）针灸对呼吸系统的作用

1. 针灸对肺通气的调节　针灸对肺通气的调节主要表现在对肺容量、肺通气量、气道阻力等方面。

（1）针灸对肺容量与肺通气量的调节　针灸可以提高肺通气量，及时改善肺部血流状况，提高机体内外气体交换能力。

针刺正常人的足三里穴可使肺通气量和耗氧量均明显增加，捻针时安静通气量比针前增加24.9%，耗氧量增加22.8%；留针10分钟后，安静通气量比针前增加6.6%，耗氧量增加11.7%，最大通气量增加20%，静息时间延长23%。针灸除对正常人的肺通气量有一定的影响外，对病理性的呼吸系统功能更有明显的改善。轻度或中度支气管哮喘患者，用乙酰甲基胆碱诱发支气管痉挛后，针刺合谷、大杼、定喘、列缺等穴，可使肺通气量迅速增加并趋向正常。针刺的效应虽不及喷雾异丙基肾上腺素明显，但也能部分缓解乙酰甲基胆碱引起的支气管痉挛。运用针刺、穴位贴敷对支气管哮喘患者进行治疗后，肺功能第一秒用力呼气量、用力肺活量、高峰速率出现明显改善。施灸与针刺能迅速改善吸烟者的肺活量及肺血流量，可使吸烟者的痰多易咯、胸闷气短等症状发生明显改善。

针刺不同穴位对呼吸功能影响的性质存在不同。如针刺足三里、冲阳、中脘、肺俞等穴，均可引起不同程度呼吸和代谢功能加强，尤以针刺足三里穴时效果明显，而针刺天枢、梁门等穴，反而会使呼吸及代谢功能呈现抑制效应。针灸对呼吸功能的影响与穴位作用的特异性具有明显的关系。针刺家兔、猫、犬的"素髎"、"水沟"、"会阴"等穴，对呼吸中枢产生强烈的影响，对呼吸停止有良好的作用。但针刺"素髎"、"水沟"穴时，无论在呼吸功能增强的程度上和阳性率上，都较针刺"会阴"穴好。针刺兔"水沟"穴时，有明显的呼吸启动效应或节律恢复作用，对实验性呼吸节律紊乱有一定调整作用，并较其他对照穴位明显。选用不同的穴位，针灸效应产生快慢也会出现一定的差异。针刺人迎穴可使肺通气量即时性增加，而针刺大杼、风门、肺俞等穴，则需要在连续针刺1周后才表现出这一效应，但一旦获效，即使停针，仍可继续维持一定时间。针灸手法也在一定的程度上影响针灸的效应。同一动物，采用重雀啄法针刺，可引起动物的主动呼气；而采用轻雀啄法针刺则引起吸气深度减小。用电针急救实验性休克动物，弱刺激（0.005～0.02mA）对呼吸多半呈兴奋作用，而较重的刺激（0.03～0.38mA）呈抑制作用，强度越大，呼吸的抑制越重，提示应用电针急救休克病人应控制好刺激强度，否则有可能加重呼吸运动的抑制。

（2）针灸对呼吸气道阻力的调节　针刺太渊穴可使阻塞性通气功能障碍患者的肺功能明显改善；针灸可使哮喘患者呼吸道的阻力下降。其效应在治疗10分钟后即可出现，并可持续数小时。哮喘患者针刺治疗10分钟后，气道阻力下降24.1%，1小时后下降29.9%，2小时后下降27.4%。电针肺俞穴可明显改善小气道阻塞性疾病患者的肺功能，患者针刺前后肺活量、用力肺活量、1秒钟呼气容积、最大呼气流量出现明显变化，表明针刺对大气道和小气道功能均有明显的改善作用。针刺"大椎"、双侧"肺俞"、双侧"风门"等穴能明显降低肾上腺切除大鼠哮喘模型的气道阻力，增加其肺的顺应性（图4-9、图4-10）。

2. 针灸对肺换气和组织换气的调节　针灸能显著增高动脉血氧分压，降低动脉血

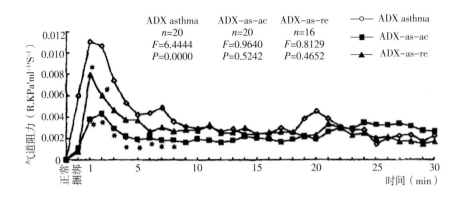

图 4-9 针刺与捆绑对肾上腺切除大鼠哮喘模型气道阻力的影响

* 表示该点与 ADX asthma 比较（$P<0.05$）；# 表示该点与 ADX-as-ac 比较（$P<0.05$）

ADX asthma 表示肾上腺切除大鼠哮喘模型组；ADX-as-ac 表示肾上腺切除大鼠哮喘模型针刺组

ADX-as-re 表示肾上腺切除大鼠哮喘模型捆绑组

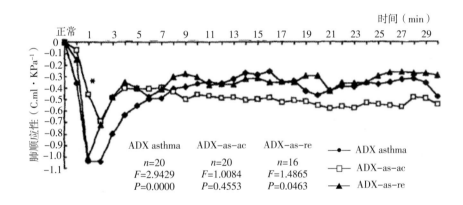

图 4-10 针刺与捆绑对 ADX 大鼠哮喘模型肺顺应性的影响

* 表示该点与其他两组比较（$P<0.05$）；ADX asthma 表示肾上腺切除大鼠哮喘模型组

ADX-as-ac 表示肾上腺切除大鼠哮喘模型针刺组；ADX-as-re 表示肾上腺切除大鼠哮喘模型捆绑组

二氧化碳分压，对血氧饱和度也有调整作用。在针麻开胸术中看到手术侧虽有开放性气胸存在，肺脏萎缩，但动脉血中氧分压仍升高，不致缺氧，仅二氧化碳有不同程度的升高。而支气管哮喘患者针刺后虽然解除了呼吸困难通气改善，其他临床症状也明显减轻或消失，但血氧饱和度反而比针刺前有所降低。之所以出现临床症状与血氧饱和度之间的消长不平衡，可能是由于针刺使患者组织呼吸活化，从而提高了组织的氧利用率。针刺人工气胸家兔的"郄门"、"曲池"穴，可使动物血氧饱和度较对照组显著提高。

3. 针灸对呼吸运动的调节 针灸可以改善异常的呼吸频率、节律、幅度，使之恢复正常，从而调整病理性呼吸运动，并能调整因一侧呼吸障碍所造成的两侧呼吸功能不平衡的现象。电针素髎、内关、太冲、肾上腺区等穴，针后呼吸频率、节律和各种异常呼吸均有明显改善。在行胃大部切除术中自主呼吸停止，且用可拉明、洛贝林等治疗无效的患者，改用针刺双侧人迎、合谷穴，治疗后可出现自主呼吸。针灸水沟、十宣、素髎、百会等穴急救新生儿窒息有效率高达 90% 以上。针灸救治呼吸衰竭患者也有很好的效果，但对于体质过弱、呼吸中枢严重损害、自主呼吸停止者无效。针刺还可以调整由于一侧呼吸障碍所造成的两侧呼吸功能不平衡的现象。以肌电描记呼吸活动，观察针刺膈俞穴对一侧胸、肺疾患（如一侧膈肌痉挛、一侧渗出性胸膜炎或胸膜粘连、一侧肺切除）患者呼吸功能的影响，在针刺前患侧呼吸功能减弱和健侧代偿性呼吸增强，经过针刺后出现了各向相反的变化，即患侧受限制的呼吸功能得到提高，健侧的代偿性呼吸增强却受到抑制。针刺郄门、鱼际、太溪穴，可改善因开胸而引起的纵隔摆动，其效果远比肺门周围神经封闭的方法优越。针刺动物的"素髎"、"水沟"、"会阴"穴均可引起呼吸即时性加强。当实验性休克动物呼吸中断（血压下降至 $10 \sim 40mmHg$）时，电针"水沟"穴，可使呼吸恢复和改善（血压亦回升），不用电针的对照组实验性休克动物绝大部分死亡。

针灸对呼吸功能的作用效应与呼吸中枢的机能状态密切相关。在正常情况下，针刺不能引起呼吸反应，但是动物吸入二氧化碳或给动物造成短时间的人工窒息后，再进行针刺，则可观察到针刺能引起明显的呼吸功能增强。如针刺"水沟"等穴可使动物的呼吸运动即时性增强。由于各种原因（窒息或药物作用等）造成呼吸暂停时，针刺可使呼吸运动恢复。在呼吸周期的不同时刻进行针刺，针灸的效应也会不同。在吸气末期急刺（进针后立即出针），引起吸气动作的加强；在呼气末期急刺，则引起呼气动作的加强。

（六）针灸对消化系统的作用

1. 针灸对唾液分泌的调节 针刺机体的某些穴位可调节唾液分泌（salivary secretion）的量及成分，并具有腧穴的特异性。针灸对唾液成分及唾液分泌量的影响存在着个体差异，同时与机体的状态、穴位和针刺手法有一定的关系。胃经腧穴对唾液的分泌影响明显，以局部颊车穴和胃的下合穴足三里穴最为显著。针刺颊车、足三里等穴，可使脾虚流涎的患者唾液分泌量减少。针刺健康人足三里穴可增加唾液淀粉酶的含量。胃大部切除术病人经电针诱导后，针麻效果优良者，其唾液淀粉酶含量有不同程度的增加；针麻效果差者，其唾液酶的含量下降。针刺水沟、承浆、心俞、内关、脾俞、足三里等穴，可使脾胃虚寒型与虚实夹杂型胃溃疡患者唾液淀粉酶活性明显升高，而对肝气犯胃型患者影响不显著。对健康人针刺足三里穴，拇指向前捻转针法可使唾液淀粉酶含量明显升高。针刺犬的"足三里"穴，并建立食物条件反射后，再针刺胃经其他穴位，大多有条件反射性唾液分泌，但针刺膀胱经穴时，很少引起分泌，甚至针刺与"足三里"穴邻近的"阳陵泉"穴也不引起唾液分泌。

2. 针刺对食管运动的调节 针刺对食管运动的调节主要表现在对下食管括约肌压力的调节上，具有双向性。既可使下食管括约肌压力下降，明显改善贲门失弛缓症患者的吞咽困难；又可使下食管括约肌压力升高，抗胃食管反流的能力增强，明显改善反流性食管炎患者的症状。针刺具有缓解食道癌患者吞咽困难的作用，有效率达 82.9%，多数为一次见效。针刺可使食道癌患者的食道增宽，肿瘤部位上下段的食道蠕动增强，钡剂通过肿瘤处的狭窄部位时速加快；针刺健康人天突、膻中、合谷、巨阙等穴，其食道内径增宽。

3. 针灸对胃功能的调节

（1）针灸对胃运动的调节　针灸对胃的运动具有明显的调节作用，其调节的性质和大小与受试者个体素质、胃的功能状态、穴位特性及针刺手法有一定的关系。总的来说，生理状态下不如病理状态下明显，胃经的穴位比非胃经的穴位明显。胃处于运动亢进或痉挛状态下，强刺激能抑制胃的运动，解除胃的痉挛；胃处于弛缓状态下，弱刺激能增强胃的运动。在生理情况下，针刺足三里穴能增加胃的运动，促进胃的排空。针刺健康人（即无胃肠器质性疾病）足三里穴对胃的张力、胃蠕动频率、波幅和胃的排空时间都有影响。针刺犬的"足三里"穴，无论在空腹、喂食物后、清醒或轻度麻醉时，都可出现胃的运动增强。在病理情况下，胃的运动功能发生障碍，如临床上出现的胃痉挛疼痛、呕吐、胃下垂等各种病症，针灸足三里、梁丘、中脘等穴能解除胃痉挛，缓解疼痛，防止呕吐，能增强胃下垂患者胃的张力，促进胃的运动。电针刺激足三里穴在胃缺血再灌注过程中对胃电活动有抑制作用（图4-11、图4-12）。针刺耳穴的"胃"区可促进胃的蠕动，改善由于胃的张力减低或胃扩张等引起的胃排空功能障碍。针刺梁丘穴能调节胃的运动，而针刺梁丘旁非穴位点则无作用。针刺足三里穴对胃动力影响的效应远

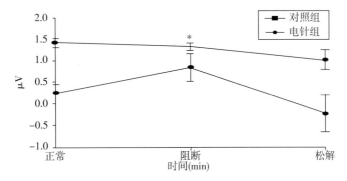

图4-11　电针"足三里"穴对大鼠胃电快波振幅的影响
*表示该点与其他组比较（*P*<0.05）

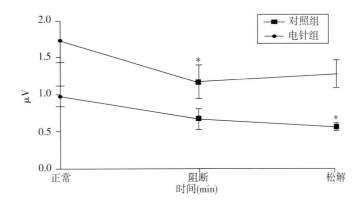

图4-12　电针"足三里"穴对大鼠胃电簇数的影响
*表示该点与其他组比较 *P*<0.05

比非胃经穴明显。以上结果说明不同腧穴对胃运动功能的影响不完全相同。足三里穴对胃的运动调节最为显著。

（2）针灸对胃分泌功能的调节　针灸对胃液的分泌具有明显的调节作用，其作用与机体的功能状态、腧穴特异性、针刺手法或刺激量有密切关系。针刺对胃酸分泌过多者有抑制作用，对胃酸分泌不足者有兴奋作用。以针刺、艾灸分别刺激中脘、足三里等穴治疗十二指肠溃疡，对十二指肠溃疡患者胃酸分泌具有显著的抑制作用，使胃酸的分泌趋于正常。针刺足三里、合谷、三阴交等穴可使消化不良患儿原来偏低的胃总酸度、游离酸度、胃蛋白酶等恢复正常；针刺四缝穴可使营养不良患儿胃蛋白酶活性升高，使胃酸度偏高者下降、偏低者升高。针刺中脘、足三里穴具有促进胃液分泌的作用，针刺公孙、内关、梁丘等穴则可抑制胃酸的分泌。

4. 针灸对肝脏功能的调节　针灸可改善肝脏功能和肝病的临床体征，针灸不同的穴位对肝血流量有不同的影响，针刺还可促进肝细胞内物质代谢。针刺能促进急性黄疸型病毒性肝炎的恢复，降低黄疸指数和血清谷丙转氨酶。艾灸膈俞、肝俞、脾俞、期门等穴也能使慢性肝炎病人自觉症状有所改善。针刺动物"足三里"、"太冲"穴，能减轻四氯化碳中毒引起的肝损害，对肝有保护作用。艾灸动物的"期门"穴对动物药源性早期肝硬化一定的疗效。针灸是通过提高机体的免疫及利胆效应，达到对肝脏功能的调整作用，特别是通过利胆作用达到对肝脏疾病的治疗。针刺慢性肝炎患者右阳陵泉、章门穴可使肝脏血管阻力紧张度降低、充盈度增大，肝血流量增多，肝微循环状况得到显著改善，肝微循环的改善对肝细胞功能的恢复具有促进作用。针刺可增强大鼠肝细胞的功能活动，如糖原密聚，胆小管及血窦下间隙扩张等，从超微结构变化分析显示肝细胞的合成率增加。

5. 针灸对胆囊功能的调节　针灸具有显著的调节胆囊功能的作用，并可促使胆汁的分泌与排泄。针灸可明显促进胆囊收缩，解除胆囊括约肌痉挛，促进胆汁外排；使肝脏胆汁分泌增加，适时排出，加大冲刷排泄胆囊和胆管内结石的力度，清除胆管阻塞，有利于胆囊内炎症的修复；还能显著增强胆囊、胆管和肝的血液循环，改善胆囊和胆管内的营养状态，产生良好的消炎和镇痛效果。如针刺健康人阳陵泉穴时，75.7%的胆囊影像明显缩小。对胆囊、胆道造瘘患者进行针刺，大多数于针后15分钟胆汁流量明显增加，作用高峰在针后30分钟左右。电针胆总管引流患者的丘墟、阳陵泉、日月等穴，针后30分钟可见胆总管出现明显的规律性收缩，促使胆道造影剂通过奥狄括约肌而进入十二指肠。针刺能促进胆总管的运动、降低奥狄括约肌张力。如给机体注射吗啡造成胆总管压力升高后，针刺太冲等穴可使压力迅速降低；如在注射吗啡前针刺，则可阻止吗啡的效应。说明针刺对胆囊、胆总管的运动具有调节作用。

6. 针刺对胰腺功能的调节　针刺对胰腺（pancreas）的功能具有一定的调节作用。针刺四缝穴治疗蛔虫患者时，其肠中胰蛋白酶、胰淀粉酶和胰脂肪酶的含量均有增加。针刺家兔的"四缝"穴可使胰液的分泌量明显增加。

7. 针灸对肠道功能的调节

（1）针灸对肠道运动的调节　针刺健康人中脘穴，可使肠鸣音亢进，空肠运动增强。当小肠蠕动原处于较弱或中等度状态时，针刺增强其运动的作用就明显；若小肠蠕动原处于较强状态时则不明显。针灸对高张力、运动亢进的肠道运动有抑制作用，能解除病理性肠道痉挛；对低张力、运动弛缓的肠道有兴奋作用，可促使肠道运动。电针急性细菌性痢疾患者的天枢、上巨虚穴后，1～3分钟内肠鸣音就有明显变化，有的减弱，有的增强；但针刺15～30分钟后，肠鸣音显著降低。针刺急慢性肠炎、菌痢患者的足三里穴，针后2分钟肠鸣音增强。对蛔虫性肠梗阻和部分性肠梗阻患者针刺其四缝穴，可使病人的肠管扩张，肠道痉挛解除，肠蠕动大多加快，排空加速。

针灸可治疗各型阑尾炎，可以促进阑尾运动和阑尾腔内潴留物的排空。当阑尾有粘连或粪石阻塞等情况时，阑尾的运动和排空受限，针灸的疗效差。针刺健康人的阑尾穴、足三里、曲池等穴后，阑尾蠕动明显增强，张力增高，管腔变小。对回盲部或阑尾有粘连的慢性病例，针后24小时内阑尾腔内钡剂仍充盈如故，而正常人阑尾腔内的钡剂于针刺后2小时只存留少许。阑尾腔内粪石多而大者，针刺不易促进阑尾排空。手术时直接观察，可看到针刺后阑尾呈蚯蚓样蠕动或同时有摆动。针刺家兔的"阑尾"、"足三里"穴后，阑尾的充血和蠕动明显增强。

（2）针灸对肠道分泌及吸收功能的调节　针灸对小肠的分泌、吸收功能也有显著的影响，针刺对小肠分泌及吸收的影响存在着穴位特异性。针刺"公孙"穴能引起有小肠瘘的犬的小肠液的分泌增加，同时小肠对葡萄糖的吸收率也显著增高；但针刺"曲泽"穴时，则无此效应。针刺能够明显改变肠道对水分的吸收作用，从而改变大便中水分的含量，既可使便秘患者的干燥粪便变得湿软，又可使菌痢、肠炎患者的稀便恢复正常。

（七）针灸对泌尿系统的作用

1. 针灸对肾脏泌尿功能的调节　针灸对肾脏的泌尿功能具有良性调节作用。针刺慢性肾炎患者的肾俞、气海、照海、太溪等穴，可使患者肾脏泌尿功能明显增强，酚红排出量较针前增多，尿蛋白减少，这种效应一般可维持2～3小时，长者可达数日，有些患者的浮肿减轻，甚至消失。采用氦－氖激光针或电针肾俞、三焦俞治疗肾小球肾炎和肾病综合征，也取得了较好的临床疗效。电针家兔双侧"三阴交"、"照海"穴可引起肾泌尿量显著增多，针刺效应能维持2小时以上。针刺家兔左"肾俞"穴，能明显增加双侧肾的尿排出量，降低尿渗透压，其作用发生在起针60分钟之后，且可维持2～6小时。

针灸对泌尿功能的调节作用与所选穴位密切相关。针刺照海穴可使水负荷的健康人表现为利尿作用，针刺肾俞、复溜则表现为抗利尿作用，针刺足三里、解溪则无作用。给经深度麻醉的狗静脉注射速尿，造成持续而强有力的利尿情况下，针刺一侧"涌泉"可抑制对侧肾脏的利尿作用；而针刺"肾俞"穴，则可对抗针刺"涌泉"穴所引起的这种抑制作用。

2. 针灸对输尿管运动功能的调节　在进行大剂量尿路造影的同时，对受试者进行针刺，以观察针刺对输尿管功能的影响，结果发现针刺对输尿管功能产生双向性调节，即在多数情况下或输尿管处于痉挛状态时，针刺可使其松弛，而在某种条件下（如泌尿系结石）则能使输尿管收缩增强。研究者采用B超对217例患者的泌尿系结石进行了定位、定量，设置电针治疗组与单纯药物治疗组，将两者治疗结果进行对照，结果提示电针对缓解肾绞痛和促进结石的排除疗效均优于单纯药物治疗。在家兔身上记录输尿管蠕动的频率、幅度和肾泌尿量的变化，结果发现电针双侧"三阴交"、"照海"穴可引起输尿管蠕动加快、幅度增大。

3. 针灸对膀胱运动功能的调节　针灸治疗尿失禁和尿潴留具有确切的疗效。对于膀胱支配神经完整的尿潴留患者，针刺曲骨、关元、中极、膀胱俞等穴，几乎每次捻转均可引起逼尿肌收缩，使膀胱内压增高，捻转停止逼尿肌旋即舒张，使膀胱内压降低。对膀胱功能性疾病患者行尿流动力学检查的同时进行针刺，发现针刺中极、足三里、三阴交穴可对膀胱顺应性、腹压、逼尿肌压产生明显的影响，针刺后膀胱顺应性可产生双向调节作用，对不稳定膀胱其顺应性增加，提高尿意容量从而推迟尿意急迫感的出现，膀胱最大容量亦有增加趋势。在动物清醒和自由活动状态下，应用连续膀胱测压技术动态观察电针对排尿频率和膀胱内压的影响，结果发现电针双侧中膂俞可降低 L-多巴引起的膀胱机能亢进大鼠的排尿频率和膀胱内压，见图 4-13。

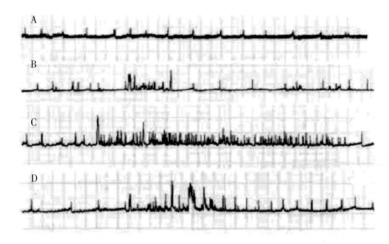

图 4-13　针刺各组膀胱内压和排尿频率变化
A. 正常组；B. 对照组；C. 模型组；D. 针刺组

针灸对膀胱运动功能的调节与穴位、刺灸法、膀胱逼尿肌功能状态相关。针刺对膀胱机能的影响有明显的穴位特异性，其效率最高的是膀胱俞，其次为曲骨、次髎、关元、中极等穴，有效率均在 80% 以上。三阴交穴等四肢穴位针刺有效率相对较低，而与非穴对照点针刺有效率比较差异显著。针刺对膀胱运动功能的影响与刺灸法有关，在神经系统完整的情况下，采用捻转手法针刺家兔"膀胱俞"，可使膀胱内压上升，使处于节律性收缩状态的膀胱收缩加强，而针刺非穴对照点一般不影响膀胱收缩功能，但若用较强的捻转结合提插针刺，则可对处于较高紧张性或出现大节律性收缩的膀胱功能产生明显的抑制效应。针刺对膀胱张力的影响与膀胱逼尿肌自身的功能状态有关，因神经系统疾病而伴有膀胱功能障碍者，用泻法针刺中极、曲骨，可使紧张性膀胱张力下降；对松弛性膀胱，同样的穴位和手法却引起膀胱张力增高。

4. 针灸对尿道功能的调节　由于排尿反射并不单纯取决于膀胱本身的功能，还与逼尿肌和尿道括约肌的协同功能有关。选择同一组穴位治疗以膀胱功能障碍为主的尿潴留和以尿道功能障碍为主的压力性尿失禁，治疗前后均用尿流动力学指标观察针灸对膀胱、尿道协同功能的影响，通过对膀胱逼尿肌和尿道最大压力的即时效应研究结果分析，针灸对膀胱逼尿肌和尿道括约肌的协同功能有双向调节作用，从而达到针灸同一组穴位，既能治疗低张力性膀胱（糖尿病性膀胱）所致尿潴留，又能治疗压力性尿失禁的作用。

（八）针灸对生殖系统的作用

1.针灸对女性生殖系统的作用　针灸可促进子宫收缩、缩短产程，在产科中起到催产、引产、镇痛、减少并发症的作用。针刺合谷、三阴交等穴可减少催产素使用剂量，对于延长宫缩持续时间、缩短宫缩间歇时间有显著效果，且具有产后出血少、对胎儿心率无影响等优点。

艾灸可矫正胎位。用艾灸至阴穴治疗胎位不正孕妇 2069 例，有效率达 90.3%；用王不留行籽贴压至阴穴，也取得了良好的临床疗效。采用耳穴压豆法，在双侧耳部子宫、肝、肾、脾、脑等穴位寻找敏感点后贴压王不留行籽，治疗胎位不正孕妇 848 例，有效率达 83.9%，且对孕妇及胎儿均无不良反应。

针灸可促进卵泡发育和排卵，且对生殖激素有双向调节作用。针灸所选腧穴多为腹部局部穴位及肝经、肾经穴位，如关元、中极、三阴交等，受孕率可提高 58%~80%。针刺归来、子宫等治疗不孕患者 160 例，排卵率达 88.8%，受孕率达 65%。针灸治疗女性不孕症 32 例，结果治疗 1~3 个月怀孕 9 例，治疗 4 个月以上怀孕 22 例，治愈率为 97%。针灸治疗不孕的疗效除与取穴、刺激量有关外，还与针灸时机密切相关，针灸治疗于每次月经后 12 天左右进行，有利促进排卵，可增加受孕机会。对于生殖道炎症引起的不孕，针灸可改善临床腰痛、下腹坠胀、白带异常等症状，增强局部血运、促进局部组织炎症吸收，为精卵结合、着床提供较佳的生理环境。

针灸能够降低健康育龄女性排卵期雌二醇、孕酮水平，增加卵泡早期的孕酮、黄体生成素含量，升高卵巢早衰患者和更年期女性降低的血清雌二醇水平，降低卵泡刺激素、黄体生成素含量。针灸具有促排卵的作用，对于小卵泡不能发育成熟者，针灸能使之发育，对于卵泡过大者，亦能使之迅速破溃并排卵；无排卵患者在电针后其血中的卵泡刺激素值增加，滤泡平均直径增加，排卵率显著提高。针灸能够降低多囊卵巢综合征患者黄体生成素、黄体生成素/卵泡刺激素水平，缩小卵巢体积。针灸能够改善围绝经期大鼠卵巢的形态学改变，减少卵巢颗粒细胞的凋亡，延缓子宫的退行性病变。针刺风府、百会、气海、肾俞等，能明显升高更年期大鼠的血清雌二醇水平、降低血清卵泡刺激素和黄体生成素水平以及能改善更年期大鼠卵巢的形态功能活动。

针灸对月经不调、痛经、崩漏等有一定临床疗效。采用阴中隐阳法治疗月经不调 120 例，有效率达 98.34%。对于原发性痛经，采用针刺、艾灸、穴位贴敷、耳穴等治疗方法，有效率均可达到 90% 以上。采用针刺加艾灸隐白、大敦等穴治疗功能性子宫出血，采用腹针治疗月经不调，均取得较好的临床疗效。

2.针灸对男性生殖系统的作用　针灸对由性功能障碍、精液异常、免疫异常引起的不育症均有较好的临床疗效，可增强男性性功能、提高精子数量、减少精子异常比例、增强精子运动能力，使抗精子抗体减少，从而达到治疗不育症的作用。选取关元、气海、中极、精宫、肾俞、命门等穴，采用针刺、艾灸、穴位注射等治疗不育，治愈率可达 50% ~ 60%，有效率达 83%。针刺"关元"、"次髎"等，能有效抑制不育大鼠血清抗精子抗体水平。针灸可以在一定程度上提高精原细胞转化为精子细胞的效能及精原细胞转化为初级精母细胞的能力。电针"关元"、"肾俞"、"三阴交"穴对少弱精大鼠的生殖功能有一定的促进作用，表现为在一定程度上能有效地改善少弱精大鼠精液的质量，提高精子密度、精子活率及精子前向运动的百分率；促进模型大鼠生长代谢以及睾丸及附睾组织的发育；可促进少弱精大鼠生精功能，调整减数分裂的进程，但对于精子转化的效率没有明显的促进作用；具有保护大鼠精子膜完整性的作用。艾

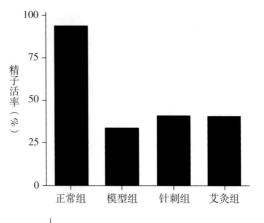

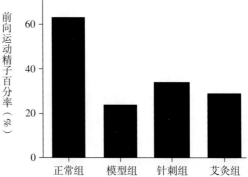

图 4-14　针灸对腺嘌呤诱导的少弱精症大鼠精子活率和前向运动精子百分率的影响

灸表现出一定促进精子活动率的作用，但总体来看，对少弱精大鼠的生精功能没有明显的作用（图 4-14）。针灸肾阳虚睾丸功能损害模型大鼠"肾俞"、"关元"穴，能使模型动物精子数量、活率与活力显著提高，睾丸组织学近似正常。针刺能明显改善衰老小鼠和大鼠睾丸组织的超微结构，减少衰老引起的大鼠睾丸细胞凋亡，从而延缓睾丸组织的衰老进程。针刺和艾灸关元穴均能升高雄性小鼠血浆睾酮含量，增加性腺器官（睾丸、肛提肌、储精囊、包皮腺）的重量，提高性机能。

　　针灸对前列腺炎、前列腺增生、阳痿、早泄也有一定的临床疗效。针刺肾俞、会阳能升高前列腺炎模型大鼠血清白介素 2 的水平，降低血清肿瘤坏死因子 α 水平，并能改善前列腺组织病理状态。针刺能够提高阳痿患者血清睾酮含量，降低雌二醇、催乳素含量，改善性腺功能紊乱，从而治疗阳痿。

二、针灸调节各系统作用的机理

（一）针灸的神经调节机理

　　神经系统是机体生理功能的主要调节系统之一，其功能活动的基本方式是反射，

基本过程是来自感受器的传入冲动通过传入神经传至反射中枢，对传入信息进行整合分析和处理后发出指令（兴奋或抑制），通过传出神经到达靶器官，对靶器官的功能发挥调节作用。针灸作为一种非特异性物理刺激，可直接或间接作用于神经系统，调节神经系统的各项功能活动，使失衡紊乱的机体功能恢复正常。针灸对神经系统功能的调节是实现针灸治病的主要作用途径之一。

@相关知识链接

神经调节

神经调节（nervous regulation）是通过神经系统而实现的调节机制。它不仅使机体内部联系起来，而且使机体与其外部环境联系起来。神经活动的基本过程是反射，反射的结构基础为反射弧，包括五个基本环节：感受器、传入神经、神经中枢、传出神经和效应器。感受器是神经调节接受刺激的器官，效应器是产生反应的器官，中枢在脑和脊髓中，传入和传出神经是将中枢与感受器和效应器联系起来的通路。反射调节是机体重要的调节机制，神经系统功能不健全时，调节将发生混乱。

1. 传入途径 人体的感受器指分布在体表或各种组织内部专门感受体内外环境变化的特殊结构或装置，其结构形式多种多样，包括神经末梢、毛细胞、视杆细胞、味觉细胞、嗅神经元等。根据感受器所能感受的刺激种类，可分为化学、温度、机械、压力感受器，接受不同的刺激。感受器将不同形式的刺激信息转换为神经纤维动作电位（神经冲动），通过多级传入神经传至中枢系统。针刺腧穴时兴奋了局部组织中的感受器，感受器将针刺信息通过外周传入神经向中枢进行传递，产生针刺感应。外周传入神经是针灸刺激信息的传入途径，在穴位刺激引起的功能反应中起重要作用。下面分别介绍目前研究较为成熟的足三里、内关、水沟、合谷等腧穴的感受装置和传入神经。

（1）足三里穴的传入途径 足三里穴的传入神经主要是支配该区的腓神经。若切断或用局麻药物阻断坐骨神经，或于腰3至骶1（$L_3 \sim S_1$）神经节处切断背根均可消除针刺足三里穴产生的针刺效应，说明针刺足三里产生的针感和针刺效应是通过躯体传入神经上传的。若切断坐骨神经与股神经，而不破坏股动脉壁上的神经丛，只能部分阻断针刺足三里穴引起的针刺效应，这提示血管壁的植物神经也可能参与了针刺足三里穴信息的传入。

（2）内关穴的传入途径 内关穴的传入神经元主要位于颈6至胸1（$C_6 \sim T_1$）神经节段，且与正中神经的节段性分布（$C_5 \sim T_1$）基本相同。当用药物阻断受试者的正中神经或臂丛神经，或是用手术方法切断动物的臂丛或于 $C_6 \sim C_8$ 切断脊髓后根，均能阻断针刺内关穴的效应，说明内关穴的传入途径与正中神经和臂丛有关。但切断动物臂丛，针刺内关穴的效应并不完全消失，只有在切断臂丛神经的同时用石碳酸破坏前肢血管壁的交感神经纤维，内关穴的针刺效应大大降低，说明内关穴的传入途径还与前肢血管壁的交感神经纤维有关。用结扎猫冠状动脉前降支急性心肌缺血模型，以颈－胸导联心电图 ST 段电位值的变化作为急性心肌缺血损伤指标，以正中神经复合动作电位作为判断被兴奋神经纤维类别的依据，观察电针内关穴的传入神经类别，结果 II 类神经纤维兴奋时 ST 段电位值恢复较好，Ⅲ类神经纤维兴奋时次之，Ⅱ、Ⅲ类神经纤维同时兴奋时 ST 段恢复情况最佳，切断正中神经后的效应最差，提示正中神经的Ⅱ、Ⅲ类纤维是电针内关穴促进急性缺血性心肌恢复的主要传入途径。

（3）水沟穴的传入途径　水沟穴的传入神经是眶下神经。针刺或电针家兔、犬和大鼠的水沟穴，对失血、创伤或异型输血引起的实验性休克动物，可使其血压下降缓慢，需较多的失血量和较长的时间才进入休克期，停止失血后，动物血压也升高较快，甚至恢复至正常水平，死亡率也低。当切断支配"水沟"穴区域的眶下神经后，再针刺"水沟"穴，升压效应大为减弱，甚至完全消失。若此时刺激眶下神经的中枢段，重新出现血压升高现象，说明水沟穴的外周传入神经是眶下神经。针刺水沟穴对正常中枢呼吸机能具有特异性影响，对实验性中枢呼吸功能紊乱具有调节作用，并在此基础上利用实验性呼吸暂停的动物，进一步观察了水沟穴和三叉神经传入系统对中枢呼吸活动的影响。结果发现，针刺"水沟"穴对中枢性呼吸暂停的动物具有启动吸气的作用，其效应是通过三叉神经传入系统完成的。

（4）合谷穴的传入途径　合谷穴的传入神经主要与尺神经和正中神经有关。电针正常人的合谷穴，可分别从正中神经、尺神经和桡神经在前臂行走的皮肤表面上，记录到复合动作电位，以正中神经动作电位最大，尺神经次之，桡神经最小。切断家兔前肢的全部臂丛神经可使针刺"合谷"穴的即时效应降低，压迫或针刺家兔的"合谷"穴，能从分离的尺神经掌侧支的细束上，引出节律性放电。用普鲁卡因封闭人合谷穴区的支配皮肤的桡神经，并不影响合谷穴的镇痛作用，而阻滞合谷穴深部组织的尺神经和正中神经后，针刺合谷穴不能使测试点痛阈升高。

（5）其他腧穴的传入途径　素髎、涌泉等穴位的深层组织是神经末梢感受器的集中区，恰也是其针刺升压效应的针感点所在部位，穴位封闭或切断这些穴位的传入神经（双侧三叉神经眶下支、坐骨神经）后，上述穴位的针刺升压效应消失；而直接刺激上述切断神经的向心端仍有升压效应，说明它们是穴位针刺冲动的传入通路。在家兔实验中观察到"曲泽"穴激光刺激，能明显加快急性心肌缺血损伤的恢复，但切断该穴区支配神经（肌皮神经）后这种作用消失。针灸治疗尿失禁和尿潴留的作用主要是通过神经系统影响膀胱张力和膀胱逼尿肌的功能实现的。当膀胱支配神经的完整性被破坏，如骶神经损伤而处于脊髓休克期的患者，针灸对膀胱功能的影响完全消失。对实验动物以普鲁卡因进行穴位封闭，或切断相应的传入神经，针灸的效应亦被消除。

研究表明，C类纤维是针刺效应信息的重要传入途径。将新生期小鼠用辣椒素处理，以永久性损毁初级感觉神经元的传入C类纤维及少量Aδ类纤维，而不影响有髓粗纤维及中枢神经。2个月后的实验结果显示，电针对免疫反应的调节作用被消除。而赋形剂新生期处理的动物，电针对多种免疫反应均有明显的促进和调节作用。电针对辣椒素处理的动物未显示出如对赋形剂处理的动物那样明显的调节效应，说明经由初级感觉神经元C类纤维传入的针刺信息，是组成针刺发挥调节免疫反应效应的重要传入信息成分。

2. 传出途径　周围神经系统中的运动神经将神经冲动由中枢神经系统传出至外周

效应器，又称为传出神经，而内脏神经的传出神经部分对效应器活动的支配不受大脑意识的控制，又称为自主神经系统，或植物性神经系统，分为交感神经和副交感神经两大部分。副交感神经的节前纤维行于动眼、面、舌咽、迷走、骶神经内，其中迷走神经是混合性神经，为副交感神经系统中最重要的组成部分，其中的一般内脏运动纤维属于副交感神经节前纤维，随迷走神经走行，分布于颈部、胸部和腹部的广泛区域。关于针灸效应的传出途径，多数与自主神经系统有密切关系。

（1）迷走神经　针刺相关腧穴引起的心率减慢、血压降低、胃肠运动和分泌功能的增强以及胆汁流出量的变化等相关效应，其传出途径可能与迷走神经胆碱能纤维有关。若注射阿托品或切断迷走神经，都能使相应的针刺效应减弱或完全消失。

针刺对胃运动和胃电产生影响的一条重要传出途径是迷走神经。迷走神经中含有兴奋性神经纤维和抑制性神经纤维，因此迷走神经对胃的运动有兴奋和抑制两种影响，其中胆碱能纤维有促进胃运动和胃电活动的作用。迷走神经的抑制性纤维可引起胃底部的容受性舒张，这些抑制性纤维也到达胃体和胃窦部，可能是一些肽能纤维。胃正常时处于迷走神经兴奋纤维的影响之下，切除动物的支配胃的双侧迷走神经可使胃的蠕动减低，排空延缓。去除支配家兔胆道的迷走神经后，发现电针家兔耳穴、体穴对其胆道的调节作用显著降低，说明迷走神经是针刺调节胆道功能的主要传出神经。

针灸具有调节免疫功能的作用，但迷走神经功能的完整性是此作用发挥的必要条件。在外周用密胆碱阻断成年小鼠乙酰胆碱的生物合成，降低副交感神经的功能活动，可使多种免疫反应水平低下，甚至出现免疫抑制状态，在此基础上电针，未见到电针有何调节性影响。

（2）交感神经　针刺相关腧穴可引起心率加快、血压升高、胃肠运动和分泌功能的减弱以及炎症局灶血管通透性降低等作用，这可能与交感神经有关。因为切断两侧颈交感神经或给予受体阻断剂或交感神经耗竭剂后，相应的针刺效应随即减弱或消失。

交感神经对消化道的运动有抑制作用。以交感神经节后纤维胃支传出放电为观察指标，发现针刺可引起胃神经活动的变化。胃神经冲动发放增多时，胃蠕动减少；发放冲动减少时，胃蠕动增多。神经电活动先于胃运动变化若干秒，说明针刺可通过对交感神经活动的影响来影响胃运动。

摘除星状神经节，电针的强心、升压作用即明显削弱，提示支配心脏功能活动的心交感神经参与了这一过程，星状神经节的完整是实现电针效应的重要条件。青年原发性高血压病患者和幼年自发性高血压大鼠血浆去甲肾上腺素升高，说明交感神经活性增强可能与高血压病的发生有关。用恒速注射去甲肾上腺素、束窄肾动脉等方法造成各种高血压病动物模型，电针其"足三里"穴数分钟即出现降压效应。但切除去甲肾上腺素性高血压犬的双侧颈动脉窦和主动脉弓相关神经后，电针"足三里"穴的降压效应不再明显发生，说明针刺降压的即时效应是通过神经反射途径而实现的。而静脉恒速注射去甲肾上腺素的同时注射阿托品（M胆碱能受体阻断剂），并不影响电针降压效应，说明胆碱能神经系统（副交感神经）在电针降压作用中并不重要，电针是通过对肾上腺素能神经系统（交感神经）的抑制而发挥其降压作用的。

在夹闭一侧颈总动脉的急性脑缺血动物模型上，针刺增加缺血脑区血液供应的效应，可被切断同侧颈交感神经所取消，表明针刺通过交感神经发挥改善脑血供作用。

切断家兔双侧颈交感神经后，针刺"合谷"穴、"内庭"穴，不再显示鼻部皮肤痛阈升高，也提示针刺镇痛作用与交感神经有关。

针灸具有调节机体免疫功能的作用，但交感神经功能的完整性是此作用发挥的必要条件。用 6-羟多巴胺选择性破坏外周交感神经轴突纤维，可使多种免疫指标值明显升高，呈现免疫亢进状态，此时给予电针，未见到电针对免疫反应有调节性影响，而对于经赋形剂处理的对照动物，电针对免疫反应尚具有明显的调节效应。说明交感神经通路在电针调节免疫反应中，主要起抑制性作用。

3. 中枢途径

（1）针灸信号在中枢神经系统中的传递　中枢神经系统在生理机能的整合与调节中发挥着特别重要的作用。中枢神经系统的各级水平（包括脊髓、脑干、下丘脑、大脑皮层）及其神经递质对针灸效应有着极大的影响，针灸也可以通过中枢神经系统各级水平调节机体机能，从而防治疾病。

①脊髓　脊髓是感觉传导通路上的低位中枢，来自躯体的各种感觉信息经传入途径通过脊神经背根进入脊髓。针刺人的足三里、合谷、内关穴，能使直肠运动增强、改善疲劳状态、阑尾运动增强，但在腰麻的情况下，针刺则不能出现上述效应；针刺雌兔的"石门"穴可使其子宫收缩力增强，针刺大鼠的"足三里"穴能抑制对侧腓肠肌收缩，但在 L_4 或 $L_{1\sim2}$ 水平横断脊髓，针刺即时效应消失。这些实验均说明针刺作用的发挥与脊髓结构和功能上的完整性密切相关。

内关穴的传入神经元节段为 $C_{5\sim8}$ 及 T_1，心脏传入神经元为 C_8 及 $T_{1\sim10}$，内关穴与心脏传入神经元相互重叠在 C_8 至 T_1 节段，同时皆向脊髓投射至 3～5 板层。电针内关穴对胸髓（$T_{2\sim3}$）背角神经元的电活动主要以兴奋为主，针刺与急性心肌缺血的信息可在胸髓背角发生会聚性反应，表明背角参与电针内关与急性心肌缺血的整合过程。胸髓蛛网膜下腔微量注射去甲肾上腺素或电针均可促进急性心肌缺血后心电图 ST 段、T 波改变及血压的恢复，且两者有明显的协同作用，表明胸髓中肾上腺素能 A 受体参与电针内关改善急性心肌缺血的作用。因此胸髓是内关–心脏联系的环节之一。

通过对治疗哮喘最常用的经外奇穴喘息穴的解剖观察发现，喘息穴内的浅、深感觉神经与肺及支气管的交感神经在脊髓中同处 T_1 和 T_2 节段内，提示针灸喘息穴所引起的神经冲动，是经脊神经的后支、脊髓后角、侧角、交感神经作用于而发挥作用的。

对横断颈髓的猫刺激其中脑或脑桥时主要引起胃运动的亢进效应，但对切断迷走神经而脊髓仍保留完整的动物刺激同样的部位却只引起抑制效应，因此中枢神经系统对胃运动的抑制影响主要是通过颈髓实现的。

临床报道证实针刺治疗阳痿有较好的疗效。其获效的机理可能是针灸相关穴位可直接兴奋阴茎神经，调整阴部神经–脊神经节段反射弧，改善阴茎局部的血液循环，或影响性腺的分泌功能，从而使阴茎恢复勃起功能。

②脑干　脑干是位于脊髓和间脑之间的较小部分，由延髓、脑桥和中脑三个部分

组成。

　　延髓是最基本的心血管中枢。目前认为延髓心血管中枢包括孤束核、延髓腹外侧头端的交感前运动细胞、延髓腹外侧尾端、疑核和（或）迷走神经背核，而延髓腹外侧区是内关－心脏相关的重要中枢环节，是电针内关的信息与心肌缺血信息汇集的一个主要区域。有研究者于心肌缺血家兔双侧延髓腹外侧口侧区微量注射肾上腺素 α2 受体激动剂和抑制剂，发现激动剂可在一定程度上加强电针对 ST 段和左室内压的作用，而抑制剂可显著削弱电针对 ST 段和左室内压的作用，表明当延髓腹外侧口侧区内肾上腺素 α2 受体被兴奋时，电针"内关"对缺血心肌电活动及机械活动的良性调整作用得到某种程度的加强。另外用浮置式玻璃微电极记录急性缺血心肌跨膜电位，在延髓腹外侧区贴敷阿片受体拮抗剂纳洛酮后观察到：电针内关改善缺血心肌跨膜电位的作用明显减弱，心电图 ST 段电位恢复的时程明显延长，对缺血心肌的保护作用显著减弱，这表明电针内关穴在治疗急性心肌缺血的过程中，可通过影响心血管中枢的功能状态发挥中枢性调整作用，而延髓腹外侧区是电针内关穴保护缺血心肌的中枢通路之一。

　　针刺研究中发现，由躯体传入神经传入的针刺信号在延髓水平就可同支配胃运动的神经核团发生联系和整合。家兔"足三里"穴的躯体传入神经末梢和胃内脏传入神经在延髓孤束核的中、下部，迷走神经连合核，网状结构的中央背侧核，三叉神经脊束核均有双重投射，而且有少量的纤维投射到对侧同名核团。用微电极记录家兔延髓迷走神经中枢，当电刺激家兔"足三里"穴时，扩张胃所引起的单个神经元放电受到抑制，说明来自内脏的迷走神经投射与来自体壁的投射可汇集到同一神经元。这种形态结构上密切联系的纤维汇集以及它们的相互作用，说明针刺足三里等穴对胃运动的影响，其中枢的整合作用在延髓水平就可完成。

　　针刺动物的"足三里"、"涌泉"等穴，对失血性休克动物的呼吸与循环机能具有明显的兴奋作用，若在脊髓与延脑之间横断之后就不再出现上述兴奋作用，证明这一效应的中枢在脊髓以上，与中枢神经系统延脑部位的存在密切的关系。电针家兔"水沟"穴亦可使失血性休克动物血压升高，若破坏延脑下凹上部加压区，可使"水沟"穴加压效应完全丧失，可能是这一针刺加压效应与延脑中枢部位有关。

　　延髓对排尿活动有易化作用。在脑桥、延髓之间切断后，针刺膀胱俞穴引起膀胱收缩的针刺效应减半。针刺某些腧穴对延髓网状结构中单位放电有显著影响，针刺膀胱俞与这些单位放电和膀胱收缩之间有恒定的联系，而针刺对照点则无变化，这些单位放电并不是膀胱收缩后引起的继发结果，因为膀胱的节律性收缩和针刺引起的收缩效应都发生在放电变化之后。

　　为了解脑桥臂旁内侧核在水沟穴呼吸效应中的作用，研究者运用电解和化学损毁（红藻氨酸）的方法，观察在电解和损毁前后刺激水沟穴时，臂旁内侧核对膈神经放电活动的影响。发现损毁前点刺激水沟穴能在臂旁内侧核内记录到诱发电位，刺激诱发电位记录点能引起膈神经放电的兴奋效应，并能改变单独刺激水沟穴的膈神经放电效应；损毁后刺激损毁点不表现臂旁内侧核的膈神经放电效应，由此表明臂旁内侧核可能参与了水沟穴的呼吸效应。

脑桥背侧的蓝斑核团是心血管功能活动的重要中枢部位，是去甲肾上腺素能神经元比较集中的部位，它与脑干许多核团如迷走神经背核、孤束核等有突触联系。在蓝斑内微量注射肾上腺素可加速急性心肌缺血的恢复，可能是由于蓝斑的肾上腺素能神经元兴奋，释放去甲肾上腺素，作用于中枢 α 受体引起的。此外在蓝斑中还有密集的含 P 物质的神经纤维。正常家兔蓝斑中注射 P 物质对血压、心率无明显的影响，P 物质注入心肌缺血大鼠蓝斑区，有促进心肌缺血性损伤恢复的作用，且能加强电针"内关"的促复效应。预先在蓝斑区注射 P 物质拮抗剂后电针"内关"，促心肌缺血性损伤恢复的作用被阻断，表明蓝斑的完整在针刺促进心肌缺血恢复效应中有重要作用，是针刺内关穴促使急性心肌缺血性损伤恢复的重要中枢之一。刺激蓝斑核区也可导致胃电和胃运动的明显抑制。在横断颈髓并切断双侧迷走神经后刺激蓝斑核区时，只有轻微的升压效应而无胃电和胃运动的抑制效应出现。因此蓝斑核对胃电和胃运动的抑制可能是通过迷走神经和颈髓两条通路实现的，且迷走神经通路可能起主要作用。有证据表明：蓝斑核与迷走神经之间有密切的纤维联系，一侧蓝斑核可同两侧迷走神经保持功能联系。在蓝斑核区调节胃电和胃运动的机制中，蓝斑核 – 迷走神经 – 胃通路有可能对胃电和胃运动发挥抑制性影响。

③下丘脑　下丘脑是内脏活动的高级中枢。针刺内关穴调整心脏功能与心血管反射中枢密切相关。针刺内关可调整视前区 – 下丘脑前部、下丘脑后区、孤束核、杏仁核等部位因急性心肌缺血所致的单位放电的变化。电刺激视前区 – 下丘脑前区可促进急性心肌梗死家兔缺血性心肌损伤的恢复，并增强电针"内关"穴的治疗作用；反之，损伤此区则电针"内关"穴的治疗作用大为减弱。说明视前区 – 下丘脑前区可能是电针"内关"穴对急性心肌缺血发挥调整作用的重要中枢之一。

实验中刺激大鼠丘脑下部摄食中枢，可引起迷走神经胃支离中性冲动的增加和胃运动的亢进，而刺激饱中枢虽也引起迷走神经胃支离中性冲动的增加，但胃运动却产生抑制效应，且本效应不受静脉注射呱乙啶的影响。因此迷走神经中可能有抑制性神经元，接受来自饱中枢的冲动，与非肾上腺素能抑制神经元形成突触，引起胃运动的抑制。尾核与中缝核之间有双向纤维联系。刺激家兔尾核对胃运动的影响与胃的功能状态有关。在胃紧张性较高或节律收缩较强时，刺激尾核多引起胃舒张；在胃紧张性低的情况下，刺激尾核多导致收缩加强。电针或刺激腓总神经与刺激延脑中缝核大核对猫胃电的影响均以抑制效应为主，在毁坏中缝大核后，电针对胃电的抑制作用明显减弱。这说明中枢的下行性抑制可能参与了电针对胃电的抑制作用。

针刺膀胱俞是通过对排尿中枢的影响而发挥收缩膀胱效应的，下丘脑后部对排尿活动有易化作用。针刺膀胱俞穴主要反应是膀胱收缩，切除下丘脑后部则针效减半。针刺某些腧穴对下丘脑后部单位放电有显著影响。

④大脑皮质　大脑皮质是脑的最重要部分，是高级神经活动的物质基础。针刺家兔、狗、猫和大白鼠的"足三里"、"手三里"、"水沟"、"素髎"穴，以及电针家兔的坐骨神经近旁，可分别使其白细胞总数增高、胃液分泌增加、大肠蠕动增强，还可以急救失血性休克，使动物的呼吸加深、心跳加强、血压迅速升高。当用乙醚、氨基甲酸乙酯或

戊基巴比妥钠使动物麻醉以后，所述针刺效应大为减弱，以至消失。而且麻醉深浅程度不同，针刺效应亦不同。如当角膜反射还灵敏时，针刺升高血压的效应较明显；当角膜反射迟钝时针刺作用则不明显；当角膜反射消失时，针刺几乎无作用。当麻醉作用消失时，针刺又引起血压升高效应。切除两侧大脑皮层、去大脑以及切除额叶皮层，均能影响针刺效应的出现，表明大脑皮质是针刺效应出现的关键环节之一。

如果预先使被试者口服溴化钠（1.5g）或咖啡因（0.2g），造成中枢神经系统兴奋和抑制过程平衡失调的状态，观察针刺足三里或合谷对皮层神经过程的影响，那么就会发现：在兴奋过程占优势的情况下，不管用轻手法或者重手法，均能促使大脑皮层出现抑制过程；而在抑制过程占优势的情况下，重手法多引起抑制过程加强，少数则减弱或解除抑制过程；而轻手法则具有相反的作用。同样，给动物注射咖啡因或溴化钠，在改变中枢神经系统机能状态的情况下，也明显影响针刺的结果。

在正常人体内，肌肉疲劳的原因是复杂的。一般认为首先是中枢神经系统高级部位的疲劳。以健康人为对象，以测力器描记肌肉收缩曲线为指标，发现当食指因肌肉连续收缩发生疲劳时，针刺足三里或合谷，绝大多数受试者很快出现肌肉收缩曲线的增大，因而可以认为针刺有促进大脑皮层细胞机能恢复的作用。

对于因脑疾患使大脑皮层枕叶视觉中枢损害而失明的病人，针刺睛明穴，约有80%以上患者得到明显改善甚至痊愈。说明针刺有促进视中枢机能恢复的作用。对于射线损伤(400X线放射)的动物，艾灸"百会"穴可使白细胞增高反应推迟 8 ～ 12 小时，而使代表抑制过程的脑电慢波提前出现。说明中枢神经系统高级部位的抑制过程，可能是针刺预防和治疗放射性反应的基础。

（2）中枢神经递质在针灸效应中的作用　针灸对机体功能的调节作用与多种中枢递质的变化有关。

①经典神经递质　经典神经递质包括 5- 羟色胺（5-HT）、去甲肾上腺素（NE）、多巴胺（DA）以及乙酰胆碱（Ach）。冠心病患者血浆 5-HT、NE 和 DA 的含量明显高于正常对照组。针刺内关、间使、足三里、支正等穴可使其含量明显下降，提示针灸可通

@相关知识链接

神经递质分类

中枢神经递质分为四类，即生物原胺类、氨基酸类、肽类、其他类。生物原胺类神经递质是最先发现的一类，包括：多巴胺、去甲肾上腺素、肾上腺素、5-羟色胺（血清素）；氨基酸类神经递质包括：γ-氨基丁酸、甘氨酸、谷氨酸、组胺、乙酰胆碱；肽类神经递质分为：内源性阿片肽、P物质、神经加压素、胆囊收缩素、生成抑素、血管加压素和缩宫素、神经肽Y；其他类神经递质分为：核苷酸类、花生酸碱、阿南德酰胺、sigma受体（σ受体）。近年来，一氧化氮也被普遍认为是神经递质，它不以胞吐的方式释放，而是凭借其溶脂性穿过细胞膜，通过化学反应发挥作用并灭活。在突触可塑性变化、长时程增强效应中起到逆行信使的作用。

过调整冠心病患者血中的单胺类物质含量，而缓解冠状动脉痉挛和闭塞，增加冠脉血流量。

一般认为单胺类物质在脑内起减少癫痫发作的作用。针刺可增加脑内单胺类物质含量。实验性癫痫动物模型脑内 DA、5-HT、NE 含量较正常组低。若降低脑内 5-HT 含量，电针制痫效应则明显减弱；电针可增加脑内 5-HT 含量，在针刺制痫效应中发挥重要作用。

5-HT 在调节胃运动、胃电方面有很重要的作用。向中缝大核注入微量的 5-HT 后，胃运动和胃电均受到抑制。电针足三里穴，针刺对胃运动和胃电的抑制效应比未注入 5-HT 前明显增强，表明针刺的抑制作用与中缝大核内 5-HT 有关。针刺可使中枢内 5-HT 含量增高，直接兴奋交感神经节前神经元，进而影响胃运动和胃电活动，这可能是针刺引起胃运动和胃电抑制的下行传出途径之一。当向中缝大核内注入微量的 5-HT 受体阻断剂赛庚啶后，针刺对胃运动和胃电的抑制作用减弱，表明在中缝大核内，5-HT 受体参与了此抑制作用。

中枢 NE 与心血管活动有着极为密切的联系，是中枢神经系统内的主要神经递质之一。下丘脑室旁核区参与电针神门穴、内关穴抗心肌缺血的中枢调控，下丘脑室旁核区的单胺类神经递质 NE 是电针抗心肌缺血损伤的中枢调控物质。在家兔冠脉结扎的急性心肌缺血模型上观察到，心肌缺血 20 分钟其血中 NE 即显著上升，电针"内关"穴可使之下降，与模型对照组相比有显著差异。通过侧脑室分别注入 NE、α、β 受体拮抗剂，研究电针促冠状动脉左室支结扎复制的模型家兔急性心肌缺血恢复作用的机制，提示中枢 NE 系统参与急性心肌缺血，电针可能通过兴奋 α 受体、抑制 β 受体起作用。而且针刺不同经穴对心肌缺血大鼠下丘脑室旁核区 NE 含量变化的影响不同，其中"神门"穴和"内关"穴升高心肌缺血大鼠下丘脑室旁核区 NE 含量的程度较"太渊"穴更为显著。

乙酰胆碱（acetylcholine，Ach）是体内重要外周及中枢突触传递的兴奋性递质。分别给猫和鸡脑内注入少量 Ach，可导致癫痫发作，可见脑内 Ach 变化也是激发癫痫发作的因素之一。各种原因引起的实验性癫痫，均有脑内 Ach 释放增多。大脑皮层内总胆碱酯酶能使 Ach 水解成乙酸和胆碱，使其灭活。因此皮层内胆碱酯酶活性降低、Ach 半衰期延长使大脑皮层兴奋性增高，从而导致癫痫发作。针刺特别是磁极针能明显升高动物脑内胆碱酯酶的活性。磁极针治疗癫痫也是通过明显增加大鼠脑内胆碱酯酶的活性、加速 Ach 的水解破坏，使大脑的兴奋性下降而实现的。

用 Aβ 1-40 微量注射至大鼠双侧 Meynert 基底核，建立阿尔茨海默病模型，皮质、海马区 Ach 含量低于正常组。电针"足三里"、"肾俞"等穴可显著提高皮质、海马区 Ach 含量，但仍低于正常组，从而逆转记忆力下降。

电针刺激双侧"环跳"穴，可使正常 SD 大鼠脊神经节内 Ach 的相对含量较电针前明显增加。切断左侧 L_4 前根后第 3 天再给予电针刺激，切断侧 L_4 脊神经节内 Ach 相对含量同电针前无显著性差异，但显著低于对照侧电针后的 Ach 相对含量。表明在大鼠前根存在的条件下，电针刺激可以促使投射到脊神经节内的胆碱能前根纤维大量释放 Ach，此时脊神经节内 Ach 合成增加。与切断前根后电针对大鼠的痛阈的影响相一致，提示脊神经节水平前角运动神经元 Ach 释放在针刺镇痛过程中具有一定的调节作用。

②氨基酸类神经递质　研究发现，针刺对中脑动脉闭塞大鼠出现的氨基酸递质异常代谢具有明显的良性调节作用。主要表现为：明显降低异常升高的海马谷氨酸（glutamic acid，Glu）含量，从而降低兴奋性氨基酸神经毒性，减轻其损害；明显升高海马 γ-氨基丁酸（gamma Aminobutyric Acid，GABA）水平。

Glu 属于兴奋性氨基酸，对中枢神经系统有普遍而强烈的兴奋作用，GABA 系脑内抑制性递质，GABA 与 Glu 的比值可作为反映大脑神经元的兴奋或抑制功能状态的参数。有人观察了针刺"百会"穴可使马桑内酯造成的急性癫痫大发作大鼠脑内 Glu 下降而 GABA 水平上升，调节 GABA/Glu 比值，并使之接近正常，从而抑制异常兴奋性传导，起到防治癫痫的作用。高频电针"百会"、"大椎"穴刺激由阿扑吗啡诱导的帕金森病模型大鼠，发现可降低皮层损伤侧与非损伤侧 GABA 含量比值，增加损伤侧皮层的活性；增加纹状体和小脑中两侧 GABA 含量比值，有助于减少 Glu 过多引起的兴奋性损伤。

③肽类神经递质　给大鼠海马或侧脑室注入吗啡，能显著抑制胃肠推进运动，纳洛酮可阻断此作用，说明吗啡通过阿片受体对胃肠运动起抑制作用。将 10μg 吗啡注入猫延脑第四脑室底部后，可引起胃窦部蠕动幅度升高及胃电慢波频率下降，电针双侧"足三里"穴可导致与注射吗啡相似的效应；若向延髓第四脑室底部注入 2μg 纳洛酮后再立即电针，则不会引起胃窦部蠕动幅度的升高。据此可以推测电针"足三里"穴后，脑内产生的阿片类物质可能作用于延脑第四脑室底部的一些神经，经迷走神经传出到胃窦，引起胃窦蠕动和胃电的改变。

结扎动物冠脉左室支造成急性心肌缺血模型，电针"内关"穴能加速急性心肌缺血心电图 ST 段的恢复，但侧脑室微量注射阿片受体拮抗剂纳洛酮后再电针"内关"穴，心肌缺血 ST 段值下降缓慢，心肌缺血的恢复作用被阻断。提示内阿片肽在电针内关穴减轻急性心肌缺血损伤过程中发挥重要作用，是内关穴与心脏相关联系中的一个重要介质。

新生期小鼠用谷氨酸单钠处理，特异性破坏下丘脑弓状核 β-内啡肽神经元，成年后发现，脾溶菌酶降低，其他多种免疫反应的基础水平值均有明显的提高。电针可使已降低的脾溶菌酶含量回升至对照组水平，使处于较高基础水平值的脾淋转率、血清 IgG、胸腺细胞数及胸腺溶菌酶等免疫指标不变或进一步增高，而对照组动物的免疫反应基础水平值未见提高。电针后脾淋转率、脾白细胞介素 2 活性均显示出同时明显增高的变化，说明下丘脑弓状核 β-内啡肽神经元参与了

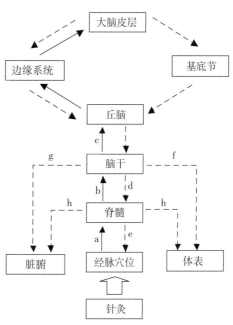

图 4-15　针灸作用效应的神经传导通路示意图
a：外周传入神经；b：脊髓腹外侧索
c：中央背盖束；d：脊髓背外侧索
e：外周传出神经；f：脑神经
g：迷走神经；h：交感神经
↑上行通路　↓下行通路

电针对免疫反应的调节过程。

总之，针灸通过对神经系统的调节而达到治疗目的，其途径见图 4-15。

（二）针灸的神经 – 内分泌调节机理

针灸效应的整体性、综合性，往往与其调节内分泌系统的功能有关。由于内分泌

@相关知识链接

神经内分泌学

神经内分泌学（neuroendocrinology）是神经学（neurology）和内分泌学（endocrinology）之间的边缘学科。它研究神经系统和内分泌系统之间的关系，如神经系统如何调节内分泌功能、内分泌激素如何影响神经功能、神经元的内分泌功能等。

系统与神经系统有着密切的联系，所以，神经系统在针灸调节内分泌系统的过程中发挥着重要的作用。针灸可通过对神经 – 内分泌的调节，进一步影响各系统的功能。

1. 针灸调节下丘脑 – 垂体系统　　下丘脑（hypothalamus）是人体内的神经 – 内分泌高级调节中枢，也是神经调节和内分泌调节的会合部位与转换站，在维持人体内环境稳定和神经 – 内分泌功能方面起着十分重要的作用，与体内水电解质代谢平衡、摄食、生殖、免疫、行为、心理和衰老等生命活动的关系十分密切。下丘脑生成的促甲状腺激素释放激素、促肾上腺皮质素释放素、促性腺激素释放激素等激素通过垂体门脉血管系统到达腺垂体，调节垂体激素的合成和分泌；下丘脑视上核和室旁核神经分泌细胞分泌的加压素和催产素，经下丘脑 – 神经垂体束的轴浆流输送到神经垂体储存。

针灸对下丘脑 – 垂体系统的调节主要体现在针灸对下丘脑、垂体激素分泌及对其形态学的影响。针灸可以调节下丘脑促甲状腺激素释放激素、促肾上腺皮质素释放素、促性腺激素释放激素和垂体促甲状腺素、促肾上腺皮质激素、泌乳素、促黄体素、促卵泡素的分泌，改善下丘脑指数、垂体指数，还可以影响下丘脑、垂体组织形态。艾灸或针刺"大椎"穴均可明显下调慢性应激失调大鼠下丘脑室旁核上升的加压素阳性神经元的数量；电针家兔"足三里"穴后，取脑干组织切片可见垂体后叶染色略有加深，其中毛细血管扩张，分泌纤维较多，细胞体比不针刺组增大，细胞核也比不针刺组大，且多偏离中心位置。

2. 针灸调节下丘脑 – 垂体 – 甲状腺轴　　针灸对下丘脑 – 垂体 – 甲状腺（hypothalamic-pituitary-thyroid, HPT）轴调节作用主要是通过对促甲状腺激素释放激素、促甲状腺素、三碘甲腺原氨酸、甲状腺素、甲状腺 ^{131}I 摄取率和环腺苷酸、环鸟苷酸的双向调节实现的。针刺作为一种有效的体感刺激，通过多种方式将其转化为生物电活动，激活脑干网状系统的功能，到达下丘脑，再兴奋大脑皮质，调节中枢神经系统的正常功能，维持下丘脑正常生理活动，继而提高病理状态下处于抑制状态的下丘脑的兴奋性，增强促甲状腺激素释放激素分泌细胞的分泌活动，从而影响三碘甲腺原氨酸、甲状腺素的合成与释放。针刺治疗能明显降低对非胰岛素依赖型糖尿病并发急性脑梗死患者促甲

状腺激素释放激素水平，改善 HPT 轴分泌异常。电针能使甲状腺功能低下大鼠已降低的血清三碘甲腺原氨酸含量明显升高，同时下丘脑 β–内啡肽、血浆环腺苷酸、环鸟苷酸和环腺苷酸／环鸟苷酸发生变化，内源性阿片肽类物质对甲状腺有调控作用，阿片肽类变化又常引起血浆环核苷酸含量的改变，故下丘脑 β–内啡肽、血浆环核苷酸可能参与电针对甲状腺功能低下大鼠内分泌激素的调节。

3. 针灸调节下丘脑–垂体–肾上腺皮质轴　下丘脑–垂体–肾上腺皮质（hypothalamic–pituitary–adrenal，HPA）轴是机体内分泌系统的重要调节通路，下丘脑促肾上腺皮质素释放素、垂体促肾上腺皮质激素、肾上腺皮质激素（主要是皮质肌动蛋白）的释放从三个层次反映了 HPA 轴的功能。针灸主要通过穴位的传入神经作用于下丘脑，调节下丘脑促肾上腺皮质素释放素、脑垂体促肾上腺皮质激素及肾上腺皮质激素的分泌与释放，从而多层次地调节 HPA 轴，使其功能维持在一定的平衡状态，以便更好地发挥其作用。例如：针刺能明显降低非胰岛素依赖型糖尿病并发急性脑梗死患者下丘脑促肾上腺皮质素释放素含量，改善 HPA 轴分泌异常。针刺可以上调大鼠急性手术创伤后血清促肾上腺皮质激素的低分泌，下调创伤后血清皮质肌动蛋白的超常分泌，上调创伤后在下丘脑低表达的促肾上腺皮质激素释放因子 mRNA 和下调过表达的尿皮质素 1mRNA，从而调节创伤引起的 HPA 轴功能的紊乱。耳针缘中穴可使垂体促肾上腺皮质激素的分泌和释放增加，下丘脑弓状核内促肾上腺皮质激素免疫反应神经元胞体的数量明显增多，且在室旁核及视上核内也出现许多促肾上腺皮质激素免疫反应阳性胞体。将家兔终纹或下丘脑腹内侧核损毁，再电针"足三里"穴，肾上腺皮质激素合成的动态变化没有第一相增加，只有第二相增加；而损毁家兔穹隆或弓状核，再电针"足三里"穴，肾上腺皮质激素的合成与正常家兔电针"足三里"穴的变化一样呈现双相性增加，提示终纹和下丘脑腹内侧核在电针足三里穴促进肾上腺皮质激素合成的效应中起重要作用。

4. 针灸调节交感–肾上腺髓质系统　肾上腺髓质直接接受交感神经节前纤维的支配，分泌两种激素即去甲肾上腺素和肾上腺素。例如，电针采用 6-羟基多巴胺损坏去甲肾上腺素能节后交感神经纤维末梢动物的"环跳"、"手三里"穴，可使肾上腺髓质去甲肾上腺素释放，针刺这种对肾上腺髓质去甲肾上腺素细胞的作用，是通过胆碱能节前交感神经纤维的作用来实现的。通常肾上腺髓质与交感神经系统的生理效应紧密联系，难以分开，所以称之为交感–肾上腺髓质系统。针刺可增强这一系统功能，促使交感神经兴奋和肾上腺髓质激素分泌。例如：电针大鼠"足三里"穴后肾上腺髓质内含去甲肾上腺素的细胞显著减少，表明含去甲肾上腺素的细胞内去甲肾上腺素在针刺过程中被释放。电针大鼠双侧"足三里"穴 30 分钟后，在电针组痛阈明显提高的同时，穴区去甲肾上腺素荧光物质的含量明显低于对照组，电针组动物死亡时间延长、不死亡率提高，穴区中最后残留的去甲肾上腺素亦远低于对照组。电针穴区去甲肾上腺素的改变，可能是电针镇痛和抗失血性休克作用中的重要物质基础之一。

5. 针灸调节神经–胰岛系统　胰岛有丰富的自主神经支配，对促进胰岛素的释放具有非常重要的作用，迷走神经的输入端可以刺激胰岛素的释放，而交感神经兴奋抑制胰岛素的释放。针灸通过兴奋迷走神经，抑制交感神经，纠正内分泌的紊乱，促进胰岛素的分泌。

下丘脑对胰岛素的分泌具有调节作用。刺激下丘脑外侧核可兴奋迷走神经，使胰岛素分泌增强，血糖下降，食欲增强；刺激下丘脑腹内侧核可兴奋交感神经，使胰岛素分泌减少，血糖上升，食欲减弱。针灸能够良性调节糖尿病大鼠下丘脑腹内侧核、弓状核、视上核、室旁核、渴中枢、摄食中枢等下丘脑神经核团，纠正其神经细胞异常的自发放电频率，调节中枢去甲肾上腺素、多巴胺、5- 羟色胺等神经递质的含量，降低下丘脑增多的神经肽 Y 的合成及其含量，因此针刺对中枢神经多部位、多层次、多核团、多种神经递质、多因子的综合整合的结果，可能是针刺治疗糖尿病的主要原因。此外，下丘脑中胰岛素和瘦素的受体主要集中于下丘脑弓状核的神经元，针刺提高了下丘脑弓状核神经细胞自发放电频率，即弓状核神经细胞的瘦素受体和胰岛素受体活性大大增强，有利于纠正瘦素抵抗和胰岛素抵抗及促进胰岛 β 细胞功能的恢复。

6. 针灸调节下丘脑 – 垂体 – 性腺轴 针灸对性腺功能所产生的作用是以下丘脑 – 垂体 – 性腺（hypothalamic-pituitary-gonad，HPG）轴功能变化作为基础的。促性腺激素释放激素主要由下丘脑分泌产生，针灸可以调节促性腺激素释放激素水平，对生殖起调控作用。例如，电针去卵巢大鼠 "关元"、"中极"、"三阴交"、"子宫" 穴后，下丘脑促性腺激素释放激素神经元数目明显增多，棘型细胞比例增加，纤维膨体密度增加，下丘脑组织促性腺激素释放激素 mRNA 表达增高，垂体促性腺激素释放激素受体 mRNA 表达升高，电针可在分子水平调整去卵巢大鼠中枢促性腺激素释放激素的合成与释放，以及垂体促性腺激素释放激素受体的表达，这可能是电针调整下丘脑 – 垂体 – 卵巢轴功能异常的中枢机制。

针灸对下丘脑 – 垂体 – 性腺轴的调节作用可能与针灸调节下丘脑 – 垂体 β 内啡肽水平、促进 c-fos 等第三信使的表达有关。例如，电针可能通过调节多囊卵巢综合征患者偏低的阿片肽水平，从而影响促性腺激素释放激素、促黄体素和促卵泡素分泌而促排卵的，表明针刺对垂体 – 性腺轴的调整作用可能与 β– 内啡肽的变化有关。进一步应用放免分析发现：去卵巢大鼠下丘脑视前区灌流液中促性腺激素释放激素的基础释放量明显高于正常大鼠；腹腔注射阿片肽受体拮抗剂 30 分钟后，去卵巢大鼠视前区促性腺激素释放激素水平进一步升高，表明 β– 内啡肽为促性腺激素释放激素分泌的主要抑制因素。电针 "关元"、"中极"、"三阴交"、双侧 "子宫" 穴能抑制去卵巢大鼠促性腺激素释放激素及促黄体素的超常分泌，促进下丘脑 – 垂体 β– 内啡肽的释放。卵巢切除鼠术后 2 小时，内外侧视叶前核、下丘脑室周核、下丘脑腹侧正中核、视交叉上核、弓状核、下丘脑旁室核、内侧杏仁核均有 c-fos 表达；对术后 2 周 c-fos 免疫反应消失的大鼠进行电针，除内侧杏仁核外，在上述的核团中均有明显的 c-fos 表达；卵巢未切除电针组和对照组中上述区域无明显的 c-fos 表达，提示电针可通过上述核团的作用来调节下丘脑 – 垂体 – 卵巢轴的功能。电针去势大鼠 "三阴交"、"内关" 穴可显著提高血浆雌二醇的水平，降低血浆促卵泡素和促黄体素水平，同时可诱导大鼠下丘脑室旁核 c-fos 蛋白的显著表达，从而改善去势大鼠抑郁行为。

总之，针灸调节内分泌系统是针灸治疗许多疾病的重要机理，其调节途径和过程见图 4-16。

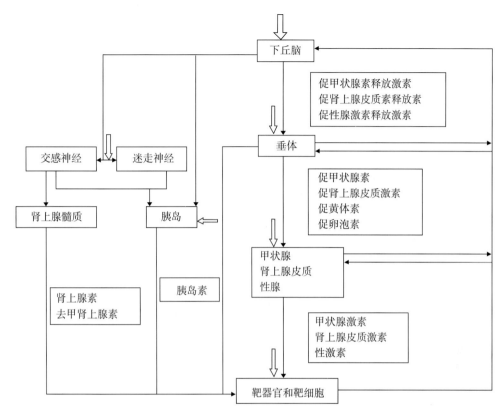

图 4-16　针灸的神经 – 内分泌调节示意图

⇩表示可能的作用环节

第三节　针灸调节免疫作用及机理

免疫系统是机体主要的防御和自稳系统。大量临床观察和实验证实，针灸具有调节机体免疫功能的作用，其促防卫与调节免疫作用是针灸治疗效应发挥的重要途径之一。针灸对免疫相关性疾病如风湿、类风湿性关节炎、支气管哮喘等具有良好治疗作用。

一、针灸对免疫的作用

（一）针灸对免疫细胞的作用

1. 针灸对白细胞的影响　在生理状态下，针灸可不同程度地提高白细胞数量和增强白细胞吞噬功能，且有一定的时间规律。电针正常家兔双侧"足三里"穴，针后 30 分钟，末梢血液中白细胞总数较针前往往有一个抑制相，而后逐渐上升，针后 3 小时达到高峰，以后又逐渐下降，24 小时恢复正常，可见电针刺激后白细胞先呈现一个降低相，而后出现增高相，但总的来说以增高为主，其中又以中性粒细胞增多最为明显。针刺正常人足三里、合谷等穴，可使白细胞对金黄色葡萄球菌、鼠疫杆菌的吞噬指数明显提高，有的可提高 1 ～ 2 倍；而艾灸足三里、内关穴也有以上的效应，但效应较弱。

免 疫

免疫（immunity）是机体识别和清除抗原性异物的一种生理性防御功能。免疫系统的重要生理功能是对"自己"和"非己"（或称"异己"）抗原的识别和应答，从而担负着机体免疫防御、免疫监视和免疫稳定的功能。免疫功能是免疫系统通过识别和清除抗原过程中所发挥的各种生物学效应的总和。在正常生理条件下，表现为对自身组织抗原的耐受性和对"非己"抗原产生排异效应，发挥免疫保护作用，如抗传染免疫和抗肿瘤免疫等。但在免疫功能失调、对抗原出现不适当的应答时，会导致免疫病理过程，如发生亢进则造成组织损伤，发生超敏感性疾病；如打破了对自身组织抗原的耐受性，即可产生自身免疫现象，甚至发生自身免疫性疾病；若免疫功能缺乏或出现低下，则发生免疫缺陷症，出现反复难治性感染或形成肿瘤。

在病理情况下，针灸对白细胞的影响呈现良性调整作用。针灸治疗阑尾炎有一定疗效，针前白细胞增高者，针后可明显降低。使用免疫抑制剂时白细胞降低、炎症时白细胞升高，这两种状态对针灸的反应不同，前者在针灸后白细胞升高，后者在针灸后白细胞降低。对放疗或化疗后白细胞降低的肿瘤患者，针灸可使其白细胞数明显上升。针灸或电针对菌痢或阑尾炎患者白细胞吞噬功能的影响明显，一般于针后 3 小时可见显著增强，12 小时达到最高峰。艾炷灸能提高内毒素致热家兔白细胞总数及中性粒细胞总数，刺络放血疗法可使发热家兔外周血中白细胞总数提高。

针灸的以上效应与机体的免疫状态有关。当白细胞功能处于降低状态时，针灸可促进其吞噬作用；当白细胞处于活跃状态时，针灸可使其吞噬指数下降；当白细胞功能处于正常状态时，针灸对其影响不明显。总的来说，针灸对白细胞吞噬功能的影响表现出一种良性调整作用。

2. 针灸对吞噬细胞的调节 针灸对机体内吞噬细胞的数量和吞噬功能均有调整作用，这种作用与机体所处状态密切相关。当机体吞噬功能低下时，针刺可使其吞噬作用增强；当吞噬作用过于活跃时，针刺可使其吞噬作用指数下降。采用细胞形态计量学观察，老年大鼠针刺"足三里"、"关元"穴后，肝内巨噬细胞体积增大，数量明显增多，吞噬功能显著增强。针刺环磷酰胺免疫抑制大鼠"足三里"穴，6 天后使腹腔巨噬细胞吞噬百分率和吞噬指数显著升高，而血清溶菌酶无明显改变，提示针刺时血清溶菌酶水平并不一定与巨噬细胞吞噬功能同步增长。

3. 针灸对 B 淋巴细胞的调节 B 淋巴细胞简称 B 细胞，是免疫系统中的抗体生成细胞。B 细胞表面抗原识别受体及其分泌的抗体均为免疫球蛋白。分泌型的免疫球蛋白执行多种免疫功能，在特异性体液免疫应答中发挥着重要的作用。

针灸对 B 细胞的调节主要影响 B 细胞抗体的生成，体现在针灸对免疫球蛋白的影响上。此外，B 细胞激活时可产生细胞因子，参与各种免疫应答，因此针灸对免疫应答的双向调节作用也包括针灸对 B 细胞分泌细胞因子的调节。

4. 针灸对 T 淋巴细胞的调节 T 淋巴细胞简称 T 细胞，来源于骨髓内的淋巴样干细胞，在胸腺内发育成熟为 T 细胞。T 细胞执行特异性细胞免疫应答。T 细胞表面有多种功能性分子，其中最重要的是 T 细胞（抗原）受体（T cell receptor，TCR）。TCR 与 3 分子白细胞分化抗原构成复合体 CD3 分子，当 TCR 与抗原特异性结合后，由 CD3 分子向胞内转导 T 细胞活化信号，在其他有关信号的复合作用下，启动特异性细胞免疫应答。T 细胞作为免疫效应细胞主要执行两方面的功能，即介导迟发性免疫变态反应和对靶细胞的直接杀伤作用。T 细胞作为免疫调节细胞可辅助其他免疫细胞的分化和调节免疫应答。

针灸对 T 细胞及其亚群的主要影响有：①针灸对 T 细胞具有双向调节作用，其效果与机体原有的功能状态密切相关；②针灸对 $CD4^+$ 细胞的影响较大，而对 $CD8^+$ 细胞的影响不太明显；③针灸可使紊乱的 $CD4^+/CD8^+$ 比值趋于正常。

5. 针灸对自然杀伤细胞的调节　自然杀伤细胞（natural killer cell，NK）来源于骨髓淋巴干细胞，可以直接杀死病毒感染的靶细胞及某些肿瘤细胞，因此在机体免疫监视和早期抗感染过程中起重要作用。此外，NK 细胞可分泌干扰素、肿瘤坏死因子和集落刺激因子等各种细胞因子，产生免疫调节作用。

针灸能提高机体内 NK 细胞数量，也能提高 NK 细胞的生物活性。化脓灸治疗哮喘虚证患者，艾灸前 NK 细胞免疫活性为 40.4% ± 11.5%，艾灸后为 45.3% ± 6.1%。针刺应激状态下，小鼠可使 NK 细胞免疫活性由 28.44% ± 3.50% 升高至 41.63% ± 8.84%。有资料表明，针刺后 NK 细胞数量的增高与 NK 细胞活性的提高不呈正相关。

6. 针灸对抗原提呈细胞的调节　抗原提呈细胞（antigen presenting cell，APC）是指能捕捉、加工、处理抗原，并将抗原提呈给抗原特异性淋巴细胞的一类免疫细胞，主要包括树突状细胞、巨噬细胞等。

针灸对 APC 最确定的影响表现在对巨噬细胞数量和功能上的调节作用，当机体吞噬功能低下时，针灸可提高巨噬细胞的数量和功能，可加强抗原在机体内的清除，即加强机体的非特异性免疫应答，还通过巨噬细胞对抗原提呈加强机体对抗原的特异性免疫应答。相反，当机体吞噬功能过分活跃时，针灸可控制炎症的发生，且对机体的特异性免疫应答进行负反馈调节。

7. 针灸对红细胞免疫功能的调节　体内的红细胞具有若干免疫相关物质，如补体受体等，有黏附、溶缩抗原的能力，可清除体内循环免疫复合物，避免循环免疫复合物在组织沉积。

针刺肾俞穴可使人体红细胞 C3b 受体升高，增强红细胞免疫黏附活力，降低红细胞免疫复合物。甲亢患者红细胞免疫功能偏低，针灸可使红细胞免疫功能逐渐上升。艾灸双侧足三里穴可使健康人红细胞 C3b 受体免疫黏附活性显著增强。悬灸命门穴同样可增强红细胞免疫黏附能力，增强其携带免疫复合物的作用。采用平补平泻法分别针刺家兔的"涌泉"、"太溪"及"复溜"穴，可使红细胞免疫黏附功能增强，其中以复溜穴作用最强。针灸气虚大鼠"关元"、"气海"、"足三里"可使红细胞 C3b 受体花环率升高，红细胞免疫复合物花环率升高，使低下的红细胞免疫功能明显提高。刺络放血亦能提高红细胞 C3b 受体花环率。对红细胞来说，膜脂流动性高，细胞活性高，免疫力强，反之则低，针灸后可提高红细胞膜脂流动性。

（二）针灸对免疫分子的作用

1. 针灸对免疫球蛋白的调节 免疫球蛋白（immunoglobulin，Ig）系指具有抗体活性或化学结构与抗体相似的球蛋白，可分为分泌型和膜型两大类。前者主要存在于体液中，执行抗体的各种功能；后者是 B 细胞膜上的抗原受体。人类 Ig 根据其 H 链结构和抗原特异性的不同，分为 5 类，分别称为 IgG、IgM、IgA、IgD 和 IgE。免疫球蛋白的结构分为可变区和恒定区两大部分。可变区识别并结合特异性抗原，恒定区包括补体（complement）结合部位和 Fc 受体结合部位。当免疫球蛋白与抗原结合后，一方面可通过经典途径激活补体系统，产生各种生物学效应；另一方面，其 Fc 段与细胞膜表面 Fc 受体结合后可引起 K^+、Na^+ 内流，激活巨噬细胞，促进吞噬细胞的吞噬功能，并使某些能表达 Fc 受体的细胞直接杀伤靶细胞。

针灸可影响正常人血清免疫球蛋白含量。连续针刺健康人上巨虚穴 12 天后，血清 IgG、IgA 含量虽然都在正常范围内变动，但针后均较针前有所增加，其中 IgG 较 IgA 明显增高，而 IgM 基本无变化。针刺正常人足三里穴后能使 IgM 显著升高，而 IgG、IgA 则无明显改变。对中老年人或感染性疾病患者而言，不论针刺或艾灸均能使其血清 IgG、IgA、IgM 的含量增高。此外，针刺大椎、风门、肺俞等穴治疗反复呼吸道感染患者，可使 IgA 升高、IgG 降低。对过敏性疾病患者而言，如哮喘病人，针灸对其血清 IgG、IgM 常呈良性调节作用，如电热针治疗使 IgG 升高，IgM、IgE 降低，IgA 无明显变化；壮医药线点灸可使哮喘病人 IgG 升高，IgE 降低。

2. 针灸对补体系统的调节 补体并非单一成分，而是存在于血清、组织液和细胞膜表面的一组具有酶活性的蛋白质，这些合称为补体系统（complement system）。补体可辅助特异性抗体介导的溶菌作用，补体的存在是抗体发挥细胞溶解作用的必要补充条件。补体在细胞表面激活后，一方面形成膜攻击复合物，在胞膜上形成小孔，使各种小的可溶性分子、离子以及水分子可自由透过细胞膜，导致细胞溶解或造成细胞内钙超载，最终导致细胞死亡；另一方面，激活过程中产生的不同蛋白水解片段，通过与细胞膜表面相应受体结合，介导体内多种生物学效应。

无论对正常或异常机体，针刺均可使其血清补体含量增多、补体效应提高。针刺可使放疗、化疗病人的血清补体升高。壮医药线点灸可使哮喘病人总补体升高。刺络放血疗法可使家兔溶菌酶含量升高。此外，针刺也可使备解素、调理素、溶菌素、凝集素和杀菌素明显升高。

3. 针灸对细胞因子的调节 细胞因子（cytokine，CK）是由细胞分泌的具有生物学活性的小分子蛋白质的统称。在很多情况下，多种免疫细胞间的相互作用是通过细胞因子介导的，细胞因子通过作用于靶细胞的特异受体而表现其活性，如介导天然免疫和特异性免疫，诱导细胞凋亡，促进造血。

白细胞介素（interleukin，IL）是由多种细胞产生并作用于多种细胞的一类细胞因子。针灸对细胞因子的影响研究较多的是 IL-2，针灸对机体内 IL-2 水平有着明显而确定的影响。针刺可明显改善肿瘤患者外周血中低下的 IL-2；电针能够提高正常大鼠 IL-2 诱生水平，也能提高应激小鼠的 IL-2 活性；针刺能使脾淋巴细胞内 IL-2 含量升高。针灸还能调节机体内其他细胞因子如 IL-5、IL-4、IL-6、IL-12、肿瘤坏死因子（tumor necrosis factor，TNF）等的合成、分泌及其生物学活性。此外，针灸能诱生干扰素（interferon，IFN），不同手法和穴位能不同程度地提高 IFN 效价，刺激量、刺激方式及其持续时间和间隔期的长短均可影响其促诱生或诱生 IFN 的效果。

随着 PCR 技术的发展和广泛应用，人们对细胞因子的研究已深入到基因水平。溃疡性结肠炎大鼠 IL-1β mRNA、IGF-1mRNA 表达异常升高，隔药灸可抑制其异常表达，起到消除炎症的作用。针灸亦可抑制克罗恩病大鼠促炎症细胞因子 TNF-α mRNA 的表达，调整 IL-10 mRNA 与 TNF-α mRNA 之间的平衡，从而减轻或消除肠道炎症。

4. 针灸对黏附分子的调节　黏附分子（adhesion molecular，AM）指一类调节细胞与细胞间、细胞与细胞外基质间相互结合，起黏附作用的膜表面糖蛋白。黏附分子可增强免疫细胞与其他细胞的结合能力、促进淋巴细胞的发育分化、增强呈递抗原和传递信号的能力、激发有效的免疫反应，而且对白细胞向炎症区移行、淋巴细胞的归巢和再循环等过程都起着重要的作用。

炎症反应在脑缺血后继发性神经元损伤中起主要作用，急性脑梗死早期大量白细胞的聚集与可溶性细胞间黏附分子 -1（soluble intercellular adhesion molecule-1，sICAM-1）及可溶性血管细胞黏附分子 -1（soluble vascular adhesion molecule- 1，sVCAM-1）的表达增强有密切关系，而针刺可下调 sICAM-1、sVCAM-1 的表达水平；针刺还可降低颅脑损伤患者 sICAM-1 的含量，抑制中性粒细胞与血管内皮细胞的黏附，减轻脑内炎症反应。克罗恩病发病与黏附分子等分泌失常或功能失调所导致的免疫功能异常密切相关，电针可降低大鼠克罗恩病结肠组织 E- 选择素、ICAM-1 的异常表达。

二、针灸对免疫作用的机理

（一）针灸对免疫应答的调节机理

机体内有两种免疫应答类型。一是机体遇到病原体后，首先并迅速起防卫免疫作用的应答，称固有性免疫应答，又称非特异性免疫（non-specific immunity）应答或天然免疫应答。固有性免疫应答在感染早期执行防卫功能。二是由 T 细胞或 B 细胞介导的免疫应答，称适应性免疫应答，亦称特异性免疫（specific immunity）应答，对特定病原体具有高度特异性，即 T 细胞或 B 细胞识别抗原，并被抗原充分活化，进而生成效应细胞，对被识别的病原体施加杀伤和清除作用。适应性免疫应答发生在固有性免疫应答之后，在最终清除病原体、促进疾病痊愈和防止再感染中发挥主导作用。研究表明，针灸对特异性免疫应答及非特异性免疫应答均有调节作用。

1. 针灸对非特异性免疫应答的调节　当病原体进入机体后，吞噬细胞可对其进行吞噬。吞噬的结果一方面可直接清除病原体；另一方面可分泌大量细胞因子，细胞因子不仅直接或间接加强吞噬细胞对病原体的吞噬作用，而且激活 NK 细胞的活性。病原体被吞噬细胞吞噬后，在胞内进行消化、溶解，同时，吞噬细胞还可对其进行抗原提呈作

@相关知识链接

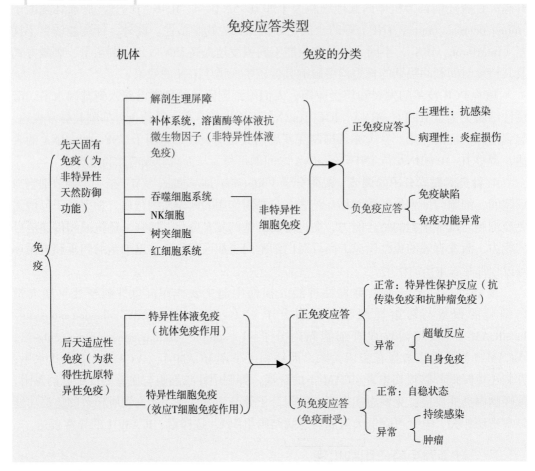

用，进而诱导启动特异性免疫应答。

针灸调节非特异性免疫应答的作用主要体现于以下几个方面：①针灸能提高吞噬细胞的数量及功能；②针灸能促进机体内细胞因子合成分泌及生物学活性；③针灸能提高血清补体含量和效价；④针灸能提高 NK 细胞数量，尤其是能提高 NK 细胞的活性。见图 4-17。

2. 针灸对特异性免疫应答的调节

（1）针灸对特异性细胞免疫的调节　T 细胞表面表达的 TCR 识别抗原提呈细胞（APC）上的抗原肽 -MHC 分子复合物，是 T 细胞活化的起始步骤。在第二信号的协同作用下，细胞活化，进而促进受体表达和细胞因子的合成、分泌、释放。释放的细胞因子对 T 细胞的分裂、增殖进行正反馈调节，形成了具有不同功能特异性的效应细胞，执行抗原清除及对免疫应答进行调节。

针灸对特异性细胞免疫的影响主要体现在三个方面：①针灸能调节应答过程中细胞因子的合成、分泌，从而调节细胞免疫应答；②针灸能促进 T 细胞的克隆扩增；③针灸能改善 CD4$^+$/CD8$^+$ 比值。见图 4-18。

（2）针灸对特异性体液免疫的调节　机体特异性的体液免疫应答主要由 B 细胞介

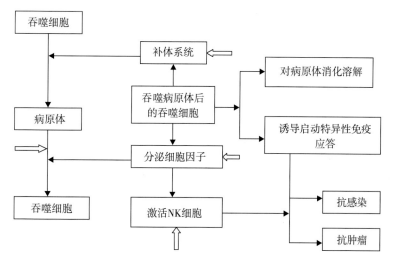

⟹ 表示针灸作用环节

图 4-17 针灸对非特异性免疫应答调节示意图

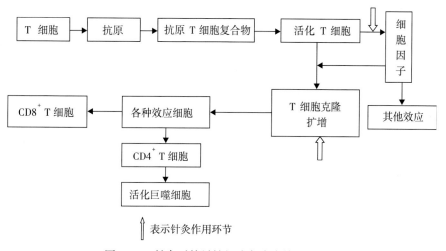

⇑ 表示针灸作用环节

图 4-18 针灸对特异性细胞免疫应答调节示意图

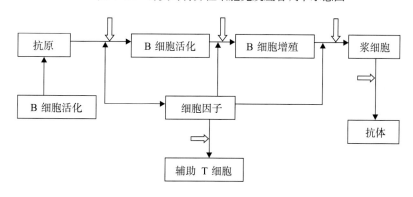

⟹ 表示针灸作用环节

图 4-19 针灸对特异性体液免疫应答调节示意图

导，B 细胞受体（BCR）首先对特异性抗原进行识别并与之结合，启动 B 细胞活化信号并将信号转导入胞内，导致 B 细胞的激活增殖，分化成抗体分泌细胞（浆细胞）或记忆细胞，进而执行特异性体液免疫应答。

针灸对特异性体液免疫的调节主要体现于以下三个方面：①针灸可促进辅助性 T 淋巴细胞分泌细胞因子；②针灸可调节各种免疫球蛋白的分泌合成；③针灸可促进 B 细胞的活化、增殖及分化。见图 4-19。

（二）针灸对神经 – 内分泌 – 免疫的调节机理

神经、内分泌、免疫三大系统除各自具有独特功能外，还具有共同的基本功能，即对内外环境信息的感受和传递，三者之间紧密联系、相互作用，构成机体内多维立体调控网，对于在整体水平上维持机体正常生理功能和健康具有极其重要的意义。

体外研究表明，儿茶酚胺、糖皮质激素、前列腺素对免疫应答有抑制作用，而生长激素、甲状腺激素、胰岛素和雌激素能促进免疫应答，乙酰胆碱、肾上腺素、去甲肾上腺素、多巴胺、内啡肽及 5- 羟色胺等神经递质对免疫应答的影响，因免疫细胞的种类不同而作用各异。除通过神经递质和激素直接作用于免疫系统外，神经和内分泌系统还直接产生免疫应答中常见的细胞因子，如 IL-1、IL-2、IL-6、TNF-α 和 IFN 等作用于免疫系统，对免疫应答起调节作用。

免疫细胞上广泛存在着激素和神经递质的受体，免疫细胞可分泌多种激素，神经递质和激素也都具有明显的免疫调节作用，免疫细胞产生的细胞因子和单核因子对神经、内分泌系统有明显的调节作用。神经 – 内分泌系统与免疫系统之间通过神经递质、激素及细胞因子这些共同介质，调节自身及全身各器官系统的功能，以维护机体的稳态。

针灸调整免疫功能具有整体性，即在不同水平上同时对机体多个器官、系统的功能产生调节作用。一方面，可对神经、内分泌、免疫三大系统各自功能产生调节作用；另一方面可在一定的生理、病理状态下对神经、内分泌、免疫三大系统同时产生不同层次和程度的调节作用。各系统之间通过神经递质、激素、免疫递质等生物活性物质相互作用，最终达到机体的生理平衡状态。此外，针灸对细胞因子的调节可继发性引起神经 – 内分泌系统的反应，进而调节机体的免疫功能，如此形成调节环路。由此可见，针灸这种调节作用是通过神经、内分泌、免疫三大系统（神经 – 内分泌 – 免疫网络，即 NEI 网络）实现的。

针灸的神经 – 内分泌 – 免疫调节可贯穿机体的各系统功能活动中，其机制可能是：针灸信息可从外周传至中枢神经，影响不同类型神经元活动，经过中枢的整合，一方面通过中枢下行通路引起自主神经系统释放乙酰胆碱等递质及脑啡肽等物质，通过免疫器官或淋巴细胞表面相关受体产生调节作用；另一方面又调控内分泌系统的功能，使垂体释放诸如促肾上腺皮质激素、生长激素等，调节免疫功能。而淋巴细胞等又可释放具有免疫活性的多肽物质影响外周神经，进而影响中枢递质神经元与内分泌系统的活动，实现反馈性调控，形成神经 – 内分泌 – 免疫调节网络，共同维持机体的自稳态（图 4-20）。

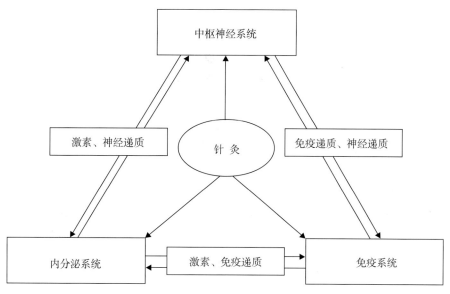

图 4-20　针灸对神经、内分泌、免疫三大系统的相互调节

　　下丘脑 – 垂体 – 肾上腺（hypothalamus–pituitary–adrental，HPA）轴是神经、内分泌、免疫三大系统协同作用的主要物质基础之一。HPA 轴不仅是神经、内分泌系统的功能轴，也是与免疫系统最密切的一个功能轴。HPA 对免疫系统的调节是通过其分泌糖皮质激素来实现的。一方面，糖皮质激素与免疫细胞上广泛存在的糖皮质激素受体结合，抑制免疫细胞炎性细胞因子的分泌；另一方面，减少淋巴细胞、巨噬细胞等的黏附、移行及局部浸润，达到免疫抑制作用。研究表明，针灸可显著调节 HPA 轴的功能，其可能成为针灸调节免疫功能重要通路之一。此外，交感神经系统以及内源性阿片肽介导免疫功能的调节也在针灸免疫作用中具有重要意义。

小 结

　　1. 疼痛性疾病是针灸主要适应证之一，针刺镇痛效应有以下特点：适用于治疗不同类型的疼痛，镇痛效应具有多重性质，起效快并有累积效应，毒副反应小，镇痛有个体差异性，镇痛程度有限，通过机体整体调控。

　　2. 针刺镇痛的作用机理研究主要集中在神经生理机制、神经化学机制和分子机制三方面。一般认为，外周传导针刺镇痛的神经纤维主要是 Aβ、Aδ、C 类纤维，传入冲动进入脊髓背角后，主要交叉到对侧脊髓腹外侧束上行。针刺信号在上行传导过程中，一方面通过脊髓内节段性联系影响邻近节段所支配的皮肤、内脏活动以及邻近节段的痛觉传入，更主要的是上行到达脑干、丘脑和大脑皮层等部位，通过激活高位中枢发放下行抑制冲动来发挥镇痛效应。针刺信号与疼痛信号可在脊髓、脑干、下丘脑、大脑皮层等各级水平相互作用并进行整合调制，发挥镇痛作用。2Hz 电针主要激活脑和脊髓中的脑啡肽能系统和脑内的 β – 内啡肽能系统介导镇痛效应；100 Hz 电针主要由脊髓强啡肽能系统介导镇痛效应。脑内 5- 羟色胺浓度升高可加强针刺镇痛；激活脑内去甲肾上腺素能上行投射系统，对抗针刺镇痛；激活低位脑干发出的去甲肾上腺素能下行投射系统则加强针刺镇痛；激活多巴胺能系统时，削弱或对抗针刺镇痛；外周和中枢乙酰胆碱能系统被激活时增加针刺镇痛效应。不同频率电针在中枢的传导路径不同，对中枢三类阿片肽基因表达的影响也不同，脑干的中脑导水管周围灰质、中缝大核和中缝背核在内源性镇痛系统中起重要作用，无论是2Hz和100Hz的电针都激活这些核团，它们可能是两者共用的最后通路。

3. 针刺镇痛耐受是在长时间或反复多次针刺过程中出现的针刺镇痛效应降低的现象。针刺镇痛耐受的机制主要有外周和中枢两种机制，前者主要与穴位感受器适应有关，后者主要与多次电针促使中枢八肽胆囊收缩素（CCK-8）释放有关。

4. 针刺麻醉是针刺镇痛运用的新发展，已从最初的普遍应用和单纯针刺麻醉代替药物麻醉发展为选择性应用和针药复合麻醉，且针药复合麻醉逐渐成为针刺麻醉临床和研究的主流。目前常用的针药复合麻醉方法有：针刺复合局部浸润麻醉、针刺复合硬膜外腔阻滞麻醉、针刺复合全身麻醉。经过多年的研究证明，针刺麻醉具有5方面的作用：镇痛作用、抗内脏牵拉反应的作用、抗创伤性休克的作用、抗手术感染的作用、促进术后创伤组织修复的作用。针麻表现出4方面的特点：使用安全、适用范围广；便于术中医患配合；生理干扰少、利于术后恢复；简便、经济、便于推广。针刺麻醉并不能完全达到临床麻醉的要求，尚存在以下几个方面的缺陷：麻醉不全、肌肉紧张、不能完全抑制内脏反应、个体差异性大。

5. 针灸对运动系统的作用主要是对骨骼和肌肉的作用。针灸骨骼的作用主要表现为可以提高骨密度、雌二醇含量，降低骨钙素；针灸对关节的作用主要表现为能够减轻或消除疼痛，改善关节活动度；针灸对肌肉的作用主要表现为对失神经支配和慢性软组织损伤的治疗。

6. 针灸对中枢、周围神经系统功能具有显著的调节效应。针灸对周围神经的作用主要表现为针刺刺激神经干所引发的肌肉、关节运动的生理调节，以及对周围性面神经麻痹、坐骨神经痛等周围神经受损性疾病的治疗作用。针灸对中枢神经的作用主要体现在针灸对大脑皮层功能的调节作用，以及对脊髓损伤、突发性耳聋等中枢神经功能受损性疾病的治疗作用。

7. 针灸不仅能够治疗甲状腺疾病、糖尿病、性腺疾病等内分泌功能失调或障碍性疾病，而且对机体内分泌系统有着广泛的不同程度的调节作用，针灸刺激人体后，引起甲状腺、肾上腺、胰岛、甲状旁腺等内分泌器官功能及相应的生物活性物质（激素）在一定时间内发生变化，引发机体产生一系列生理、病理改变，双向良性调整内分泌系统。

8. 针灸对循环系统的作用主要表现为对心脏、血管和血液成分的调节。针灸对心率、心律、心功能、心脏电活动及心脏生化物质具有双向良性调节作用；针灸可以调节血管功能，改善微循环，促进侧支新生血管形成；针灸可影响血液中红细胞数目，血红蛋白含量，白细胞的计数、分类及吞噬作用，血小板计数和凝血过程，针灸对血压中多种化学成分如血浆蛋白、血氨、非蛋白质、血脂、血糖、电解质、酶活性及其他生物活性物质等均具有双向良性调节作用。

9. 针灸对呼吸系统的作用主要表现为对肺通气、肺换气和组织换气及对呼吸运动的调节。针灸对肺通气的调节表现为可以提高肺通气量，及时改善肺部血流状况，提高机体内外气体交换能力；降低气道阻力，改善通气功能。针灸对肺换气和组织换气的调节表现为能显著增高动脉血氧分压，降低动脉血二氧化碳分压，调整血氧饱和度。针灸对呼吸运动的调节表现为可以改善异常呼吸频率、节律、幅度，使之恢复正常，并能调整由于一侧呼吸障碍所造成的两侧呼吸功能不平衡的现象。

10. 针灸对消化系统的作用主要表现为对唾液分泌、食管运动、胃功能、肝脏功能、胆囊功能、肠道功能的调节。针灸可调节唾液分泌量及成分、食管括约肌压力、胃肠的运动与分泌；可改善肝的功能和肝病的临床体征；可调节胆囊功能，促进胆汁的分泌与排泄；可调节胰腺功能，增加胰液的分泌量。

11. 针灸对泌尿系统的作用主要表现为能增强肾脏的泌尿功能；对输尿管、膀胱和尿道运动功能产生不同程度的双向调节效应，可治疗输尿管结石、尿潴留、尿失禁等。

12. 针灸对生殖系统的作用主要表现为对女性生殖系统的不孕症、月经失调及产科和男性生殖系统的精子减少症、遗精、阳痿、睾丸炎、前列腺炎方面的治疗应用。

13. 关于针灸作用效应的机理，一般认为，神经－内分泌－免疫网络调节是实现针灸调整作用的基本路径。针灸可直接作用于神经系统，通过调节神经系统的各项功能活动，使失衡紊乱的机体功能恢复正常，针灸对神经系统功能的调节是实现针灸治病的主要作用途径之一。针灸对机体的刺激信息通过穴位局部的周围神经传入到中枢神经系统，经过中枢神经系统整合再将信息经传出神经传到各系统的不同器官，达到对各系统功能的调节作用。中枢神经系统的各级水平（包括脊髓、脑干、下丘脑、大脑皮层）及其神经递质在针刺效应的发挥中有重要作用。针灸可通过对神经－内分泌的调节，如对下丘脑－垂体－甲状腺轴、下丘脑－垂体－肾上腺皮质轴、交感－肾上腺髓质系统、神经－胰岛系统、下丘脑－垂体－性腺轴等的调节影响内分泌腺合成、分泌激素，改善内分泌腺的功能，并调控激素发挥作用的环节，从而协调激素对机体的调节作用。

14. 针灸对免疫系统的作用表现为对免疫细胞（如白细胞、吞噬细胞、B淋巴细胞、T淋巴细胞、自然杀伤细胞、抗原提呈细胞等）的调节、对免疫分子（如免疫球蛋白、补体系统、细胞因子等）的调节。针灸具有调节机体细胞免疫与体液免疫功能的作用，且可在组织、细胞和分子各级水平上同时对机体多个器官、系统的功能产生调节作用。针灸不仅可调节非特异性免疫应答，而且可调节特异性免疫应答，特别是细胞免疫。针灸可对细胞因子产生影响，继而引起神经－内分泌系统的反应，进而调节机体的免疫功能，如此形成一个调节环路或称神经－内分泌－免疫网络调节。神经、内分泌、免疫三大系统除了各自具有的独特功能外，还具有共同的基本功能，即对内外环境信息的感受和传递，三者之间紧密联系，相互作用，构成机体内多维立体调控网，对于在整体水平上维持机体的正常生理功能和健康具有极其重要的意义。神经肽（神经递质）、激素及细胞因子是三大系统间相互调节的共用介质，针灸通过对共用介质的调节来调控这个网络的平衡。

复习思考题

1. 什么是针刺镇痛？其作用特点有哪些？
2. 简述针刺镇痛的神经生理机制。
3. 简述针刺镇痛的神经化学机制。
4. 什么是针刺耐受？其发生机制是什么？
5. 现阶段针刺麻醉的发展趋势是什么？
6. 试述针刺麻醉的作用、特点及其不足。
7. 简述针灸对心脏的作用。
8. 针灸对呼吸系统功能的调节作用主要体现在哪些方面？
9. 简述针灸对胃运动的调节作用。
10. 试述针灸的神经调节机理。
11. 试述针灸的神经 – 内分泌调节机理。
12. 试述针灸的神经 – 内分泌 – 免疫调节机理。

第五章　针灸作用效应的基本规律

Basic Law of Acup-Moxibustion and Effect

　　针灸作用效应的基本规律是实验针灸学的重要内容之一，把握针灸作用的规律对指导针灸临床实践至关重要。针灸的作用不同于药物，它往往不是直接作用于病原体，也很少直接作用于罹病的组织器官，而是通过激发或诱导体内固有的调节系统功能而发挥作用。作为一种非特异性刺激，针灸既有自己作用的普遍规律，也有一些特殊规律。针灸作用受到多种因素的影响，并具有时效关系。

　　本章要求掌握针灸作用效应的基本特点，深刻理解针灸的双向调节、整体调节、品质调节、自限调节，掌握针灸作用的时效特点，总结分析影响针灸作用的因素等。

　　关键词　双向调节　整体调节　品质调节　自限调节　针灸时效　影响因素　基本规律

第一节　针灸作用效应的基本特点

针灸作用是指针灸刺激对机体生理、病理过程的影响及其在体内引起的反应。针灸刺激是一种非特异性刺激，通过激发或诱导体内固有的调节系统，使失调、紊乱的生理生化过程恢复正常。因此针灸效应一般不是针灸刺激直接产生的，大多是通过体内固有调节系统的介导而产生的，这就决定了针灸作用的基本方式是调节机体状态，并具有以下基本特点。

一、双向调节（the dual-directional regulation）

针灸的双向调节特点是指针灸穴位能产生兴奋或抑制的双向效应。当适宜的针灸刺激作用于机体，其效应是使机体偏离正常生理状态的功能朝着正常生理状态方向发展转化，使紊乱的功能恢复正常。即在机体功能状态低下时，针灸可使之增强；功能状态亢进时，针灸又可使之降低，但对正常生理功能无明显影响（表 5-1）。

表 5-1　针灸双向调节效应

生理量	病理状态	针灸效应
心率	心动过速	心率降低
	心动过缓	心率上升
胃运动	胃动过速	胃运动减慢
	胃动过缓	胃运动加快
肠运动	肠运动亢进	肠运动减弱
	肠运动减弱	肠运动增强
膀胱张力	紧张性膀胱	膀胱张力下降
	弛缓性膀胱	膀胱张力增加
血糖	高血糖	血糖下降
	低血糖	血糖升高
血压	高血压	血压下降
	低血压	血压升高
眼压	高眼压	眼压下降
	低眼压	眼压升高
皮层兴奋性	嗜睡	大脑皮层兴奋性升高
	失眠	大脑皮层兴奋性下降

二、整体调节（the whole regulation）

针灸的整体调节特点包括两方面含义：一是指针灸穴位可在不同水平上同时对多个器官、系统功能产生影响（图 5-1A）；二是指针灸对某一器官功能的调节作用，是通过该器官所属系统甚至全身各系统功能的综合调节而实现的（图 5-1B）。针灸对机体各系统、各器官功能几乎均能发挥多环节、多水平、多途径的综合调节作用。针灸的整体调节特点是针灸具有广泛适应证的主要原因。

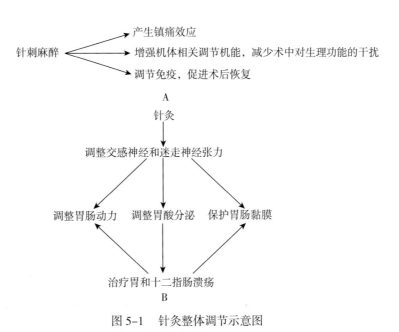

图 5-1　针灸整体调节示意图

三、品质调节（the quality regulation）

针灸的品质调节特点是指针灸具有提高体内各调节系统品质（调节系统品质是度量调节系统调节能力大小的一个参量），增强自身调节能力以维持各生理生化参量稳定的作用。

机体内存在着一系列维持内环境生理生化参量相对稳定的复杂调节系统，主要是神经－内分泌－免疫调节系统，它能对各种影响内环境稳定的干扰主动作出调节反应。针灸正是通过激发或诱导体内这些调节系统，调动体内固有的调节潜力，提高其调节品质，从而产生双向调节效应、整体调节效应和自限调节效应，使紊乱的生理功能恢复正常。从针灸刺激到针灸效应，两者不是直接联系，而是由体内各种调节系统介导的（图5-2）。

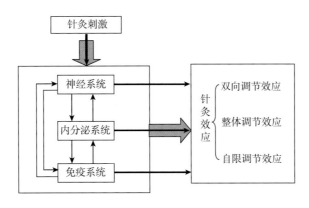

图 5-2　针灸的品质调节特点示意图

针灸的这一品质调节作用解释了为什么针灸对紊乱的生理功能有双向调节作用，而对正常生理功能无明显影响这一现象。无论对机体正常态或病理态，针灸都可提高体内调节系统的调节品质，增强调节能力，但对不同机体状态表现不同。对病理态呈现双向调节作用（治疗作用），而对正常态呈现防病保健作用，表现为对随后受到的干扰因素（致病因素）引起的机体功能紊乱偏离度显著减少。经常针灸足三里穴可以增强机体免疫力、提高机体防病能力，就是针灸品质调节作用的体现。

应用控制理论中系统动态特性的研究方法，对针刺影响犬的血压调节系统品质进行了定量研究，结果表明针刺可改善血压调节系统的动态特性，提高抗干扰能力和系统稳定性，加快系统响应速度，使外界干扰引起的血压波动很快被消除，血压振荡能较快消失。这一现象也很好地解释了针麻手术中的血压能够比药麻维持更平稳的现象。

针灸预处理可改善机体的状态，提高系统的调节品质，是针灸品质调节的体现。如电针预处理可激发诱导脑保护作用，提供脑组织的抗病能力，使随后的脑缺血的体积明显减小（图5-3）。

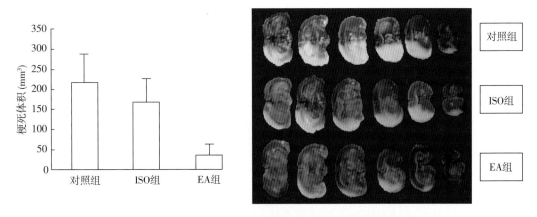

图 5-3　针刺预处理对大鼠脑缺血后缺血体积的影响
EA：15Hz电针，1mA，30min/d × 5d；ISO：1.5%ISO，30min/d×5d

针灸的品质调节作用是针灸防病保健作用、治未病的内在机理，具有重要的理论与临床意义，是一块待发掘的新领域，对中医中药学科研究也有启发作用。

四、自限调节（the self-limit regulation）

针灸的自限调节特点包括两方面含义：一是指针灸的调节能力是有限度的，只能在生理调节范围内发挥作用；二是指针灸的调节能力必须依赖于有关组织结构的完整与潜在的机能储备。因为针灸是通过激发或诱导机体内源性调节系统的功能，使失调、紊乱的生理生化过程恢复正常，这在本质上属于生理调节，这就决定了针灸作用具有自限性。如针刺麻醉中的镇痛不全，这是针刺镇痛的固有"本性"。又如对某些机能衰竭或组织结构发生不可逆损害者，或某些物质严重缺乏的患者，针灸就难以奏效。了解针灸调节的自限性，有利于我们正确认识针灸的适应证，合理应用针灸疗法，提高临床疗效。

研究针灸作用的基本特点，对于了解针灸治病的机理、掌握针灸治病的规律、合理认识和应用针灸疗法、提高针灸疗效及指导临床，具有非常重要的意义。

第二节　针灸作用效应的时效特点

针灸效应除了与机体功能节律状况有关外，针灸效应发生发展过程（time course of acupuncture effect）也在时间上呈现特定的起落消长特点。针灸效应发生、发展的时效特征，对于临床针灸治疗时间长短、针灸次数、每一疗程时间长短的确定都具有指导意义。掌握针灸效应变化过程的时间特征及其影响因素，对临床治疗和实验研究都是非常重要的。

对穴位进行针灸刺激时，针灸作用效应的时间过程呈现一个渐进的趋势，即先经过一个或长或短的潜伏期，然后针效迅速上升，在高水平维持一段时间后，便逐渐下降，回落至针前或比针前略高的水平。针灸效应的发生发展与时间的关系，称为针灸作用的时间效应。若用直角坐标图表示针效与时间的关系叫时间效应曲线（图5-4），根据这一曲线，可将针灸效应的时间过程分为潜伏期、上升期、高峰期和下降期。各期之间无绝对的界限，但各期却代表着针灸效应的实质性过程。

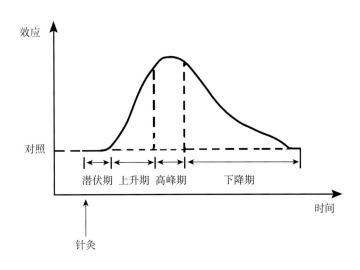

图 5-4　针灸作用的时间效应曲线

一、潜伏期

潜伏期是指从针灸刺激开始，到针效出现前的这段时间。这时虽无明显的针效表现出来，但不等于针灸刺激没有发生作用。相反，针灸刺激信号在机体的神经系统内积极地进行传导、整合等各种复杂的活动，以动员机体的抗病能力，使之由弱到强，从量上逐渐积累，为针效显现提供物质准备。不同的器官系统对针灸刺激的反应速度不同，不同性质的病理过程也制约着针效显现速度，所以表现在针灸效应的潜伏期上也有不同。潜伏期短者，称为针灸的速发性反应。如针刺家兔"足三里"，数分钟就能使胃蠕动显著增强。针刺小鼠坐骨神经及其近旁只需 15 ~ 30 秒，即可使脑氨升高到峰值。这类反应都很迅速，潜伏期只能以秒计。一般认为，速发性反应与神经系统调节关系密切。反之，潜伏期长者，称为针灸作用的迟发性反应，针灸效应在针后数小时或数天后才逐渐呈现和发展至高峰。如针刺大鼠"大椎"等穴，每日 1 次，其肝脏网状内皮系统吞噬功能约 1 星期后明显增强，15 天才达到峰值。一般认为，迟发性反应机理复杂，与神经 – 内分泌 – 免疫网络关系密切。针麻术前的诱导就与针灸潜伏期有关。

二、上升期

从潜伏期后，至针效上升到高水平，这段时间称作针效上升期。从曲线上来分析，这一段曲线斜率很高，反映了在单位时间内针效增值变化很大，说明了在前一阶段效量积累基础上出现一个飞跃期，使针效迅速显现出来，达到高水平阶段。

三、高峰期

高峰期是指针灸效应维持在高水平的一段时间，它反映针灸刺激信号在体内发挥了最大的调动能力。由于针效反应系统和病变性质不同，高峰期维持长短也有不同。如电针犬的肾俞穴观察对泌尿功能的影响，30 分钟后可达到峰值，1 小时后开始下降，2 小时后才能恢复到针前水平，峰值期约数十分钟。有的高峰期可维持 1 天或数日以上，如针刺人体足三里，使白细胞吞噬金黄色葡萄球菌指数增加，约经 24 小时达到峰值，48 小时才开始回落。

四、下降期

下降期指针效从高峰期后下降到针前水平的时间。产生这种下降变化的原因，主要是因为停止针灸刺激。

有研究者以线栓法制作大脑中动脉闭塞大鼠模型，悬灸 60 分钟观察其神经保护效应，探索艾灸的时效关系。研究结果表明：悬灸脑缺血模型大鼠的"大椎"穴可以导致部分大鼠的尾温升高。尾温升高的时效关系如图 5-5，呈现出明显的潜伏期、上升期、高峰期、下降期时效关系曲线。尾温升高大鼠的神经保护效应优于无尾温升高大鼠的神经保护效应。然而，悬灸 40 分钟的疗效要优于悬灸 15 分钟的疗效（此时尾温升高效应还处在潜伏期）。悬灸 40 分钟并伴有远部热(尾温升高)的明显优于局部热(尾温未升高)的大鼠疗效。大鼠尾温升高并不因艾灸的持续存在而继续维持。悬灸 40 分钟和 60 分钟疗效无差异，说明当大鼠尾温开始下降时继续施灸对中风大鼠无明显提高疗效的作用。

以灸法引起的感传为观察指标，观察悬灸的时效关系曲线也获得了以上相近时效关系（图 5-6）。灸疗时间达到经气传导的下降期（平均 40 分钟），疗效明显提高；未达到经气上升期（如小于 15 分钟），疗效潜力没有充分发挥；经气传导消失后继续施灸（如 60 分钟），疗效也无明显增加。

针灸作用的时间效应，不仅可在一次针灸过程中表现出来，在多次针灸中也可呈

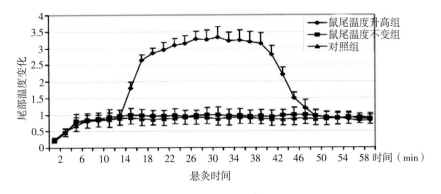

图 5-5　尾温升高的时效关系曲线

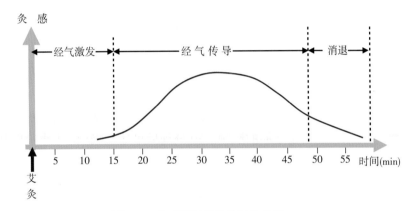

图 5-6　灸疗经气激发的时效曲线

现这种升降趋势。针灸效应还有一个逐日积累的特点。研究表明，一般来说急性病变来势凶猛，症状严重，机体受致病因素干扰破坏严重，这时需要增加针灸时间和次数。慢性病变机体受致病因素作用时间较长，产生病理变化也比较持久，甚至造成陈旧性损害，这时就需要较长治疗过程，逐步消除损害，积累针灸的调整效应，改善偏盛偏衰状况。例如，细菌性痢疾是急性肠道传染病，重者有高热和严重的消化道症状，对这种急性病理变化，治疗一开始宜采用施刺时间加长至 1 小时、每日针刺 2～3 次的方案，这样才能充分调动机体免疫功能，发挥退热止痛效应。治疗慢性疾病时，常可每日针灸或间隔一定时间针灸，连续数个疗程。如治疗甲状腺功能亢进症，至少需要为期 2～3 个月为 1 疗程的治疗才能显现效果。但应注意的是，治疗慢性病针灸的时间也并非越长越好，事实上，针灸效应积累作用也是有一定限度的。

第三节　影响针灸作用效应的因素

针灸效应是通过身体自身的调节系统实现的，必然受到各种内外因素的影响。影响针灸作用的因素主要有：机体的机能状态、穴位功能、针灸刺激参数、时间因素、施术工具等。

一、机能状态

机体的机能状态主要包括个体的生理、心理特征，机体的病理状态及穴位状态等。研究表明，机体的机能状态是影响针灸作用的内在因素，也是决定因素之一，这种影响表现为机体不同的心理、生理特点及病理状态对针灸刺激的反应敏感性和效应方向不同。

（一）个体心理特征

人体是一个有机的整体，其生理功能、病理反应均受到心理因素的影响。如：人发怒时，心率加快、血压升高、胃肠运动减弱、瞳孔扩大、红细胞增多、血糖增高、呼吸加深加快、肌紧张、肌肉运动增强；人紧张时，肾上腺素、肾上腺皮质激素、胰岛素和抗利尿激素等分泌增加。现代心理生物学研究表明，作为神经－内分泌系统轴心的下丘脑－垂体－靶腺激素系统是心理因素影响躯体生理、病理过程的解剖学基础，即心理因素通过神经－内分泌系统对人的生理产生影响。此外心理因素还可以通过影响植物神经系统的功能，影响内脏功能和免疫功能。针灸是通过激发机体固有的生理调节系统功能，产生针灸调整效应，因此针灸效应也必然受心理因素的影响（图5-7）。研究表明，明显影响针灸效应的心理因素有情绪、人格、暗示等。

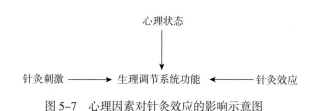

图 5-7　心理因素对针灸效应的影响示意图

1. 情绪　情绪是人对客观事物所持的态度在心理中所产生的体验和伴随的心身变化。临床观察表明，情绪紧张者进入手术室后，血浆17-羟皮质类固醇含量升高，在针麻手术中痛反应大，血压、脉搏、皮肤电波动等生理指标变化大，皱眉、呻吟、呼叫等情绪反应强烈，针麻效果较差。相反，情绪安定者，循经感传程度高，针刺镇痛效果较好，针灸效应大为增强。对贝尔麻痹针刺治疗疗效的观察结论显示，患者焦虑程度与疗效呈负相关。

2. 人格　观察针刺治疗贝尔麻痹的疗效与人格因素的关系，通过卡特尔人格因素测试，得气与人格因素有一定关系，乐群性、聪慧性、兴奋性、敢为性、独立性人群较为容易得气。与此相应，疗效与人格因素也有一定关系，无效组恃强性、敏感性、忧虑性、紧张性人格因素明显高于有效组；有效组乐群性、稳定性、有恒性人格因素高于无效组。在研究不同产妇性格分型对针刺镇痛效果的影响时，将接受针刺镇痛的产妇根据艾森克人格问卷的神经质得分分为稳定型性格、不稳定型性格，结果显示，性格稳定与否对镇痛效果有显著影响，稳定性越强，镇痛效果越好。

3. 暗示　采用安慰针加语言引导并结合示波器显示针刺刺激波形的暗示方法，观察对照针刺、暗示、针刺结合暗示各组的镇痛效果。结果表明，针刺结合暗示镇痛效果最好，针刺组次之，暗示组再次之，说明暗示对针灸效应有一定的影响。针刺中脘、天枢、内关、足三里配合心理暗示方法治疗肠易激综合征，获得较好的临床疗效，说明心理暗示对针刺疗效有一定影响。

在心理因素对针灸效应影响的认识上，必须纠正两种片面的看法。一是认为针灸疗效主要是心理作用，这已被大量临床事实和动物实验研究结果所否认；另一种则认为在针灸治病中，心理因素是无足轻重的，因而不注重控制患者情绪和调动患者积极性，也是不正确的。心理状态与生理功能有着密切的联系，所以心理因素是影响针灸效应的一个重要因素，但不是决定性因素。正确认识心理因素在影响针灸效应方面的作用，并加以适当的控制和利用，无疑可以提高针灸的临床疗效。

（二）个体生理特征

个体生理特征即个体差异，与个人年龄、性别、体质、种族等相关，它决定了在接受针灸刺激时，不同个体对针灸的反应也不同。这也是影响针灸作用效应的主要因素之一。

1.不同个体循经感传的差异 针灸得气、循经感传、气至病所，是针灸取得疗效的三大关键环节。在循经感传环节上，个体差异表现得尤为突出。研究表明，人群中显性感传出现率仅为 20% 左右，且其中显著程度有较大的个体差异。

2.不同个体针麻、镇痛效果差异 对 15 例双侧青光眼患者先后两次进行虹膜嵌顿术，将影响针麻效果的各种因素进行同体对照观察，发现个体差异对针麻效果影响大于穴位和刺激方法的作用（表 5-2）。针麻效果术前预测研究表明，凡耐痛阈高的个体、皮肤对电刺激敏感性较差的个体及对针刺耐受性强的个体，针麻效果较好。

表 5-2 不同类型受试者针麻效果比较

个体生理特点类型	针麻效果
交感与副交感神经均不敏感型	针麻优良率为 37.0%
副交感神经敏感型	针麻优良率为 28.6%
交感神经敏感型	针麻优良率为 16.0%
混合敏感型	针麻优良率为 9.0%

研究者对 168 例大鼠用 100Hz 电针进行 30 分钟的电刺激，按痛阈升高百分数分组，应用聚类分析法处理，分出电针镇痛高效大鼠（78 只）与低效大鼠（90 只）。其中 53 只大鼠在相隔 24 ~ 48 小时后，再电针 1 次，针效的优劣有较好的重复性。进一步研究表明，针效优劣与其中枢释放 CCK-8 的量有关。低效鼠 CCK-8 神经元对电针反应快，释放量大；而高效鼠 CCK-8 神经元对电针反应慢，释放量小。

（三）机体病理状态

1.靶器官病理状态 同一靶器官在不同病理状态下，可呈现不同的针灸效应，具有促进其恢复正常状态的作用，即双向调节效应。如对亢进的机能状态，针刺呈现的是抑制效应；而对于低下的机能状态，则呈现兴奋效应。

对健康成人分别注射溴化钠以抑制中枢神经，注射咖啡因以兴奋中枢神经，结果发现，前者的白细胞吞噬能力下降，后者则上升，此时如针刺内关穴，针后前者上升而后者下降。给健康人分别服用三溴片及咖啡因以改变其中枢神经系统的功能状态，使机体固有的网状内皮系统吞噬能力有所升降后，再针刺内关穴，观察对网状内皮细胞吞噬能力的影响，结果如图5-8所示。对吞噬能力增高者，针刺使之下降；对吞噬能力降低

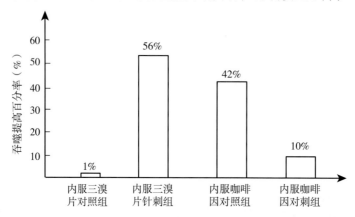

图5-8 中枢神经功能变化时针刺对网状内皮细胞吞噬功能影响示意图

者，针刺可使之上升。

研究还表明，不但针刺效应主要取决于机体的机能状态，而且针刺效应的强度还与针刺前机体的机能状态具有明显的相关性，也就是说，在一定范围之内，针刺效应的强度与针刺前机能状态偏离正常水平的程度呈现出明显的直线关系，见图5-9。

2. 机体整体病理状态（中医证候类型） 临床观察表明，针灸疗效还与中医证候类型密切相关，见表5-3。

表5-3 不同证型的针灸效应差异

疾病或针麻术	针灸方法	针灸效应
支气管哮喘	针灸	表证有效率为90%，里证有效率为25%
高血压	电针	阳虚型血压下降较多，阴虚型血压下降较少
遗尿症	耳压疗法	肺脾气虚型疗效优于下焦虚寒型
青光眼手术	针麻	虚寒型效果最好，虚热型次之，实热型最差
子宫全切术	针麻	肾阳虚型患者效果优于肾阴虚型
胃大部切除术	针麻	脾胃虚寒型胃溃疡患者效果优于肝气犯胃型
甲状腺手术	针麻	阳虚型效果优于阴虚型

（四）穴位状态

近年来，有研究者从《黄帝内经》对穴位的原始定义与定位方法及热敏灸临床证据入手，研究发现穴位不仅仅有位置之别，而且有"状态之别"，即穴位有静息态与敏化态两种功能状态。敏化态穴位对外界针灸刺激产生"小刺激大反应"，是提高针灸疗

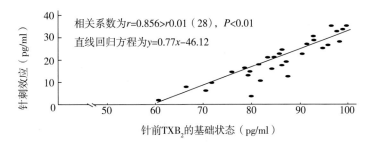

A.辰时巳时电针三疗程后脑血栓患者TXB$_2$的变化
与针刺前TXB$_2$的基础状态的数量相关性

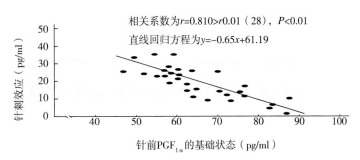

B.辰时巳时电针三疗程后脑血栓患者PGF$_{1\alpha}$的变化
与针刺前PGF$_{1\alpha}$的基础状态的数量相关性

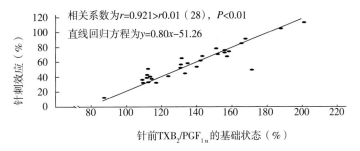

C.辰时巳时电针三疗程后脑血栓患者TXB$_2$/PGF$_{1\alpha}$的变化
与针刺前TXB$_2$/PGF$_{1\alpha}$的基础状态的数量相关性

图 5-9　针刺效应与针刺前机体的机能状态具有明显的相关性

效的关键。人体在疾病状态下，体表相关部位会发生反应，这个部位称为疾病反应点，穴位的起源与本质就是疾病的反应点与治疗点。穴位是动态的、个体化的、敏化态的疾病反应点与治疗点。穴位敏化的类型多种多样，如痛敏化、热敏化、电敏化。以痛为输、按之快然的阿是穴是痛敏化。热敏化是当受到艾热刺激时呈现透热、扩热、传热、局部不热（或微热）远部热、表面不热（或微热）深部热、非热觉等现象。研究表明，热敏化穴位是灸疗的最佳选穴，艾灸热敏化穴位极易激发灸性感传（95%的出现率）乃至气至病所。电敏化是指腧穴在疾病状态下导电的变化。

二、穴位功能

穴位功能具有相对特异性，是影响针灸作用效果的主要因素之一。

（一）穴位与非穴位的针灸效应差异

研究证明，针灸穴位对白细胞功能、膀胱内压、抑郁症作用明显，针灸非穴位大多作用不明显或无作用，见表 5-4、表 5-5、表 5-6。

表 5-4　针灸穴位与非穴位对白细胞功能的影响

观察指标	针刺部位	针灸效应	
		针刺前	针刺后
白细胞吞噬指数	足三里穴	1.74	3.67
	非穴位点	1.62	1.50
吞噬能力	足三里穴	48.16%	71.25%
	非穴位点	49.44%	47.11%

表 5-5　针灸调节膀胱内压的穴位与非穴位效应差异

观察指标	观察对象	针刺部位	针刺效应
膀胱内压	猫（膀胱内充以等渗温氯化钠 50ml）	次髎	膀胱内压升高
		次髎向外旁开 1cm	膀胱内压未升高
膀胱内压及下丘脑后部和延髓网状结构单位放电	家兔	膀胱俞	膀胱收缩；下丘脑后部和延髓网状结构兴奋型单位放电增加，抑制型单位放电减少。针 1011 次膀胱内压升高有效率达 97.82%
		非穴位点	针 1011 次膀胱内压升高有效率仅 1.50%

表 5-6　针灸穴位与非穴位对抑郁症的疗效差异

观察指标	针刺部位	针灸效应	
		针刺前	针刺后
汉密顿抑郁量表评分	四关、百会、印堂穴等	26.01 ± 3.99	16.52 ± 7.13
	类四关、类百会、类印堂穴等	25.65 ± 3.42	20.37 ± 6.29
显愈率	四关、百会、印堂穴等	—	57.2%
	类四关、类百会、类印堂穴等	—	28.0%

采用辐射热刺激家兔鼻部引起甩头反应作为痛反应的时间阈值，手法捻针针刺"合谷"穴和非穴区，结果表明针刺动物"合谷"穴与非穴点镇痛效应有明显不同（图 5-10），

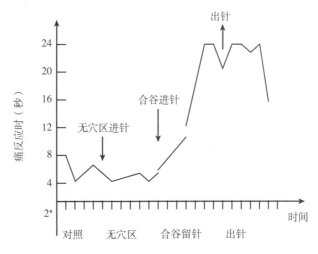

图 5-10 针刺无穴区和合谷痛反应时均数曲线图

针灸穴位所引起的效应比针灸非穴位明显而持久，所以要提高疗效，应注意取准穴位。

以 fMRI 监测脑功能研究发现，针刺穴位和穴位的旁开点，激活脑区的部位、范围及其程度存在差异，见图 5-11。

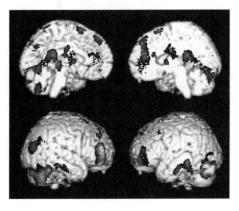
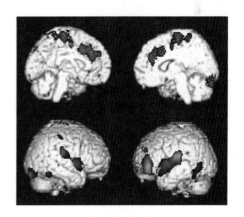

针刺太冲　　　　　　　　　　　　　　针刺太冲旁非穴位

图 5-11 针刺太冲与太冲旁非穴位引起的 fMRI 脑功能激活部位的差异

（二）不同穴位的针灸效应差异

每个穴位都有自己相对敏感的"靶"器官系统。刺激某一穴位通常只对它的"靶"器官系统发生较明显影响。一般来说，穴位针刺效应与其所属经脉的络属规律有一定对应关系，本经穴位对其所属脏腑器官的影响较异经明显，即所谓"经脉所过，主治所及"（表 5-7、表 5-8）。

比较电针不同经穴对急性心肌缺血家兔心功能的影响，结果显示，电针"内关"、"神门"和"支正"穴可显著改善急性心肌缺血家兔的心功能，且"内关"和"神门"的效应更明显，而电针"太渊"和"三阴交"穴对心功能的改善无明显作用。对不同穴位的单穴降压作用的实验研究表明，曲池、合谷、阳池有一定的降压效果，且曲池、合谷在电针治疗后即刻血压与治疗前血压相比就有显著性变化，三穴在治疗后 10 分钟血压下降并趋于稳定水平，而偏历、消泺、外关三穴降压效果不明显。说明不同穴位的降压作用具有相对的特异性。

表 5-7　不同穴位的效应差异比较

病理状态	观察指标	取穴		针灸效应
用弗氏完全佐剂注射于大鼠踝关节周围组织，造成类似急性关节炎的局部红肿热（皮温升高）痛（对机械刺激敏感）模型	电针对脊髓背角神经元电刺激诱发放电的抑制	病变局部：太溪、商丘		最好
		邻近：昆仑、丘墟、悬钟 循经：阴陵泉、阳陵泉		较差
		远道：外关、曲池		无效
给犬注射毒毛花苷 K 或 G 造成房室传导阻滞和心律不齐	针刺治疗房室传导阻滞和心律不齐效果	心包经：内关		可使房室传导阻滞和心律不齐完全消失
		肾经：交信		效果较差

表 5-8　针刺胃俞等穴位对刺激猫内脏大神经引起皮质诱发电位抑制的影响

穴名	神经支配	所属节段	针刺效应			总例数
			抑制	部分抑制	不抑制	
胃俞	胸神经	T_{13}，L_4	21	7	0	28
足三里	腓总神经(坐骨神经)	L_5	12	17	3	32
内关	前臂内侧皮神经，正中神经	T_1，$C_6 \sim C_8$	10	4	3	17
陷谷	腓浅神经	L_5	5	8	0	13
太冲	腓浅神经	L_5	2	4	0	6
膈俞	胸神经	T_7，T_8	2	3	11	16
髀关	股神经	L_1，L_2	0	2	3	5
肩部三角肌	腋神经	C_5，C_6	4	4	18	26

此外，对同一"靶"器官系统，不同的穴位，其作用效应可能是不同的，甚至是相反的。电针三阴交和合谷穴可兴奋子宫平滑肌的电活动，三阴交穴作用更强，而电针内关穴则抑制子宫平滑肌电活动，说明不同穴位作用有相对的特异性。

（三）不同穴位状态的针灸效应差异

《灵枢·背俞》论述："胸中大俞在杼骨之端，肺俞在三椎之间，心俞在五椎之间……皆夹脊相去三寸所，则欲得而验之，按其处，应在中而痛解，乃其俞也。"说明腧穴具有"按其处，应（腧穴特殊反应）"的敏化特征。《灵枢·五邪》再次举临床病例论述有关穴位如何准确定位的方法："咳动肩背，取之膺中外俞，背三节五节之傍，以手疾按之，快然，乃刺之"，也说明穴位具有"按之快然"的敏化特征。穴位的本质属性之一是具有功能状态之别。穴位与非穴位正是由于其功能状态的差别，实现了其反映疾病及主治疾病的两大功能。穴位的功能状态至少可分为"静息"与"敏化"两种功能状态，它们是相对的，又是统一的，分别关联着机体的健康与疾病两种状态，随着机体的健康与疾病两种状态转化而转化，即在机体的健康状态向疾病状态转化时，体表某些部位的功能态由"静息态"转化为"敏化态"而形成"腧穴"特征；而在机体的疾病状态向健康状态转化时，体表这些部位的功能态由"敏化态"转化为"静息态"而呈现"部位"特征。选择"敏化态"的穴位进行针灸治疗能实现"小刺激大反应"，激发经气、气至病所，从而提高疗效，见表5-9。

表 5-9　辨敏取穴与辨证取穴的针灸疗效差异

疾病	辨敏取穴显效率（%）	辨证取穴显效率（%）
过敏性鼻炎	83.34	43.33
原发性痛经	71.67	46.67
慢性前列腺炎	53.57	32.20
膝关节骨性关节炎	80.95	21.05
腰椎间盘突出症	62.32	34.24
神经根型颈椎病	88.21	42.62
肌筋膜疼痛综合征	86.07	24.08
慢性腰肌劳损	51.14	26.27
枕神经痛	85.00	50.00
跟痛症	80.56	40.63

有人通过观察热敏灸治疗椎动脉型颈椎病的疗效观察，探讨灸感与灸效的关系。选择41例椎动脉型颈椎病患者，采用神庭和大椎双点温和灸，每次治疗50分钟，每天1次，连续治疗7天。根据艾灸治疗时有无热敏灸感、出现热敏灸感的次数分为热敏灸感组和无热敏灸感组，分析灸感与灸效关系。结果表明艾灸治疗时有无热敏灸感均有疗效，治疗前后比较均有统计学意义。但热敏灸感组在总分项、眩晕项、颈肩痛项明显优于无热敏灸感组，热敏灸感的出现与疗效密切相关，说明重视腧穴状态是提高疗效的关键。

（四）穴位之间的协同和拮抗作用

由于穴位的特异性仅具有相对的意义，也就是说，不同穴位的"靶"器官系统常相互重叠，即所谓"多穴司一脏"。因此，刺激某些不同穴位，可对同一"靶"器官系统发生影响，其影响的性质和程度可能相同，也可能不同，从而表现为穴位之间的协同或拮抗作用。拮抗作用主要体现在两个方面：一是功能完全相反的两个或两个以上腧穴相配伍后产生拮抗作用，二是功效类似的两个或两个以上腧穴相配伍后反而产生拮抗作用。

以干扰素效价为指标，观察"素髎"和"关元"两穴对诱生小鼠干扰素的影响，结果显示，单取"素髎"或"关元"均有一定的促进新城疫病毒（NDV）诱生小鼠干扰素的作用，但两穴配合，则呈现拮抗效应，其诱生的干扰素效价明显低于两穴的单独使用。

以油脂灌胃造成小鼠的胃肠推进运动功能减弱，观察针刺"内关"、"足三里"、"脾俞"三个穴位的单穴、两穴组合、三穴组合共 7 种情况的针灸效应，结果见表 5-10。

表 5-10　不同穴位配伍对小鼠胃肠推进功能的影响效应比较

分组	针刺取穴	针刺效应
单穴组	单刺三个穴位的任何一个	均能改善已减弱的小鼠胃肠推进功能
两穴组	同时针刺内关和脾俞	对小鼠胃肠推进功能有显著的促进作用，呈现穴位协同效应
三穴组	同时针刺内关、脾俞、足三里	原来的协同效应被足三里穴所拮抗

临床选用腰骶段穴位治疗不稳定膀胱，会阳位于骶神经节段，肾俞位于腰神经节段，由于这种节段不一致性，产生了调节效应的差异。膀胱逼尿肌主要是由骶副交感神经支配，而膀胱颈及后尿道平滑肌中，以交感神经支配占优势。所以从针刺对神经效应来看，会阳对逼尿肌的影响较肾俞更直接，这可能就是会阳对不稳定膀胱效应优于肾俞的部分机制。在治疗排尿功能异常患者中，如果该两穴配伍，将会产生协同增效作用，因为同时调节了膀胱和尿道的主要支配神经。

穴位配伍针刺引起的大脑反应与单穴位针刺的反应既有密切联系又存在明显不同，提示在进行组合穴位针刺时穴位之间可能发生相互促进或相互抑制等相互作用。

以 fMRI 监测脑功能研究发现，单独针刺合谷、太冲和针刺双穴配伍，激活脑区的部位、范围及其程度存在差异，这可能是"四关"穴配穴协同的机制，见图 5-12。

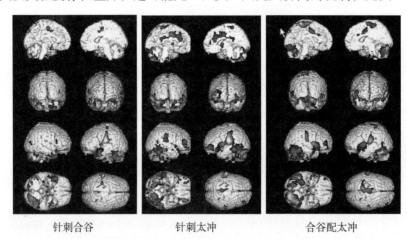

针刺合谷　　　　　　针刺太冲　　　　　　合谷配太冲

图 5-12　针刺单穴和针刺双穴配伍引起的 fMRI 脑功能激活部位的差异

三、针灸参数（量效关系）

针灸作为一种物理刺激疗法，其疗效必然与它的刺激量密切相关，针灸刺激量可用刺激参数来描述。不同的针灸刺激参数刺激穴位后，多种感受器接受不同刺激而引起多类不同的传入冲动，从而产生不同的效应，有人将此称为针灸的量效关系。针灸量效关系的研究不仅有利于客观分析针灸起效的因素，而且为研究针灸机理开拓了一条新的研究思路。不同针刺参数、艾灸参数的效应不同、机理不同，详见第三章第一节、第二节，此处仅介绍不同电针参数的效应。

电针参数包括波形、波幅、波宽、频率、节律和持续时间。其中波幅即强度和频率被认为是较重要的参数。

（一）不同强度电针效应的差异 （表5-14）

表5-14　不同强度电针效应的差异

观察指标	电针强度	电针效应	机　制
钳夹大鼠坐骨神经引起慢性神经性痛模型的热痛阈	强刺激	20天时才开始恢复	可能是此时神经夹伤后，整个神经系统的敏感性增加，弱刺激即可感受为较强刺激，而强电针刺激则被感受为痛刺激，从而加重原来的疼痛
	弱刺激	第五天开始恢复	
延脑、脑桥或皮层内5-HT含量	6V电针	无论频率是10Hz还是200Hz均可使之升高	足够的电针强度是使脑内5-HT升高的重要条件
	3V电针	无论频率是10Hz还是200Hz均不使之升高	

（二）不同频率电针效应的差异

不同频率的电针可以引起中枢释放不同的神经活性物质，从而产生不同的电针强度和效应，又称为电针的频率窗效应（表5-15）。

表5-15　不同频率电针效应的差异

观察指标	对象	电针频率	针灸效应
阿片肽	患者	2Hz	脑啡肽含量升高，强啡肽含量不变
		100Hz	强啡肽含量升高，而脑啡肽含量不变
		2Hz与100Hz交替的疏密波	强啡肽、脑啡肽两者都升高，并得到较强的镇痛效果
电针耐受效应	大鼠	对100Hz电针耐受大鼠，再改用2Hz电针	镇痛效应再现
		对2Hz电针耐受大鼠，再改用100Hz电针	能重现镇痛效应
纹状体去甲肾上腺素	大鼠	200Hz、3V或6V	含量下降
		10Hz、3V或6V	均不能使之下降
猴操作式条件反射	猴	2Hz	远节段的镇痛效果较好
		80Hz	近节段的镇痛效果较好
c-fos表达	大鼠	2Hz	下丘脑弓状核有较好的响应性
		100Hz	脑桥臂旁核有较好的响应性
阿片肽基因表达	大鼠	2Hz	在脑内作用广泛，只能促进前脑啡肽原（PPE）的表达，作用大于100Hz电针
		100Hz	在脑内作用较窄，主要促进前强啡肽原（PPD）的表达
可卡因渴求的条件性位置偏爱分值（CPP）	大鼠	100Hz	显著抑制CPP
		2Hz	效果不明显
吗啡成瘾的CPP重建	大鼠	2Hz、2/100Hz	可完全阻断药物点燃和应激诱发的CPP重建，而且此效应可被纳洛酮阻断
		100Hz	对药物点燃及应激诱发的CPP重建均无影响
吗啡戒断的心动过速	大鼠	15Hz和100Hz	显著降低吗啡戒断大鼠的心动过速
		2Hz	没有显著性疗效

以上研究提示：欲得到期望的电针效应，需要选择不同的电针参数，其中频率、波幅被认为是在电针镇痛方面较重要的参数。不同电针刺激参数对机体具有不同针灸效应，这具有重要的临床意义。

四、时间因素（时效关系）

时间因素主要指生理节律的时辰因素和针灸施治时间的长短等。研究表明，时间因素也是影响针灸效应的关键因素之一，有人将此称为针灸的时效。中医依据"天人相应"的基本观点，结合丰富的临床实践经验，总结出"因时制宜"的治疗原则。在针灸临床上也形成了"按时施刺"的针法，遵循"凡刺之法，必候日月星辰，四时八正之气，气至乃刺之"的原则，强调针灸治疗必须注重时间条件。

（一）生理节律对针灸效应的影响

机体所有系统的功能状态都随时间呈节律性变化。在生命系统中任何一种周期性变化过程均呈正弦形式，并且具有振荡周期、相位、振幅和平均水平。其中振荡周期与结构水平有关，相位与各成分同步相关，振幅的变化是由调节机制的活性决定的。人体生命功能所表现的周期性变化是在进化过程中形成的，是生存所必需的适应形式之一，以遗传为基础，受基因、细胞和中枢神经等不同层次的调控。

以时间生物学观点指导针灸学的科学研究和医疗实践具有重要意义，因为任何病理变化都伴随相应系统器官节律的变化；机体所有的组织结构水平、功能的节律（时间协调）失常多出现在物质代谢障碍之前，此外在不同时间机体组织器官对针灸刺激的敏感性有显著差异，故针灸作用可利用与生物节律的同步以发挥调节作用，即选择最佳作用时间实现针灸治疗效应具有实际意义。

1. 正常节律　在正常情况下各种生理功能活动的特性表现为具有各种不同振幅、一定相位的周期变化的节律过程，在时间性的协调中实现各种生理系统严格有序地参与适应过程，即实现机体各系统器官功能和状态一定的时间变化规律。如近似昼夜节律、近似月节律、近似年节律等。

2. 病理节律　病理节律是指机体发生疾病时生理功能紊乱呈现的节律。表现为生理节律紊乱、疾病发作以及病情变化的节律性（表 5-16）。

3. 生理节律对针灸效应的影响　人体有许多种昼夜生理节律，如人的血压、脉搏、体温、血糖含量、基础代谢率等均存在昼夜性节律变化。在不同时间节律位相点（即时辰）上，其机能状态不同，对针灸刺激的敏感性也就不同，因此针灸效应不同，即针灸效应随着机体生物节律变化而变化，不同时辰针灸所产生的效应不同（表 5-17）。

正确认识人体生理节律对针灸效应的影响，在针灸治疗过程中，将治疗时机校正到人体生物钟上来，把握针灸时间规律，择时针刺，可以取得最佳针灸疗效。

表 5-16　病理节律举例

病理节律类型	生理病理状态	时辰规律
生理节律紊乱	正常	胃液 pH 峰值在 16 时左右，pH 周期约 24 小时
	十二指肠溃疡	胃液 pH 峰值在 19 时左右，pH 周期约 8 小时
	胃癌	胃液 pH 峰值在 8 时左右，pH 周期约 28 小时
	缺血性心脏病	易在清晨发作
	脑血栓形成	常发作于后半夜
疾病发作节律	过敏性哮喘	常发作于后半夜
	细菌性感染	发热多在 5 时至 12 时，9 时达高峰
	病毒性感染	发热出现在 14 时至 24 时，22 时左右达高峰
病情变化节律	类风湿性关节炎	早晨醒来时最重
	过敏性鼻炎	起床时比中午重
	精神病	春季加重

表 5-17　不同时辰的针灸效应差异

观察指标	观察对象	针刺时辰	针灸效应
胰淀粉酶分泌功能	正常大鼠	亥时（正常节律的峰值）	促进胰淀粉酶的分泌功能，电针后 0～30 分钟、30～60 分钟的效应尤为明显
		午时（正常节律的谷值）	对胰淀粉酶分泌功能无明显影响
血浆 TXB2 和 6- 酮 - PGF1a 含量	缺血性中风患者	辰时	显著降低血浆 TXB2 水平，且使 6- 酮 -PGF1a 水平略有升高，提示辰时针刺能有效抑制脑缺血时体内血小板的激活，降低血清过氧化脂质含量
		戌时	无明显作用
T 淋巴细胞转化率和红细胞 C3b 受体花环率	脾阳虚家兔模型	巳时	优于自愈组，巳时最佳
		申时	优于自愈组，申时次之
		亥时	优于自愈组，亥时又次之

（二）针灸施治时间的长短对针灸效应的影响

1. 一次针灸施治时间　关于一次针灸施治时间对针灸效应的影响已经进行了许多实验研究，见表 5-18。

以 fMRI 监测脑功能研究发现，随着针刺持续时间的增加，大脑的激活增加。60 秒与 30 秒比较接近，但 3 分钟的结果有显著的增强，见图 5-16。

表 5-18　一次针灸施治时间对针灸效应的影响

观察指标	病理状态	针灸效应
一氧化氮合成酶（iNOS）、环氧化酶-2（Cox-2）和半胱氨酸蛋白酶-3（caspases-3）	短暂性大脑中动脉闭塞模型大鼠	悬灸40分钟明显降低缺血大鼠的神经功能缺损评分，悬灸15分钟无明显神经保护作用
红细胞C3b受体花环率	阳虚小鼠模型	艾灸15分钟可显著提高红细胞C3b受体花环率指标，5分钟和25分钟则无显著作用
红细胞免疫复合物花环率	阳虚小鼠模型	艾灸15分钟可显著提高红细胞免疫复合物花环率指标，5分钟和25分钟则无显著作用
胃电节律	胃电节律紊乱家兔	针刺30分钟组胃电节律紊乱的改善程度明显优于15分钟组和60分钟组
临床痊愈率	单纯性面神经麻痹	得气后留针10分钟，痊愈率达90%；而得气后留针40分钟，痊愈率达26.7%
临床治愈率	顽固性呃逆	体针留针1小时，头皮针留针6小时的疗效优于体针、头皮针留针30分钟的疗效
临床显效率	膝关节骨性关节炎	艾灸40分钟组显效率75%，15分钟组显效率6.25%
临床愈显率	腰椎间盘突出症	艾灸40分钟组愈显率77.78%，15分钟组愈显率38.89%

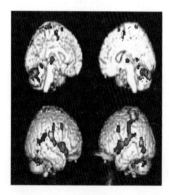 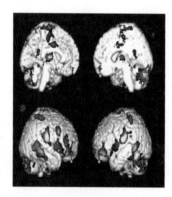 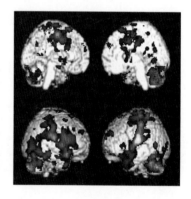

　　针刺30秒　　　　　　　　针刺60秒　　　　　　　　针刺3分钟

图 5-16　针刺持续时间对脑功能的影响

　　2. 两次针灸间隔时间　两次针灸间隔时间的选择对针效也很重要（表5-19）。实验结果表明两次治疗的间隔时间对疗效影响很大，它是决定针效的一个重要因素。

　　3. 疗程长短与疗程间隔　大多数病证，尤其是慢性病证，需要一段时间的多次针灸治疗，以积累和维持针灸效应，逐渐修复病变。不同病情疗程长短不一，例如针刺治疗少精症、甲亢等，一般需要数月的治疗时间。在多次重复针灸治疗过程中，一方面针灸效应在不断积累和持续维持，一方面针刺耐受效应也开始产生。为了获得最佳的疗效积累和维持，又想避免产生针刺耐受，在临床上合理确定每个疗程长短和疗程间隔是十分必要的。如不同电针时间对大鼠脾淋巴细胞增值反应的实验结果表明，电针 3 天、5 天、7 天组，脾淋巴细胞增值反应明显增强；电针 1 天组，与对照组无明显差异；电针 9 天组，又回降到针前水平（图 5-17）。

表 5-19　针灸时间间隔对针灸效应的影响

病理状态	针灸方法	针灸时间间隔	针灸效应
佐剂性关节炎大鼠	100Hz 经皮电刺激治疗	每次 30 分钟，每周治疗 1 次，经 6 周治疗	痛反应几乎消失
		每次 30 分钟，每周治疗 2 次，经 6 周治疗	仍然有效，但效果不很理想
	不经 100Hz 经皮电刺激治疗	每次 30 分钟，每周治疗 5 次，经 6 周治疗	不但无效，关节肿胀反而有所加重
		不经治疗	痛反应仍处于高水平
定时定量夹损大鼠的坐骨神经干产生热痛过敏	弱电针	每日或隔日 1 次	减弱痛敏的程度，并促进其恢复
		每 3 日 1 次	完全无效
原发性骨质疏松性患者	针刺	每周 1 次	骨密度无变化
		每周 2 次	能提高骨密度
		每周 3 次	能提高骨密度

艾灸治疗慢性腹泻（脾虚型）的天枢穴气至病所临床研究结果表明：无论是天枢穴热敏态组或非热敏态组，随着艾灸次数的增加，气至病所出现率均有提高，各组在第

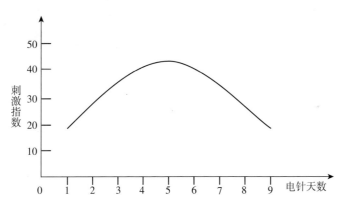

图 5-17　不同电针时间对大鼠脾淋巴细胞增殖反应的影响示意图

五天艾灸与第一天艾灸比较，具有统计学显著性差异。但艾灸热敏态腧穴更易激发经气，气至病所（图 5-18）。

4. 针灸后效应　通常把停止针灸后继续存在的针灸效应称为针灸后效应，针灸后效应的长短又是影响针灸效应的因素之一。

针刺镇痛有非常显著的后效应。对白陶土、鹿角菜胶制造的足底炎症模型大鼠电针 30 分钟，其镇痛后效应可达 90 分钟之久。针刺镇痛后效应的强弱受到针刺间隔时间的影响，如采用 2Hz 的跨皮电针刺激大鼠"三阴交"穴和"足三里"穴，针刺的间隔时间不同，其针刺镇痛后效应也不同。每 2 天电针 1 次，每次 30 分钟，共 5 次，电

针后 30 分钟镇痛后效应逐渐减弱；每 4 天电针 1 次，每次 30 分钟，共 5 次，电针后 30 分钟镇痛后效应稳定；每 7 天电针 1 次，每次 30 分钟，共 3 次，电针后 30 分钟镇痛后效应逐渐增强。

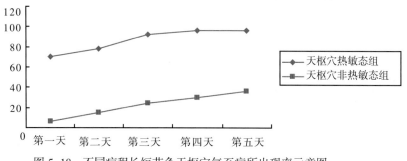

图 5-18　不同疗程长短艾灸天枢穴气至病所出现率示意图

根据现已揭示的针刺镇痛机制，这种后效应的缓慢变化过程与机体内部某些神经介质等化学因素有关，如吗啡样物质等。对针刺镇痛后效应持续时间较长的情况，有研究认为可能是电针激活了脑内中脑导水管周围灰质、中缝背核和伏核之间存在着的神经回路，使该环路进入循环工作状态，形成了一个良性循环，从而使镇痛效应能维持一段时间。

研究者以脑电图为指标，发现针刺前、针刺中、针刺后脑电信号的连接图存在明显的差异，针刺后脑电的变化仍持续较长的时间，见图 5-19。

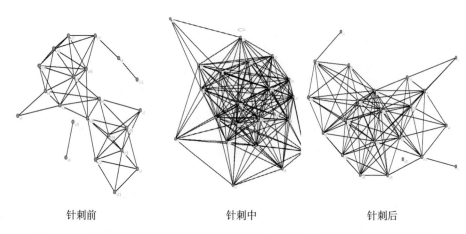

针刺前　　　　　　　　针刺中　　　　　　　　针刺后

图 5-19　捻转手法针刺人体足三里穴针刺前、针刺中、针刺后脑电信号的连接

5. 腧穴干预次序　干预次序是针刺治疗中影响疗效的重要时间因素。如观察不同次序针刺治疗肩周炎疗效存在差异，治疗组采取由下至上针刺的方法，首先取患者健侧下肢条口、承山穴，再取合谷、曲池、肩髃穴，对照组则采取由上至下的针刺的方法，结果显示治疗组的治愈率为 83.72%，明显高于对照组的 60.47%。

五、施术工具

不同施术工具对穴位刺激的能量形式不同，如针刺是机械能、电针是电能、艾灸是热能等，则针灸效应不完全相同。临床和实验结果初步表明了这一点。如电针和手法运针的效应差异，见表 5-20。不同针具治疗同种疾病的疗效差异，见表 5-21。《黄帝内经》中说"针所不为，灸之所宜"，也说明施术工具的不同，其效应有别。临床研究表明，依据腧穴的敏感类型选择施术工具才能得到最佳疗效。如对压力敏感的力敏腧穴选择针刺治疗；对热敏感的热敏腧穴选择艾灸治疗；如两种感觉兼有的腧穴多重敏化，则针灸并用。深入探索腧穴不同敏化类型与适宜刺激的匹配规律，合理选择不同的施术工具，对进一步提高针灸临床疗效，减少临床选择刺激方法的盲目性，均有其非常重要的现实意义。

表 5-20　电针与手法运针的效应差异

施术工具	刺激能量	针感	传入途径	效应优势
电针	电能	麻感为主	Ⅱ、Ⅲ类粗纤维	促进网状系统吞噬功能，提高巨噬细胞吞噬功能和凝集效价，对脑组织中去甲肾上腺素、乙酰胆碱和胆碱酯酶含量有一定影响，抑制内脏"痛反应"等
手法运针	机械能	酸胀感为主	Ⅲ、Ⅳ类细纤维	提高皮肤温度，镇痛、针麻，调整胃电；促进淋巴细胞转化，抑制癫痫样放电；降低癫痫患者大脑皮质乙酰胆碱和 K^+ 浓度、提高降低的 Na^+ 浓度等

表 5-21　不同针具临床疗效的差异

施术工具	疾病	观察指标	效应优势
针刺与艾灸比较	原发性骨质疏松症	腰椎骨密度	针刺组优于艾灸组（$P<0.05$）
电针、艾灸、刺血和穴位注射 4 种不同治疗方法比较	完全弗氏佐剂足踝关节注射造成大鼠关节炎动物模型	痛阈、关节肿胀度及炎症组织中的前列腺素 E2、组胺、单胺类递质、β- 内啡肽和亮氨酸 - 脑啡肽含量	电针、刺血、穴位注射均对大鼠炎症局部肿胀度有明显改善作用，并以电针、穴位注射具有优势，而艾灸作用不明显
针刺与激光针比较	原发性高血压病	血压、症状积分	针刺和激光针在改善临床症状、降压、降血脂方面均有一定的疗效，在改善症状方面针刺优于激光针，而激光针的降压作用则优于针刺

小 结

1. 针灸作用具有双向调节、整体调节、品质调节、自限调节等基本特点。双向调节是指针灸穴位能产生兴奋或抑制等双向效应。整体调节特点包括两方面含义：一是指针灸穴位可在不同水平上同时对多个器官、系统功能产生影响；二是指针灸对某一器官功能的调节作用，是通过该器官所属系统甚至全身各系统功能的综合调节而实现的。整体调节是针灸具有广泛适应证的基本原因。品质调节是指针灸具有提高体内各调节系统品质（调节系统品质是度量调节系统调节能力大小的一个参量），增强自身调节能力以维持各生理生化参量稳定的作用。无论对机体正常态或病理态，针灸都提高了体内调节系统的调节品质，增强了调节能力。自限调节特点包括两方面含义：一是指针灸的调节能力是有限度的，只能在生理调节范围内发挥作用；二是指针灸的调节能力必须依赖于有关组织结构的完整与潜在的机能储备。

2. 针灸效应发生发展过程也在时间上呈现特定的起落消长特点。对穴位进行针灸刺激时，针灸作用效应的时间过程呈现一个渐进的过程，即先经过一个或长或短的潜伏期，然后针效迅速上升，在高水平维持一段时间后，便逐渐下降，回落至针前或比针前略高的水平。针灸效应的时间过程可分为潜伏期、上升期、高峰期和下降期。潜伏期是指从针灸刺激开始，到针效出现的这段时间；上升期是指从潜伏期后，针效上升到高水平时的这段时间；高峰期是指针灸效应维持在高水平的一段时间，它反映了针灸刺激信号在体内发挥了最大的调动能力；下降期指针效从高峰期后下降到针前水平的时间。

3. 影响针灸作用效应的因素主要包括机体的机能状态、穴位功能、针灸刺激参数、时间因素、施术针具等。

机体的机能状态是影响针灸作用的内在因素和决定因素，这种影响表现在个体的心理特征、个体的生理特征、机体的病理状态及穴位状态对针灸刺激的反应敏感性和效应方向不同。

穴位功能相对特异性是指穴位与非穴位、穴位与穴位之间、穴位与在经非穴之间在对组织器官的功能作用范围和强度上存在程度差异。

针灸作为一种物理刺激疗法，其治疗效应必然与它的刺激量密切相关。针刺术式（手法）不同，则诱发皮神经和肌神经中传入冲动纤维类别不同，感受器兴奋发放的编码信息也就不同，其产生的效应亦不同。不同灸量、不同电针参数（脉冲强度和脉冲频率参数）也影响针刺效应。

时间因素主要指生理节律的时辰因素和针灸施治时间的长短等。生理节律、两次针灸间隔时间、疗程长短与疗程间隔、针灸后效应、针刺穴位的顺序等均影响针刺效应。

不同施术工具对穴位刺激的能量形式不同，如针刺是机械能、电针是电能、艾灸是热能等，则针灸效应也不完全相同。

复习思考题

1. 试述针灸作用的基本特点。
2. 针灸效应的时间过程可分为哪几期？举例说明。
3. 影响针灸作用效应的因素有哪些？
4. 穴位功能相对特异性包括哪几个方面的内容？与针灸效应各有何关系？
5. 如何看待心理因素与针灸作用效应的关系？
6. 举例说明穴位状态对针灸效应的影响。
7. 穴位发生热敏化有哪些特征？
8. 不同的针刺参数对针灸效应的影响有哪些？

主要参考书目

1. 郭义 . 实验针灸学 [M]. 北京：中国中医药出版社，2008.

2. 杜元灏 . 针灸临床证据 [M]. 北京：人民卫生出版社，2011.

3. 刘建平 . 循证中医药临床研究方法 [M]. 北京：人民卫生出版社，2009.

4. 张文学，包月昭 . 人体解剖学与生理学 [M]. 西安：陕西科学技术出版社，2002.

5. 瞿树林 . 医学机能实验学 [M]. 长沙：湖南师范大学出版，2009.

6. 关新民 . 神经生物学实验技术与科学思维 [M]. 武汉：华中科技大学出版社，2004.

7. 张运 . 多普勒超声心动图学 [M]. 青岛：青岛出版社，1988.

8. 任卫东 . 血管超声诊断基础与临床 [M]. 北京：人民军医出版社，2005.

9. 杨秀平 . 动物生理学实验 [M]. 北京：高等教育出版社，2004

10. 张训蒲 . 普通动物学实验指导 [M]. 北京：中国农业出版社，2010.

11. 王家良 . 临床流行病学 – 临床科研设计、衡量与评价 [M]. 上海：上海科学技术出版社，2002.

12. 严洁，朱兵 . 针灸的基础与临床 [M]. 长沙：湖南科学技术出版社出版，2010.

13. 胡翔龙 . 中医经络现代研究 [M]. 北京：人民卫生出版社，1990.

14. 朱兵 . 针灸的科学基础 [M]. 青岛：青岛出版社，1998.

15. 张维波 . 经络是什么 [M]. 北京：中国科学技术出版社，1997.

16. 胡翔龙 . 金针之魂 [M]. 长沙：湖南科学技术出版社，1997.

17. 陕西中医学院 . 现代经络研究文献综述 [M]. 北京：人民卫生出版社，1979.

18. 中国中医研究院 . 针灸研究进展 [M]. 北京：人民卫生出版社，1981.

19. 刘里远 . 古典经络学与现代经络学 [M]. 北京：北京医科大学中国协和医科大学联合出版社，1997.

20. 张人骥 . 经络科学 [M]. 北京：北京大学出版社，2003.

21. 孟竞璧 . 十四经经脉显像探秘 [M]. 北京：中国科技出版社，1998.

22. 张保真 . 经脉线的构造与机能 [M]. 西安：陕西科学技术出版社，1992.

23. 李定忠 . 中国经络探秘 [M]. 北京：解放军出版社，2003.

24. 林文注，王佩 . 实验针灸学 [M]. 上海：上海科学技术出版社，1999.

25. 李忠仁 . 实验针灸学 [M]. 北京：中国中医药出版社，2003.

26. 祝总骧，郝金凯 . 针灸经络生物物理学 [M]. 北京：北京出版社，1998.

27. 王本显 . 国外对经络问题的研究 [M]. 北京：人民卫生出版社，1984.

28. 朱翠玲 . 现代医学影像学——工程与临床 [M]. 济南：山东科学技术出版社，2000.

29. 邓春雷，殷克敬 . 实验针灸学 [M]. 北京：人民卫生出版社，1998.

30. 余曙光，郭义. 实验针灸学 [M]. 上海：上海科学技术出版社，2009.

31. 张露芬. 实验针灸学 [M]. 北京：化学工业出版社，2010.

32. 翁恩琪. 痛与镇痛 [M]. 上海：上海科学技术出版社，1987.

33. 崔瑾，杨孝芳. 穴位埋线疗法 [M]. 北京：中国中医药出版社，2002.

34. 张学梅，郭长青，陈幼楠. 穴位贴敷 [M]. 西安：西安交通大学出版社，2010.

35. 韩济生. 针刺镇痛原理 [M]. 上海：上海科技教育出版社，1999.

36. 韩济生. 针刺镇痛的神经化学基础 [M]. 北京：北京大学医学出版社，2011.

37. 陈日新，陈明人，康明非. 热敏灸实用读本 [M]. 北京：人民卫生出版社，2009.

38. 陈日新，康明非. 腧穴热敏化艾灸新疗法 [M]. 北京：人民卫生出版社，2006.

39. 汤德安. 实验针灸学 [M]. 天津：天津科技出版社，1986.

40. 刘凡. 实验针灸学 [M]. 沈阳：辽宁科学技术出版社，1991.

41. 林文注. 实验针灸学 [M]. 上海：上海中医药大学出版社，1988.

42. 丹泽章八. 针灸最前线 [M]. 东京：医道の日本社，1997.